정신 치료의 이론과 실제

정신 치료의 이론과 실제

폴 디월드 Paul A. Dewald

김기석 옮김

KU PRESS
고려대학교
출판문화원

역자의 말

1974년에 폴 A. 디월드(Paul A. Dewald)가 〈개인 정신 치료의 이론과 실제〉(The Theory and Practice of Individual Psychotherapy)라는 제목으로 강의한 내용을 미국의 출판사(Psychotherapy Tape Library)에서 12권의 테이프에 담아 발간했고, 이 책은 그 녹음된 강의를 우리말로 옮긴 것이다.

디월드는 정신 치료가로서 1969년 현재 시카고 정신분석학회의 수련분석자 겸 감독분석자(training and supervising analyst)이고, 또 세인트루이스대학교 의과대학의 정신과 임상교수이기도 하다. 그는 1969년에《정신 치료—역동적 접근》(*Psychotherapy : a dynamic approach*)이라는 책을 서술한 바 있는데, 그 책에서 자기가 정신 분석 이론을 지지 치료에 체계적으로 도입하려고 최초로 시도하였다는 점을 밝히고 있다. 또한 이 책의 원본인 1974년에 나온 12권의 녹음 강의를 들어 보면 디월드가 정신치료자들이 지지 치료에 대해서 종전에 품고 있던 평면적인 이해를 넘어서서 역동적 지지 치료의 새 경지를 개척하였다는 점을 실감할 수 있다. 이 점이 역자가 생각하기로는 디월드의 뛰어난 공헌이거니와 그 이외에도 또한 정신 치료의 여러 개념과 실제에 대한 명석하고도 구체적인 강의에서 우리가 배울 점이 많을 것임을 믿어 마지않는 바이다.

이 강의 녹음을 듣고서 우리말로 옮길 때 몇 가지 점을 유의하였다. 그 첫째는 이것이 책이 아니라 강의 녹음이므로 그 문체가 문어체가 아니라 구어체이기 때문에 이 번역도 또한 구어체로 하기로 한 것이다. 이것은 말로 표현하는 것이 글로 표현하는 것보다 그 내용은 같다 할지라도 우리에게 전달되는 바가 훨씬 깊이가 있고 섬세 미묘하기 때문이다. 따라서 이 책을 읽는 분은 읽는다기보다 듣는다는 마음에서 이해해 들어가는 편이 이 책을 보다 깊이 있게 소화하는 방편이 될 것이다. 둘째로 원 녹음에는 대본이 없고 또 비록 매 권마다 그 표제가 붙어 있으나 세부적으로는 그 내용이 보통 서적에서와 같이 절(節)이나 항(項)으로 나누어져 있지 않다. 그러나 이 강의는 매우 치밀하게 짜여 있고 그 내용이 풍부한 것이기 때문에 읽는 분에게 도움이 될까 해서 항목별로 나누어서 그 세부적인 표제를 붙였고 또 필요한 경우에는 약간의 요약이나 주석도 첨가하였다. 셋째로 아직도 우리나라의 학회에서는 이 분야의 공인된 번역 술어가 없기 때문에 통상적으로 사용되는 이외의 술어(術語)는 괄호 속에 원어를 첨부하여 두었다.

이 책이 나오기까지에는 한국정신치료연구회의 여러 회원의 지지와 격려가 많았다. 특히 이 강의 녹음을 알게 되고 이 번역을 착수하게 된 데에는 이동식(李東植) 회장의 자극이 컸다. 또한 정신의학의 술어의 번역과 기타 부분의 번역에 있어서도 이 교수의 도움이 컸다. 그리고 이 번역을 완성하기까지에는 여러 회원, 특히 역자가 이 녹음을 우리말로 옮겨서 그 내용을 반년에 걸쳐서 세미나에서 전달할 때 줄곧 경청해 준 일부 회원들의 무언 중의 격려가 큰 도움이 되었다. 또한 이 책이 나오기까지에는 서울대학교의 홍성화(洪性華) 선생과 윤호균(尹虎均) 선생, 고려대학교 심리학과의 학부 및 대학원생들의 수고가 컸다.

원래 이 책은 대본이 없고 녹음 테이프를 듣고 역자가 일차 영어로 필사한 것을 번역한 것이기에 잘못 번역한 곳이 있지 않나 생각된다. 완벽한 번역은 아닐지라도 독자 여러분이 정신 치료의 개념과 실제를 이해하는 데 어려움이 없게끔 충실한 번역이 되도록 노력하였다.

끝으로 이 책의 출판을 쾌히 승낙해 주시고 많은 수고를 아끼지 않으신 고려대 출판부의 한만운(韓萬運) 교수와 여러 직원들에게 감사하는 바이다.

1978년 2월 안암동 종탑에서

역자

차례

| 005 | 역자의 말

제1장 정신병리학과 정신 치료의 과정

| 015 | **서론** 1. 강의의 목적 2. 예술 대 과학 3. 과학으로서의 정신 치료

| 016 | **치료의 역사** 1. 1945년 이전 2. 정신 분석 3. 향정신 약물 4. 지역사회 정신의학 5. 행동 수정 6. 현황과 전망

| 018 | **치료의 이론 모형** 1. 조건반사 2. 학습 이론 3. 사회문화적 모형 4. 생화학적 모형 5. 정신 분석적 모형

| 020 | **강의 차례**

| 020 | **정신 분석의 기본 개념** 1. 정신결정론 (1) 환자는 언제나 옳다 (2) 치료자의 과업 : 인과율로 설명될 수 있게끔 추리하고, 그 타당성을 검증 2. 의식 차원 (1) 의식 (2) 전의식 (3) 무의식 3. 생물학적 기초 (1) 생물학적 기초 (2) 분석 이론의 출발점 4. 발생학적 접근 5. 역동적 접근 6. 내외 경험

| 026 | **갈등과 구조 모형** 1. 갈등 2. 구조 모형 (1) 본능 (2) 초자아 (3) 자아

| 028 | **정신병 이론** 1. 심적 장치의 기능 : 순응과 역동 균형 2. 정신 건강 (1) 정서적 감징의 표준 (2) 감정의 결어를 뜻하지 않음 (3) 현실 왜곡이 없음 3. 정신병리 (1) 왜곡 (2) 증상 형성의 과정 (3) 증상의 의식 4. 치료적 이해 (1) 증상 유지의 필요성 (2) 병적인 부분과 건강한 부분 (3) 외적 압력과 내적 갈등

| 034 | **결어**

제2장 치료 과성의 일반 임상 이론

| 039 | **서론** 1. 제 치료법의 배타성 2. 제 치료법의 개관

| 040 | **임상적 분석 이론으로 본 치료 과정의 제 요인** 1. 치료의 구성 2. 치료 관계 (1) 현실 관계 (2) 전이 관계 (3) 전이와 치료법 3. 불안 (1) 불안을 금지시키는 치료법 (2) 불안을 직면시키는 치료법 4. 충동 (1) 충동을 좌절(노출)시키는 치료법 (2) 충동을 충족시키는(덮어 주는) 치료법 5. 방어 기제 (1) 방어를 강화시키는 치료법 (2) 방어를 감소시키는 치료법 6. 동일화 (1) 자아의 동일화 (2) 초자아의 동일화 (3) 동일화의 효과 7. 퇴행 (1) 퇴행을 조장하는 치료법 (2) 퇴행을 금하는 치료법 8. 카타르시스와 제반응 (1) 조장하지 않는 치료법 (2) 조장하는 치료법 9. 강화 (1) 여러 가지 수준의 강화 (2) 강화와 성격 (3) 강화와 치료법 (4) 강화의 효과 10. 구조 변화 (1) 핵심적 구조와 파생적 구조 (2) 구조 변화와 치료법

| 058 | **결어**

제3장
촉매로서의 치료자

| 063 | 서론 1. 참여 관찰 2. 치료자와 환자의 변화

| 064 | 수련 1. 수련 과정 2. 개인적 관심 3. 직업적 동기 4. 치료자의 정신 치료

| 067 | 인간적 자질 1. 환자 존중 2. 포용성 3. 끈기 4. 수동성의 자족 5. 치료법의 제한성의 인식

| 068 | 치료자의 역할 1. 내관과 자각 2. 공감 3. 관찰력 4. 퇴행 5. 환기적 경청 6. 고통의 동원 7. 전이에 대한 인내 8. 일방적 요구에 대한 인내

| 073 | 치료 기술 1. 정보를 이끌어 내는 기술 2. 감정 표현의 조장과 애용 3. 각종 면접을 실시하는 능력 4. 자료의 관찰 · 정리 · 연관 5. 인간성 (1) 시간 엄수 (2) 비밀 유지 (3) 일관성 · 인내성 · 포용성 · 신임 (4) 경험의 공유 · 환자 존중 (5) 연극이 아닌 진정한 성격 (6) 모범 6. 전이 대상으로서의 허용 (1) 불안 없이 대함 (2) 전이를 통한 환자 이해 7. 요약

| 080 | 구체적인 치료 개입 1. 경청 2. 질문 3. 직면 4. 해석 5. 지시와 판단 6. 통제와 대행

| 082 | 개입의 다양성과 제 치료법

| 083 | 결어

제4장
통찰 치료와
지지 치료

| 087 | 서론 1. 치료 전략 2. 치료 전술 3. 전술 → 전략 → 목표 → 적응증

| 088 | 치료 목표 1. 목표 설정의 중요성 2. 지지 치료의 목표 스펙트럼 3. 통찰 치료의 목표 스펙트럼

| 090 | 지지 치료와 통찰 치료 1. 지지 치료 : 의식 2. 통찰 치료 : 무의식

| 091 | 통찰 치료의 전략 1. 방어를 지적함으로써 갈등을 불러일으킴 2. 중립성으로써 전이를 조장함 3. 전이 반응과 기타의 대인 관계의 유사성을 인식하게 함 4. 전이 충족의 절제를 통해서 갈등을 체험하게 함 5. 가치판단의 중립성으로 초자아를 수정하게 함 6. 신상 불명으로 동일화를 막음 7. 증상 제거의 이차성

| 094 | 지지 치료의 전략 1. 의식적 문제 2. 증상 제거의 일차성 3. 전이의 무의식화와 전이 충족 4. 압력 방어를 위한 현장 개입 5. 모범 제시

| 096 | 요약 1. 지지 치료 2. 통찰 치료

| 097 | 임상 예 1. 부인과의 문제 (1) 치료의 스펙트럼에 따른 각종 개입 (2) 전이의 처리 방식 (3) 강화 2. 자위행위에 대한 개입 방식 3. 감정에 대한 개입 장식 4. 면접 빈도에 관한 개입 방식 5. 약속 취소와 전이의 처리 5. 긍정적 전이 감정에 대한 개입 방식 7. 부정적 전이 감정에 대한 개입 방식

| 104 | 전략의 변경 1. 의도적 변경 2. 무차별적 전략의 결과 3. 전략 확정이 어려울 때는 통찰 치료로 시작

| 105 | 결어

제5장
치료법의 적응증

| 109 | 서론 1. 적응증과 치료 전략 2. 통찰 치료의 전략 3. 지지 치료의 전략 4. 적응증에 입각한 치료법의 선정 5. 여러 적응증의 종합 평가

| 112 | 질환의 일반적 특징 1. 퇴행 대 고정 2. 외적·환경적 요인 대 내적·심리적 요인 3. 무능화의 정도와 만연성 4. 환경의 성질 5. 피학증 6. 이차 이득

| 115 | 환자의 일반적 기능 1. 승자 대 패자 2. 장기 목표를 향해서 일하는 역량 3. 증상을 갖고도 기능을 유지하는 역량

| 116 | 환자의 특수적 기능 1. 자아 기능 (1) 대상 관계성 (2) 동기 (3) 심리적 심성 (4) 감정과 정서 (5) 언어 표현 (6) 통찰의 정도 (7) 지능 (8) 불안과 좌절 (9) 자기성형 대 타성형 (10) 자아동조 대 자아이양 2. 초자아 기능 (1) 경직도, 비융통성 (2) 자책, 자살 (3) 반사회적 행동, 무도덕적 행동 3. 본능 (1) 갈등이 야기된 시기 (2) 고착 대 퇴행

| 123 | 연령

| 123 | 이전의 치료 결과

| 124 | 현실 문제

| 124 | 치료자 : 역전이

| 125 | 결어

제6장
진단과 평가

| 129 | 서론 1. 적응증의 평가 2. 평가 도구 3. 평가 기간

| 129 | 세 가지 진단 1. 임상 진단 2. 역동 진단 3. 치료 진단

| 131 | 면접법 1. 표준화 면접법 (1) 약간의 이점 (2) 두드러진 제한점 2. 연상적 회상법 (1) 자유롭게 표현시킴 (2) 자연적 표현 중에서 다룰 영역을 탐색 (3) 연상적 경청 (4) 정신 상태 검사를 하려면 자유 표현 중에 하거나, 면접 후기에 할 것

| 134 | 일반적인 관찰 1. 말한 것과 말하지 않은 것 2. 비언어적 행동 3. 관계 지음의 양식 4. 자기 반응의 내관에 의해서 환자를 이해 5. 모순점의 관찰 6. 환자의 기능 수준에 맞출 것

| 137 | 질환의 일반적 특징의 평가 1. 기여 2. 만성 대 기복

| 138 | 환자의 일반적 기능의 평가 1. 일반 기능의 평가 : 직업 선택, 군 복무, 승진 등 2. 장기 목표의 평가 : 학력, 클진 취급, 오락 등

| 139 | 환자의 특수적 기능의 평가 1. 자아 기능의 평가 (1) 대상 관계성의 평가 (2) 심리적 심성의 평가 (3) 감정의 평가 (4) 언어 표현의 평가 (5) 통찰의 평가 (6) 치료 동기의 평가 (7) 지능의 평가 (8) 불안과 좌절의 평가 (9) 자기성형 대 타성형의 평가 (10) 자아동조 대 자아이양의 평가 2. 충동의 평가 (1) 성 충동의 평가 (2) 공격 충동의 평가 3. 초자아의 평가 (1) 경직성의 평가 (2) 자살의 평가

| 144 | 과거의 치료 결과의 평가

| 145 | 가족 면접에 의한 평가

| 146 | 심리 검사

| 147 | 최종 평가와 치료 제안 1. 전문적 결정 2. 문제의 설명과 치료안의 설명 : 환자의 말을 빌려서 문제를 부각, 몇 가지 치료안을 설명 3. 결정에 있어서의 환자의 참여 : 평가 과정 및 치료안의 결정 과정에 환자를 참여시킬 것

제7장
치료 상황의 구성

| 151 | 구성에 관한 치료 계약

| 151 | 통찰 치료의 전략

| 152 | 통찰 치료의 구성 1. 환자의 질문 2. 치료의 빈도 3. 치료 시간의 길이 : 45분 내지 50분 4. 치료비 5. 치료비의 청구 6. 불참한 시간과 치료비 7. 비밀 준수 8. 통상적인 예법 9. 중단 10. 주요 결정의 보류 11. 장의자 12. 치료 시간의 취소 : 전이를 밝히는 계기로 삼음

| 160 | 통찰 치료의 구성에 대한 불평과 구성 변경

| 161 | 지지 치료의 전략

| 162 | 지지 치료의 구성 1. 환자의 질문 2. 치료의 빈도 3. 진료 시간의 길이 4. 치료비 5. 치료비의 청구 6. 불참과 치료비 7. 비밀 준수 8. 통상적인 예법 9. 장의자 10. 중단11. 주요 결정의 보류 12. 치료 시간의 취소

| 166 | 융통적인 구성과 구성의 변경

| 167 | 구성 변경의 예 1. 약속 취소의 구성 변경 2. 통찰 치료에서의 불참과 구성 변경 3. 지지 치료에서의 불참과 구성 변경 4. 향정신 약물과 구성 변경 5. 과외 시간과 구성 변경

제8장
치료의 초기

| 173 | 서론 1. 첫 접촉의 중요성 2. 진단, 치료 계획, 치료 합의, 치료의 개시

| 176 | 통찰 치료의 초기 1. 환자 교육 (1) 기본 규칙 (2) 시범을 통한 교육 2. 중립적 분위기 속에서 치료자의 열의와 이해성을 전함 3. 해석이나 제안의 보류 4. 모순의 지적을 피함 5. 치료적 분열 6. 문제점의 지적 7. 현재를 강조 8. 내적 요인을 강조 9. 충고나 제안을 하지 말 것 10. 퇴행과 고통의 정도를 통제함 11. 고통을 주는 해석을 보류함 12. 모범을 보임 13. 전이를 조장함 14. 균형 있는 관심

| 183 | 초기 기간의 길이

| 184 | 지지 치료의 초기 1. 합리적 기능의 강조 2. 의식적인 것의 표현 3. 의식되어 있는 감정의 표현 4. 쉬운 문제를 골라서 해결함 5. 고통의 정도를 파악해서 즉각 개입함 6. 치료의 빈도 7. 강화 8. 환자 성격의 역동적 이해에 따른 개입 9. 환자의 방어와 저항을 존중함 10. 전이의 조기 발견과 즉시 활용 11. 요약

제9장
치료의 중간 기간

| 195 | 서론 1. 초기의 길이 2. 분계점

| 196 | 전이 1. 정의 (1) 반복 강박 (2) 전치 (3) 보편적인 전이 (4) 전이의 전문적 정의 2. 각종 치료법과 전이 (1) 지지 치료 (2) 통찰 치료 (3) 정신 분석 · 전이

신경증의 형성 (4) 통찰 치료에서의 전이 전개의 한계 3. 전이의 요소 (1) 충동 파생물 (2) 초자아 (3) 자아 4. 지지 치료에서의 전이의 활용 5. 통찰 치료에서의 전이의 활용 (1) 전이에 의한 환자 갈등과 인간 관계의 직접 관찰과 이해 (2) 직접 경험으로서의 전이 (3) 자신의 정신 작용의 역할과 중요성을 더욱 인식하게 됨 (4) 전이의 치료적 활용 (5) 전이와 치료 동맹 간의 치료적 분열 (6) 전이를 통한 방어 기제의 수정 (7) 새로운 충족의 발견, 이차 과정의 발달 (8) 전이와 치료 동맹 간의 등거리

| 204 | 저항 1. 갈등 해결의 시도로서의 증상 2. 갈등 회피의 시도로서의 저항 3. 의식적 저항과 무의식적 저항 4. 치료법에 따른 저항의 취급 5. 저항에 관한 현대적 개념

| 206 | 특수한 치료 기술 1. 경청 2. 명료화 3. 직면 4. 해석 (1) 추리로서의 해석 (2) 의식 표면에서 시작 (3) 방어에서 갈등으로 (4) 치료자의 분별성, 해석의 시기, 정량, 적절성 (5) 효과의 측정 5. 제안, 금지, 통제

| 209 | 치료자의 일반적 역할 1. 변함 없는 태도, 진지한 목적의식 2. 치료에 대한 확고한 소신 3. 환자 존중 4. 수용

| 210 | 통찰 1. 자각의 심화와 확대 2. 통찰의 심도와 범위 3. 표면적 통찰과 정서적 통찰

| 211 | 실행 1. 실행과 응용 2. 강화의 필요성 3. 실행을 통한 전이의 수정

| 212 | 역전이

| 212 | 계속적 평가

제10장
치료의 종결

| 217 | 서론

| 217 | 실패한 경우 1. 실패의 인정 2. 환자 편에서 중단할 때 3. 치료자 편에서 중단할 때 4. 공동으로 중단할 때 5. 실패에 대한 대비

| 219 | 성공한 경우 1. 지지 치료의 종결 지침 (1) 증상의 제거 (2) 역동 균형 회복 (3) 행동 변화(4) 환경 변화 2. 통찰 치료의 종결 지침 (1) 갈등의 해결 (2) 현실의 수용 (3) 자력으로 치료를 계속 (4) 전이의 해결 (5) 치료의 한계를 수용 (6) 증상 제거의 이차성

| 221 | 종결의 정신 역동 1. 지지 치료에서의 정신 역동 (1) 상실감과 불안감 (2) 긍정적 전이 속에서의 종결 (3) 종결에 대한 방어의 유지 2. 통찰 치료에서의 정신 역동 (1) 중요 대상의 상실에 따른 불안 (2) 전이 욕구의 포기 (3) 종결에 관한 갈등 (4) 몽상 작업의 필요성 (5) 저항 현상 (6) 종결의 긍정면

| 226 | 종결의 전술 1. 지지 치료의 전술 (1) 적극적·긍정적·현실적 종결 (2) 상실감의 극소화와 그 방안 (3) 증상 재발의 예고 (4) 의식적인 상실감의 표현 2. 통찰 치료의 전술 (1) 잠정적 도입 (2) 종결 기간의 길이 (3) 최종 일자를 잠정적으로 정함 (4) 시기상조적 종결에 대한 해석 (5) 정규의 치료 빈도 (6) 증상 재발의 예상 (7) 급격한 대인 관계의 변화에 유의 (8) 예상과 사실 간의 식별 (9) 관계 유지에 대한 해석 (10) 부정적 전이의 처리 (11) 치료의 즉시 재개를 피할 것

| 231 | 역전이 1. 긍적적 역전이와 부정적 역전이 2. 치료의 중단과 역전이 3. 치료 기관에로의 전이

| 233 | 평가

제11장
단기 치료

| 237 | 서론

| 238 | 단기 치료의 필요성 1. 전문가의 부족과 일반의 인식 2. 치료비 3. 가치관의 차 4. 단기 치료가 적절한 경우 5. 장기 치료의 함정

| 239 | 단기 치료의 정의

| 240 | 단기 치료의 타당성 1. 효율성의 조사 보고 2. 의술에 대한 일반적 개념에 부합 3. 다른 계층의 환자에게 적합 4. 광범한 이용성 5. 불필요한 전이의 방지 6. 지나친 의존이나 퇴행의 방지

| 241 | 단기 치료의 적응증 1. 비교적 건강한 환자 2. 경미한 장애 3. 만성적 장애 4. 한정된 치료 기간 5. 조직체의 인원 (1) 군대 (2) 학교 6. 상실 반응 7. 급성적 상황 반응 8. 발달 과업 9. 신체 질환에 따른 방응 10. 면밀한 평가의 필요성

| 245 | 단기 치료의 기술 1. 치료 목료의 명확한 설정 2. 치료 기간이나 횟수의 설정 3. 전이를 피하지 않고 현실에 치중 4. 권위로써 능동적으로 개입 5. 치료 효과를 확신시킬 것 6. 면접 빈도의 융통성 7. 환자 성격에 따른 강화 8. 정신적. 신체적 활동의 처방 9. 약물의 사용 10. 종결 후에도 즉시 면접에 응함

| 248 | 단기 치료의 사례 1. 직공의 사례 2. 회사 간부의 사례 3. 이혼한 부인의 사례 4. 중년 과부의 사례

| 255 | 결어 1. 갈등의 역동적 이해 2. 신속한 평가 3. 치료 개입의 융통성

제12장
특수한 치료 문제

| 259 | 서론

| 259 | 피학 성격의 치료 1. 증상군 2. 정신 역동 (1) 충동 (2) 초자아 (3) 자아 3. 지지 치료 4. 통찰 치료

| 263 | 우울 성격의 치료 1. 증상군 2. 정신 역동 3. 지지 치료 4. 통찰 치료

| 267 | 행동화 환자의 치료 1. 증상군 2. 정신 역동 3. 치료

| 273 | 알코올 환자의 치료 1. 문제 2. 치료

| 275 | 성도착의 치료

| 277 | 결어

제1장

정신병리학과 정신 치료의 과정

서론
1. 강의의 목적
2. 예술 대 과학
3. 과학으로서의 정신 치료

치료의 역사
1. 1945년 이전
2. 정신 분석
3. 향정신 약물
4. 지역사회 정신의학
5. 행동 수정
6. 현황과 전망

치료의 이론 모형
1. 조건반사
2. 학습 이론
3. 사회문화적 모형
4. 생화학적 모형
5. 정신 분석적 모형

강의 차례

정신 분석의 기본 개념
1. 정신결정론
(1) 환자는 언제나 옳다
(2) 치료자의 과업 : 인과율로 설명될 수 있게끔 추리하고, 그 타당성을 검증
2. 의식 차원
(1) 의식
(2) 전의식
· 정의
· 워터게이트 예
(3) 무의식
· 정의
· 예
· 일과 과정 쾌락 원칙
3. 생물학적 기초
(1) 생물학적 기초
(2) 분석 이론의 출발점
4. 발생학적 접근
5. 역동적 접근
6. 내외 경험

갈등과 구조 모형
1. 갈등
2. 구조 모형
(1) 본능
(2) 초자아
· 아동기의 공상과 초기 초자아 작용의 비현실성
· 의식적 부분과 무의식적 태고적 부분
(3) 자아
· 자아의 방어 기제

정신병 이론
1. 심적 장치의 기능 : 순응과 역동 균형
2. 정신 건강
(1) 정서적 감정의 표준
(2) 감정의 결여를 뜻하지 않음
(3) 현실 왜곡이 없음
3. 정신 병리
(1) 왜곡
(2) 증상 형성의 과정
· 열쇠와 자물쇠
· 퇴행
· 어릴 때의 공상의 재생
· 불안
· 이차적 방어
· 증상
(3) 증상의 의식
· 갈등에 대한 타협적 해결책
· 과거와 현재의 연관을 표현
· 최선의 시도
· 여러 갈등 요소의 동시적 표현
· 환자는 언제나 옳다
· 치료자의 과업 : 증상에 비례하는 갈등을 추리해 내는 일
4. 치료적 이해
(1) 증상 유지의 필요성
(2) 병적인 부분과 건강한 부분
(3) 외적 압력과 내적 갈등

결어

서론

이 녹음에서 제가 바라는 것은 정신 분석적 견지에서 환자와 치료자 사이에서 일어나는 정신 치료의 과정을 해명해 보고자 하는 것입니다.

1. 강의의 목적

정신 치료가 예술(art)이냐 과학(science)이냐 하는 문제는 오랫동안 논란의 대상이었습니다. 많은 사람들은 "정신 치료는 전적으로 하나의 예술이다. 그래서 그것은 교육으로는 가르칠 수 없는 것이고, 본질적으로 보아서, 치료자가 직관에 의해서 환자가 제공하는 자료(material)에 응하는 것이다"라고 생각하고 있고, 또 그렇게 주장하고 있습니다. 사실, 과거에는 여러 치료자들이 독력으로 주로 시행착오를 겪으면서 정신 치료를 습득한 경우가 많았고, 또 간혹 스승과 제자의 관계를 맺고 스승의 도움을 받으면서 익히는 경우도 있었습니다.

2. 예술 대 과학

그러나 오늘에 이르러서는 과학으로서의 정신 치료도 그간 많은 자료와 정보가 수집되었고 치료 과정에 관한 지식도 많이 축적되어, 치료를 성공적으로 전개하고 또 성공적으로 종결 짓기 위해서 치료자가 어떤 일을 할 수 있고 또 해야만 하는가에 대해서도 많은 것을 알게 되었습니다.

정신치료자가 되려면, 즉 치료자로서 발전하고 진보하려면 치료 과정의 두 국면을 고루 익혀야 합니다. 즉 정신 치료를 할 때 치료자는 거기에 자기 자신과 자기 성격을 투입해야 합니다. 치료자는 예민한 감수성(sensitivity)과 기민한 반응성(responsiveness)을 지녀야 하고, 직관적으로 사람을 이해할 수 있어야 합니다. 이 점에 관해서는 나중에 자세히 논하기로 하겠습니다. 그러나 일면 치료자는 치료 과정에 대한 최근의 정보와 지식도 배워야 하고, 또 그 지식을 어떻게 활용하고 구현할 것인가도 알아야 합니다. 그런데 여기서 흔히 문제가 되는 것은 어떤 치료자는 환자에 대해서 주로 인간적인 반응과 직관으로만 응하게 되는 데 비해서, 어떤 치료자는 환자와 상호작용할 때 주로 지적으로, 무미건조하게, 비생산적으로 응하는 경향이 있다는 것입니다. 이 두 가지 양극단이 다 이상적이라고는 할 수 없는데, 여기서는 윌리엄 오슬러(William Osler) 경이 생각하는바 의학에 대한 견해를 소개하는 것이 적절할 듯합니다. 오슬러는, 의학을 공부할 때 순전히 임상적 · 실제적으로만 환자를 대하면서 공부한다는 것은 마치 해도(海圖) 없는 바다를 항해하는 사람과 같고, 반면에 교과서만 가지고 공부하는 사람은 도대체 바다라고는 한 번도 항해한 적이 없는 사람과 같다고 비유하였습니다.

과학으로서의 정신 치료를 논하고자 할 때는 어려운 문제에 봉착하게 되는데, 그것은 오늘에 이르기까지 아직도 정신 치료 과정의 효과를 결정적으로 보여 주는, 보편적으로 받아들일 만한 연구가 없기 때문입니다. 또 오늘날 많은 사람들은 정신 치료란 일반적으로 보아서 명확하게 확인될 수 있을 만한 효과가 있지 않다고 하고, 또 자기들의 그런 주장을 여러 가지 통계적 조사 연구에 의해 증빙하려 합니다. **3. 과학으로서의 정신 치료**

그러나 설사 정신 치료가 비교적 소수의 환자들에게밖에 효과가 나지 않는다고 하더라도, 그 소수 환자에게서나마 정신 치료에 의해서 영구적이며 중대한 치료 효과를 거둘 수 있었다는 것이 확실히 확인된다면, 이는 과학으로서의 정신 치료를 발전시키는 데 하나의 토대가 되는 것입니다. 또한 지금 당장은 정신 치료가 모든 환자나 모든 사례에 효과적이라는 것을 통계적으로는 증명할 수 없다고 하더라도, 그것은 전진을 위한 하나의 토대가 될 수 있다고 말할 수 있습니다. 비유해서 말하자면, 어떤 치명적인 질환을 다루는 새로운 치료법이 30–40퍼센트의 회복률을 기할 수 있다는 것이 확인되었다고 하면, 그것은 그 질환을 치료하는 좀더 완전한 치료법을 개발하는 데 있어서 큰 전진이라고 말할 수 있는 것과 같습니다.

치료의 역사

지난 30년간의 정신 치료 분야를 개관해 보건대 많은 새로운 발전이 있었다고 말할 수 있고, 또 각기 환자를 치료하는 데 많은 영향을 주었습니다.

1945년 이전에는 효과적인 정신 치료라고 말할 만한 치료법은 없다시피 한 상태였습니다. 당시의 치료법이라고 하면 대체로 환자를 권유하고 설득하면서 그로 하여금 현실 중심적으로 문제 해결을 시도하게끔 하는 방법, 여러 가지 종류의 휴식 요법이나 요양원에 입원시키는 것, 또 주로 바비튜레이트제(barbiturate) **1. 1945년 이전**

나 취소제(bromide)에 의한 약물 치료 등등과 같은 치료법이 있었는데, 오늘날 평가해 보면 너무 단순하고 효과적이지 못한 치료법입니다.

2. 정신 분석

1945년부터 1955년경에 이르기까지는 적어도 미국에 있어서는 정신 분석이 정신 치료의 전 분야에 지대한 영향을 주었습니다. 정신 분석적 방법과 전형(典型)은 가장 우수한 치료법이라고 간주되었고, 여기에 더하여 분석을 토대로 한 여러 가지 치료법이 또한 개발되기 시작하였습니다. 당시에는 낙관론이 널리 지배했고, 이 치료법을 사용하는 치료자들 간에는 어떤 사람이나 어떤 환자라도 모두 정신 분석 또는 분석적 접근에 의해서 혜택을 입을 수 있다는 공통적인 신념이 지배적이었습니다. 그러나 얼마 안 가서 이 치료법에 대해 많은 사람들이 일종의 환멸을 느끼게 되었습니다. 분석의 치료 성과가 당초에 기대했던 만큼 그렇게 결정적으로 증명될 수 없었고, 또 그렇게 많은 환자들에게서 모두 성과가 나타난 것도 아니었기 때문입니다. 또 여기에 더해 치료법으로서의 정신 분석에 내포된 여러 가지 실제적 문제들, 예를 들면 치료자와의 시간이 너무 많이 소요되고, 또 분석자의 수도 제한되어 있다는 것 등과 같은 문제가 있었습니다.

3. 향정신 약물

그래서 전체적인 추세가 치료법으로서의 정신 분석으로부터 멀어져 감에 따라서, 그와 동시에 이번에는 여러 가지 향정신(向精神) 약물이 개발되고 사용되기 시작했는데, 처음에는 페노티아진(phenothiazine)계의 약물로 비롯했습니다. 이 향정신 약물의 영향은 특히 정신과 입원 환자의 경우에는 지대한 바 있었고, 이것이 하나의 새로운 만병통치약으로 등장하게 되었습니다. 그래서 더욱 효과적이며 특정적인 약물에 대한 추구와 연구가 진행되었고, 개개 증상에 대해서 하나하나 약리학적으로 접근할 수 있을 것이라는 희망이 팽배하였습니다. 그런데 이런 향정신 약물은 오늘에 이르기까지 계속 다량으로 사용되어 오고 있기는 합니다만, 전적으로 약물에만 의지하는 것으로부터는 대세가 멀어지게 되었고, 약물은 환자의 내재적 정신 병리는 거의 변화시키지 못한다는 것이 인식되었습니다.

4. 지역사회 정신의학

다음에 나타난 추세는 지역사회 정신의학이었습니다. 여기서는 정신 질환 환자에 영향을 끼치는 사회적 · 환경적 요인을 처리하기 위해서 여러 가지 방안이 시도되었습니다. 환자의 외부 환경을 변화시키기 위해서 지역사회(community)의 힘을 활용한다거나, 또는 적절한 사회적 · 환경적 영향이 환자에게 작용하도록 하는 것을 목적으로 하는 기타의 치료적 접근이 시도되었던 것입니다.

5. 행동 수정

그와 거의 같은 무렵인 1960년대 초기에는 많은 사람들이 행동 수정에 대해서 점차로 관심을 기울이게 되었고, 이에 대한 연구와 치료 실험을 하게 되면서 개개의 신경증이나 심리적 장애에 대해 하나하나 특정한 치료법을 개발하기 시작했습니다. 아마도 이 당시에 이르러서는 사회적 · 주변적 요인이 중요하기는 하지만 그것 자체만으로는 인간의 정신 병리를 충분히 해명하지 못한다는 것, 또 이 같은 사회적 요인을 치료적으로 사용하는 노력은 비교적 일시적 성과밖에 기대할 수 없으며 상대적으로 비효과적이라는 것이 인식되었던 것 같습니다. 반면에 행동 수정은 오늘날까지 계속해서 개발되고 발전하고 있고, 갈수록 많은 치료자들이 사용하고 있는 실정입니다. 또 이것과 더불어 이상과 같은 여러 가지 치료법의 변종이나 지류들이 점점 많이 파생되었습니다.

그러므로 오늘의 현황은 상당히 복잡한 양상을 보이고 있고, 여러 가지 치료법이 각기 제창되고 있는데, 이것은 마치 '바벨의 탑'과 같이 백가가 쟁명하고 있는 격입니다. 그런데 이 중 어느 하나의 치료법이 모든 종류의 정신 장애를 전부 다룰 수 있으리라고는 기대할 수 없습니다. 환자들 또한 저마다 치료에서 바라는 것이 다 다르고, 또 자기의 목표를 가장 잘 달성하기 위한 방법도 환자마다 다 다른 것인데, 이런 것을 어느 하나의 치료법으로 다 해결할 수 있는 가능성도 희박합니다. 따라서 장래를 볼때, 치료법이 하나가 아니고 여러 개 개발되어야 하고, 그중 개개의 치료법에 대해서 하나하나 적응증과 금기가 점차적으로 수립되어 나갈 공산이 크다고 할 수 있습니다.

치료의 이론 모형

정신 치료의 전체 분야에 있어서 집단이나 집단 과정이나 여러 가지 형태의 집단 정신 치료는 매우 중요한 비중을 차지하고 있고, 또 그것이 여러 가지 이점이 있다는 것도 사실이기는 하지만, 여기서는 주로 일대일의 개인 정신 치료를 논하는 것이 목적입니다. 그리고 이 같은 개인 정신 치료의 테두리 안에서 오늘날의 여러 가지 치료 방법을 고찰하여 거기서 어느 하나의 공통된 접근 방식을 찾아내고, 그것으로써 인간의 정신 병리와 치료 과정을 이해하고 나아가 좀더 효과적인 치료 개입을 계획하고 실시할 수 있었으면 하는 것이 저의 희망입니다. 오늘의 정신 치료 분야를 개관해 보면, 거기에는 각기 다른 여러 가지 개념들을 통합적으로 해명해 줄 수 있는 모형(model)이 한두 가지가 아니고 여러 가지가 있습니다.

1. 조건반사

우선 조건반사를 토대로 하는 모형이 있습니다. 이것은 파블로프(Pavlov)의 연구에서 비롯한 것이고 그 후 조건 형성 해제(deconditioning)를 토대로 한 여러 가지 종류의 치료 방식이 고안되었는데 이런 접근 방식은 일반적으로 행동 수정(behavior modification)의 범주에 속하는 것입니다.

2. 학습 이론

또 하나의 모형은 스키너(B. F. Skinner)의 학습 이론을 토대로 한 치료 모형인데, 이것은 주로 작동적 조건 형성(operant conditioning)에 의해서 치료하는 방식입니다.

3. 사회문화적 모형

또 하나의 모형은 사회문화적 모형으로서, 이것은 병적 사회(sick society)를 전제로 하는 것입니다. 즉 인간은 여러 가지 사회문화적 요인의 지배를 받고 있고, 여러 가지 사회문화적 문제나 압력의 영향을 받고 있는데, 주로 이 같은 외적 압력에 반응하고 적응하는 데 실패하면 우리 정신이 붕괴한다는 것입니다.

4. 생화학적 모형

또 하나의 모형은 생화학적 · 생물적 모형으로서 이것은 신경생리학적인 장애를 전제로 삼고 있고, 또 때로는 유전을 그 전제로 포함시킬 때도 있습니다. 이것은 여러 가지 형태의 정서적 · 정신적 장애가 신경생리학적 장애에 기인하고 있고 유전된다는 입장이고, 그러므로 계속 생화학적 치료법을 연구 개발하는 것을 주로 합니다.

그러나 저의 견해로서는 이상과 같은 모형은 각기 제한점을 지니고 있고, 우리가 관찰하고 있는 환자의 정신 병리를 전적으로 다 해명해 주고 있다고는 볼 수 없고, 또 오늘날 사용되고 있는 여러 가지 치료법을 다 해명해 주고 있다고도 볼 수 없습니다.

5. 정신 분석적 모형

제가 보건대 이 같은 문제를 개념적으로 종합하는 데 있어서 가장 효과적인 모형은 정신 분석적 모형입니다. 그런데 여기서 제가 말하고 있는 것은 치료의 한 형태로서의 정신 분석이 아닙니다. 앞서 말씀드린 것과 같이 고전적인 의미에서 하나의 치료 방법으로서의 정신 분석은 소수의 사람에게만 적용될 수 있고, 보편적으로 유효한 치료법은 결코 아닙니다. 반면에 정신 분석 이론, 특히 임상적 정신 분석 이론은 훨씬 더 보편적으로 적용될 수 있고, 환자의 여러 가지 정신 병리를 개념화하고 이해하는 데 도움을 줄 수 있습니다. 또 이것은 인간 정신에 관한 하나의 이론으로서, 또 정신 내부적인 것은 물론 인간 상호적인 반응이나 관계도 다 해명해 주는 이론으로서 치료 과정을 개념화하고 이해하는 데 있어 우리에게 도움을 줄 수 있는 이론입니다. 따라서 저의 목표는 치료 과정을 이해하는 하나의 수단으로서 임상적 정신 분석 이론을 사용하고자 하는 것인데, 여기에는 분석적이지 않은 치료 방법도 포함시키고, 또 물론 분석을 토대로 하는 치료 방법으로서 고전 정신 분석이라기보다는 분석의 지류인 치료 방법도 포함시켜서, 이것을 전부 임상적 정신 분석 이론에 의해서 해명해 보고자 하는 것입니다.

강의 차례

따라서 이제부터 이 12권의 녹음에서, 임상적 정신 분석의 견지에서 첫째로 치료 과정의 일반 이론에 관해서 약간 생각을 정립해 보고 다음에 치료자, 정신 치료의 전반적인 전략, 여러 가지 치료법에 대한 적응증과 금기(indication and contraindication), 환자의 진단과 평가 문제, 치료 상황의 구성 등을 논하고자 합니다. 그다음에는 여러 가지 형태의 통찰 지향적 정신 치료와 지지적 정신 치료를 좀더 자세하게 다루고, 마지막으로 특별히 어려운 몇 가지 증상군에 대해 어떤 특수한 치료적 문제가 있는가 하는 것에 대해서 분석적인 이해를 시도해 보고자 합니다. 이렇게 하면 치료 과정을 옳게 바라볼 수 있는 하나의 전망대를 가질 수 있습니다. 그리고 이런 전망과 시야를 가짐으로써 제각기 다른 여러 가지 치료법을 꿰뚫어 볼 수 있고, 환자 · 치료자 간에 무엇이 일어나는지에 대해서도 전반적으로 이해할 수 있게 되고, 또 치료를 좀더 효과적으로 구현하기 위한 계획도 세울 수 있게 될 것입니다.

정신 분석의 기본 개념

우선 일반적인 배경을 밝히기 위해서 정신 분석 이론 중에서 특히 임상(臨床) 장면에 적용되는 몇 가지 개념을 요약해서 말씀드리기로 하겠습니다. 이 개념들은 비교적 논란의 대상이 되지 않고 있고, 비교적 일반적으로 받아들여지고 있는 개념들입니다. 또 이런 기본 개념은 여러 개가 있는데, 모두 정신 분석 이론을 치료 과정에 적용하려면 사전에 이해해야 할 기본적인 개념들입니다.

첫째로는 정신결정론(psychic determinism)이라는 개념입니다. 정신결정론이란 인간의 정신 안에서 일어나는 것은 어떤 것이라도 우연히 일어나는 것은 없고, 정신적 현상이나 심리적 경험이라는 것은 어떤 것이라도 거기에는 반드시 어떤 1. 정신결정론

원인이 있다는 것을 뜻합니다. 그 원인을 우리가 언제나 알 수 있다고 말할 수는 없지만, 환자를 충분히 알 수만 있다면, 어떤 것이라도 다 이해할 수 있다는 것이 우리의 기본 가정인 것입니다.

(1) 환자는 언제나 옳다

따라서 대체적으로 말해서 어떤 의미에서 환자는 언제나 옳다(The patient is always right)라는 말을 할 수 있습니다. 이 말의 의미는 환자가 무엇을 말하고 생각하고 경험하고 느끼든 간에, 또 환자가 어떤 식으로 반응을 하든 간에, 그것은 일반적으로 다 옳고 적합한 것이라고 볼 수 있다는 의미입니다. 즉 환자가 무엇에 대해서 그렇게 반응하고 생각하고 느끼고 있는가, 즉 그 원인을 우리가 당장 정확히는 모른다고 하더라도 그 같은 환자의 반응이나 생각이나 느낌은 언제나 옳고 적절한 것이라는 뜻입니다.

(2) 치료자의 과업 : 인과율로 설명될 수 있게끔 추리하고, 그 타당성을 검증

따라서 이것이 의미하는 것은 환자를 이해하는 데 있어서 치료자가 해야 할 임무란, 그 환자의 반응이나 생각이나 말이나 느낌이 사리에 맞는 뜻을 지니게 되려면 과연 모든 제반 상태가 어떤 것이어야만 하는가, 또 환자의 정신 생활이 어떤 것이어야만 하는가라는 것을 치료자가 구명(究明)하려고 들어야 한다는 것입니다. 때로 그것은 환자가 의식하고 있는 어떤 작용이나 요인일 때도 있고, 환자가 의식하고 있지 못하는 자기 정신 내부의 어떤 요인과 관련되어 있을 때도 있습니다만 그럴 때는 치료자가 그것을 추리해 내야 합니다. 그런데 이 같은 치료자의 추리는 환자기 그 추리의 타당성을 뒷받침해 주는 정보를 제공하기 전까지는 문자 그대로 하나의 추리에 불과합니다. 다시 말해서 그때까지는 그것은 치료자의 하나의 억측이고 하나의 가설인 것입니다.

2. 의식 차원

그런데 이렇게 되면 두 번째의 기본적 개념을 논하도록 하겠습니다. 그것은 인간의 정신 생활이 여러 가지 의식 차원에서 일어난다는 것입니다. 근본적으로 말해서 의식에는 세 가지 차원이 있습니다. 정신 분석의 초기 이론에서는 정신에는 각기 다른 영역이나 지대가 있다는 사실을 세웠었습니다만, 나중에 가서 정신 병리와 정신 역동을 좀더 잘 이해하기 위해서 분석 이론이 수정되고 구조 모형(structural model)이 세워지고 난 후부터는 의식의 각 영역이라는 개념은 형용사적인 뜻을 갖게 되고, 형용사적으로 사용하게 되었습니다.

(1) 의식

어떤 것을 의식하고 있다는 말은 지금 그것을 알아차리고 있고, 현 순간 그것에 대해서 의식적 주의를 얼마간이나마 기울이고 있다는 뜻입니다. 이것은 그 사람이 지금 말하고 있는 자기의 말일 수도 있고, 지금 생각하고 있는 자기의 생각일 수도 있고, 또 지금 일어나고 있는 여러 가지 주변적 · 말초적인 사고나 경험

이나 감각일 수도 있는데, 여하간 지금 알아차릴 수 있고 다소나마 주의를 기울이고 있는 것은 여기에 다 포함됩니다. 그래서 환자가 이야기를 하고 있다고 할 때, 환자는 자기의 말 이외에도 치료자를 의식하고 있고, 치료실을 의식하고 있고, 주변적인 여러 가지 소음을 의식하고 있고, 또 다른 감각도 의식하고 있고, 또 간섭적인 생각이나 연속적인 생각 등등을 의식하고 있는데, 이것은 전부 현 순간에 있어서 의식되고 있는 것이고, 현 순간에 있어서 환자가 어느 정도나마 알아차리고 있는 것입니다.

(2) 전의식

· 정의

어떤 것이 전의식적(前意識/preconscious)인 것이라고 말할 때는 지금 현 순간에는 의식 영역 안에 들어 있지 않은 어떤 생각, 감정, 공상, 관념, 기억, 경험 등등을 말합니다. 다시 말해서 이것은 환자가 현 순간에 있어서 알아차리지 못하고 있고, 현재 거기에 대해서 주의를 기울이고 있지 않은 것인데, 그러나 비교적 적은 심리적 작업이나 심리적 에너지를 소비하면 매우 빨리 의식하게 되는 것을 말합니다. 즉, 이것은 바로 한 순간 전, 의식적 주의를 기울이기 전에는 그 사람의 의식 속에 있지 않았던 어떤 것에 대해서 단순히 주의를 기울이만 하면 그것만으로도 그것을 알아차리게 되고 의식적으로 경험하게 되는 경우를 말하는 것입니다.

지금 이것을 한 가지 예를 들어서 설명해 보겠습니다. 지금 여러분은 이 녹음을 듣고 있을 것인데, 여러분은 지금 저의 말을 의식할 것이고, 저의 말이 여러분 나름대로 뜻하는 의미를 의식할 것이고, 저의 말에 의해서 불러일으켜진 여러분 자신의 어떤 생각이나 주장이나 반대 주장 등등을 의식하고 있을 것입니다. 게다가 여러분은 현 순간의 자기 신체 감각을 의식할 것이고, 지금 자리 잡고 있는 방, 의자, 의복 등을 의식할 것이고, 또 지금 배가 고픈가, 피로를 느끼는가 등등도 의식하고 있을 것입니다.

그러나 지금 제가 '워터게이트 스캔들'이라는 말을 끄집어내면, 여러분들은 대부분 거기에 대해서 한 순간 전에는 생각하고 있지 않았으리라고 짐작합니다.

· 워터게이트 예

그러나 한편 제가 이 말을 끄집어낸 순간, 또 그렇게 함으로써 여러분의 주의를 거기에 쏟게 한 순간, 저는 오늘날 미국 정치에서 워터게이트라고 알려지게 된 사건에 대해 여러분이 간직하고 있었던 여러 가지 생각, 감정, 태도, 반응, 경험 등을 여러분 속에 불러일으켜서 그것을 여러분이 의식하게끔 하였습니다. 그런 것들은 몇 초 전까지만 해도 여러분 정신에 의식되고 있었던 것은 아닌데, 제가 그것을 말함으로써 여러분의 주의를 거기에 쏟게 하니까, 여러분에게 그 여러 가지 경험이 되살아나오게 된 것입니다. 또 이때 여러분이 그와 같이 매우 적은 심리적 노력이나 에너지를 투자했는데도 그것을 쉽게 회상하고 기억해 낼 수 있었다는 것을 알 수 있습니다. 워터게이트 및 그와 연상된 여러 경험은 몇 초 전에는 전의식적인 것이었는데, 이제 의식되게 된 것입니다.

(3) 무의식

· 정의

이것과는 대조적으로 무의식적(unconscious)이라는 것은 우리 정신 속에 존재하고 있고, 말살되거나 망각되지는 않았는데도 상당한 심리적 작업이나 노력을 사용하지 않고는 의식되지 못하는 것을 말합니다.

· 예

흔히 있는 예로서는 우리가 보았던 어떤 영화나 배우의 이름이 지금 생각이 안 나고 망각되고 있다고 하는 경험을 갖는 경우입니다. 그 이름이 아직도 머릿속에 있다는 감이 느껴지고, 그 이름이 혀끝에서 맴돌고 있다는 감이 느껴지고, 그것이 무엇이냐 하는 것을 거의 감지할 수 있을 정도인데도, 지금 당장은 회상할 수 없고 확실히 머리에 떠올릴 수 없는 경우입니다. 이런 상태에서 보통 우리가 쓰는 방법은 여러 가지 이름과 그것을 연결시켜 보거나, 이름이 시작하는 첫 글자와 그것을 연결시켜 보거나, 또는 연상되는 기억들과 그것을 연결시켜 보는 것 등인데, 이렇게 하면서 그것을 머리에 되살리려면 많은 양의 심리적 작업을 해야만 되는 경우가 많습니다. 그런데 그 같은 작업과 노력에도 불구하고 정확히 회상해 내는 데 어려움을 겪어야 합니다. 여러분이 친구들과 담소하다가 누군가의 이름을 기억해 내려고 저마다 이런저런 이름을 댈 때, 그때마다 여러분 마음에는 그런 이름이 옳지 않다고 하는 느낌이 들 것입니다. 그러다가 어떤 친구가 맞는 이름을 댈 것 같으면, 그 순간 그것이 맞다는 것을 즉각적으로 알게 됩니다. 또 어떤 때는 몇 시간이나 하루 후에 또는 며칠 후에 그 이름이 자연발생적으로 되살아 나올 때가 있는데, 그러면 즉각적으로 그것이 맞다는 것을 인식하게 됩니다.

이상의 예에서 강조하여 예를 들고자 한 점은 이렇게 어떤 것을 의식하려면 거기에 소요되는 작업의 질, 즉 이 작업의 특성이 우리가 어떤 것이 무의식적인 것이라고 말할 때 의미하는 바를 묘사하고 있다는 점입니다. 그리고 우리가 이 같은 작업과 노력을 경주하고 있는데도 불구하고 그것을 우리의 의식에 되돌아오도록 하지 못하고 있다는 사실이 우리에게 시범(示範)해 보여 주고 있는 점은 그것이 우리 정신 속에 존재하고 있다는 것, 정말 망각되지는 않았다는 것, 그런데도 그것이 우리의 의식적 인식에 접근하지 못하고 있다는 것입니다.

· 일차 과정 쾌락 원칙

무의식적 정신 과정은 의식적 사고나 전의식적 사고와 구별되는 또 다른 특성을 지니고 있습니다. 여기서 저는 일차 과정(primary process)과 쾌락 원칙(pleasure principle)을 말하고 있습니다. 무의식의 특성인 일차 과정은 성인이 깨어나 있을 때 보통 사용하는 논리적이고 합리적인 사고방식, 즉 이차 과정(secondary process)과는 다른 사고방식을 말합니다. 또 무의식을 지배하는 쾌락 원칙이란 우리 정신의 힘이나 에너지는 현실이 어떻든 간에 개의치 않고 그대로 만족되려고 밀어붙이고 발산되려고 한다는 뜻입니다.

3. 생물학적 기초

정신 분석 이론의 세 번째 기본 개념은 행동이 궁극적으로 생물학적 토대 위에 서 있다고 하는 것입니다.

(1) 생물학적 기초

이것은 뇌 대 정신의 문제이고, 궁극적으로 보아서 정신에서 일어나고 있는 것은 어떤 것이든 뇌에서 일어나고 있는 여러 가지 신경생리학적 · 신경화학적 과정의 결과라는 것입니다. 뇌에서 일어나는 현상이 어떻게 해서 정신 경험으로서 정신에 대표되고 반영되게 되는 것인가 하는 문제는 아직도 명백하지 않고 완전히 구명되지 않았습니다. 그러나 정신 분석 이론은 이와 같은 여러 가지 기본적인 생물학적 과정이 밑에 깔려 있다는 것을 고려하고 있으며, 또 여기에 여러 가지 종류의 유전 경향도 포함시킵니다.

(2) 분석 이론의 출발점

그러나 한편 분석 이론은 그 심리학적 이론의 출발점을 어디로 잡느냐 할 때, 이 같은 기초적인 생물적 과정의 정신적 대표가 심리 경험이나 심리 현상으로서 존재한다 하는 것을 그 이론의 출발점으로 삼는 것입니다. 유추나 비유에 의해 어떤 것을 증명할 수 있는 것은 아닙니다만, 우리의 생각을 정립하는 데는 도움을 줄 때도 있습니다. 시계의 비유를 예로 들자면, 우리는 시계의 여러 가지 부품의 미시적 구조를 하나하나 자세히 깊이 연구해서 그 특수한 조직과 기능에 관해 많은 것을 이해할 수 있을 것입니다. 그러나 그런 부품의 미시적 구조에 관한 연구는 하나의 시계가 어떤 식으로 움직이는가 하는 시계의 기계 장치나 기계 작용을 우리에게 알려 주지는 못할 것입니다. 다시 말해 시계가 어떤 식으로 움직이는가라는 것을 우리가 생각한다고 할 때, 우리는 미시적 조직 차원과는 다른 조직 차원을 다루고 있는 것입니다. 정신 분석 이론의 경우도 이와 같습니다. 즉 일단 심리 현상이 정신 안에 대표되게 되면 이제 그 같은 심리 현상들은 그 나름대로 특유한 방식으로 조직되기 시작하는 것이고, 분석 이론은 이 조직 차원을 다루고 있는 것입니다. 비록 장차 언젠가는 우리의 기억이 어떤 미시적인 신경생리학적 · 전기화학적 작용으로 구성되어 있는가 하는 것을 이해할 날이 올지 모르지만, 이것으로는 어떤 사람이 구체적으로 어떤 것을 기억하느냐 하는 것을 알아내지는 못할 것입니다. 마찬가지로 예컨대 오늘날 꿈의 신경생리학이 급속히 발전하고 있습니다만, 그것으로는 왜 이 사람은 이런 꿈을 꾸는데 저 사람은 다른 꿈을 꾸느냐 하는 것을 설명할 수는 없습니다. 다시 말하면 정신 분석 이론은 각 개인의 생물학적 요인과 체질적 요인을 고려하기는 하지만, 주로 그것이 다음에 그 사람의 정신에 어떻게 대표되고, 그 사람의 전체적 정신 기능에 어떤 영향을 주느냐 하는 견지에서 본다는 것입니다.

4. 발생학적 접근

네 번째 근본 가설은 소위 발생학적인 접근 방식입니다. 이것은 어느 한 시점의 행동이 그것에 선행하는 행동으로부터 발생된다는 말입니다. 즉 행동이란 종적 · 시간적 각도에서 볼 수 있고, 따라서 어떤 사람의 현재 순간의 행동을 이해하려면 그 행동의 역사적 발달을 알 필요가 있다는 것입니다. 분석 이론의 기본적 발견 중의 하나는 인간 발달의 가장 초기인 유아기와 초기 아동기가 매우 중요하다는 것이고, 그로 말미암아 이 시기에 인간 성격의 핵이 형성된다는 발견입니다. 그후 해를 거듭함에 따라서 한층 심리적 · 정서적 발달을 하게 되는데, 그때의 각 발달 단계와 조직 수준은 앞선 단계의 소산인 동시에 또 그다음 단계의 새로운 조직과 행동 형태의 토대가 되는 것입니다.

5. 역동적 접근

다섯 번째 기본 개념은 행동에 대한 역동(力動)적 접근 방식(dynamic approach)입니다. 이것은 근본적으로 횡적 · 동시적 접근 방식을 말하는 것으로서, 위의 발생학적 가설에서 설명한 종적 · 시간적 접근 방식과 대조되는 것입니다. 즉 어떤 한 시점의 행동이라는 것은 우리가 연구하고 있는바 그 시점에 있어서 외부에서 그 사람에게 영향을 주고 있거나 그 사람 내부에서 작용하고 있는 현존의 모든 힘들(forces)의 상호작용의 최종 결과라는 것입니다. 이 같은 힘이나 기능은 그 하나하나가 제각기 그 나름대로의 발생적 · 발달적 역사와 유래를 지니고 있지만 그 사람의 행동을 연구하고 있는 현 시점에서 본다면, 현재 작용하고 있는 힘들이 무엇이냐 하는 데 우리의 관심을 쏟고 있는데, 그 사람의 행동은 그 같은 모든 힘의 동시적 상호작용의 결과라는 것입니다.

6. 내외(內外) 경험

마지막 기본 가설은 인간의 행동을 완전히 해명하려면 개인과 외부 환경 간의 상호작용을 고려해야 할뿐더러, 그 개인이 하나의 인간으로서 보이고 있는바 그의 내적 · 정신적 경험과 조직, 그의 성격과 행동, 그의 사고 과정과 주관적 경험도 함께 고려해야 한다는 것입니다.

갈등과 구조 모형

1. 갈등

이 녹음에서 인간 행동에 대한 정신 분석적 이해에 관하여 전반적인 기본 이론을 전개할 여유가 없습니다. 그러나 여하간 정신 분석 이론의 강점의 하나는 갈등(conflict)에 관해서 우리의 생각을 정립시킬 수 있다는 점에 있습니다. 갈등은 어떤 개인과 그의 외부 환경 간에 일어날 수 있습니다. 즉 한편에 그 사람 내부의 욕망이나 요구가 있고, 다른 한편에 그 사람이 일상생활을 할 때 부딪치고 순응해야 할 외부의 다른 사람이나 대상, 문화적 요인이나 사회적 압력이 있어서, 이 양자 사이에 갈등이 일어날 수 있다는 것입니다. 그러나 갈등은 또한 내면적으로 일어날 때도 있는데, 그럴 때는 그것을 정신 내부 간의 갈등(intrapsychic conflict)이라고 칭합니다. 여기서는 어떤 개인이 외부 환경과는 무관하게 자기 내부의 상호 반대적이고 상호 모순적인 여러 가지 힘의 영향을 동시적으로 받게 됩니다. 이럴 때는 소위 구조 모형(structural model)이 그런 내적 갈등을 개념화하는 데 도움이 됩니다. 또 이 구조 모형은 개인 내부에서 객관적으로 관찰될 수 있는바 여러 가지 정신 현상을 계통적으로 정리하고 분류하는 데도 도움이 됩니다. 이것은 정신 작용을 크게 세 가지로 나누어서 보는 것인데, 이것이 소위 본능(id)과 자아(ego)와 초자아(superego)입니다.

2. 구조 모형

(1) 본능

본능은 기본적인 심리적 충동을 말하고, 가장 넓은 의미로 말해서 공격 충동과 성 충동으로 크게 분류됩니다. 공격(aggression)은 적개(hostility)가 아니고 통달(mastery)을 의미할 수도 있고, 또 주장하고 통제하고 적극적이고 효과적인 정신 작용을 의미할 수도 있습니다. 또 '성적'(性的)이란 것도 반드시 성인들이 말하는 성(heterosexuality)을 의미하는 것은 아니며, 쾌락적인 어떤 자극이나 접촉이나 인간 상호작용을 내포하는 것이면 그런 것을 다 성적이라고 말하는 것입니다. 이와 같은 충동은 대체로 생득적이고, 성숙 발달의 정해진 시간계획표에 따라서 자연히 전개됩니다. 또 이 충동은 생물체 안에서 순전히 내부로부터 일어날 때도 있으나, 또한 외부 지각이나 외부 자극이나 상호작용에 의해서 야기되거나 자극될 때도 있습니다. 충동은 일차 과정과 쾌락 원칙에 따라서 조직되고, 아주 어릴 때의 충동의 표시나 표현은 일반적으로 말해서 무의식적인 것이나, 나중에 진화적으로 변화되어서 나타나는 충동은 충동 파생물(drive derivative)의 형태를 빌려서 나타나고, 또 그것은 의식되는 것입니다.

(2) 초자아

초자아라는 것은 사람이 자라나는 데 따라서 이룩하게 되는 가치 체계와 상벌관(賞罰觀)을 뜻합니다. 이런 가치 체계나 상벌관은 대부분 그 사람이 자라면서 가르침을 받은 것들이고, 사회와 문화와 가족이 그에게 잘한 일에는 상을 받을 것이고 잘못한 일에는 벌을 받아야 한다고 가르친 것을 그가 지각하여, 그 지각을 자기 속에 내재화한 것들을 말합니다. 이 초자아에는 그 사람의 이상(理想)도 포함됩니다. 즉 사람은 제각기 자기가 장차 어떤 사람이 되고 싶은가 하는 것에 관해 자기 나름대로의 내적 전형(internal model)을 갖게 되고 그것이 이룩되는 데 따라 그 이상을 향해서 노력하게 되는 것입니다.

· 아동기의 공상과 초기 초자아 작용의 비현실성

그런데 어릴 적에는 어떤 경우에 상을 받고 어떤 경우에 벌을 받게 되는가 하는, 어린이의 상벌에 대한 생각이 주변 어른들의 실제 행동과 실제 상벌에 의해서 형성되는 수도 있지만, 그것 이상으로 상벌에 대한 어린이 자신의 공상이나 어린이 자신의 예상에 의해 좌우되는 수도 많습니다. 그리고 이 같은 상벌에 관한 어린이 자신의 공상과 예상은 주변에 있는 부모의 실제 행동이나 다른 어떤 사람들의 실제 행동과 반드시 일치하지는 않습니다. 즉 어린이는 이해력이 미숙하기 때문에 자기 나름대로 어떤 것은 위험 사태라고 공상하고 어떤 것은 좋은 행동이라고 공상하게 되는데, 그러고는 이 같은 공상을 주변 사람들에게 투사(投射)하여 그런 공상이 마치 현실인 양 그 공상 사태에 반응하게 됩니다. 즉 어린이 편에서는 그것이 현실인 양 느끼고 반응하지만, 사실은 이 모든 일들이 자기 자신의 공상에서 출발했던 경우가 많습니다. 이런 일들 때문에 어릴 적의 초자아 작용은 현실에 비추어 볼 때 매우 부적합할 때가 많고, 실제로 부모들이 예시(例示)에 의해서 가르치고자 하는 부모들의 상벌이나 부모들의 기대와는 일치하지 않는 경우가 많습니다.

· 의식적 부분과 무의식적 태고적 부분

대체로 말해서 초자아의 일부로서 보통 양심이라고 일컬어지는 부분은 그 사람에게 보통 의식되거나 전의식적인 것입니다. 그러나 초자아의 기능 중에서 좀 더 어릴 적에 형성되고, 현실적 근거가 덜하고, 좀더 태고적(archaic)인 면은 무의식적인 것이기 때문에 당장 접근할 수는 없고, 따라서 의식적인 학습이나 경험에 의해서 보통 통제되거나 수정될 수는 없습니다. 분석 이론이 인간의 정신 기능을 이상과 같은 방식으로 조직하는 점으로 미루어 보아 알 수 있는 것과 같이, 인간의 충동과 가치 체계 간에는 갈등의 소지가 있는 것입니다.

(3) 자아

자아도 역시 정신 기능으로서 하나의 집단을 이루고 있는데, 이 자아의 과업은 본능의 힘과 초자아의 힘 사이를 조정하는 것이고, 또 그 개인의 내부 환경과 그 개인이 적응해야 할, 다가오는 외부 현실과의 사이를 중개하는 것입니다. 자아는 이차 과정의 사고양식과 현실 원칙에 따라서 조직되어 있고, 이것은 현재 야기되고 있는 여러 가지 힘의 여러 가지 영향을 감안하는 일을 합니다. 이 같은 자아 기능에 포함되는 것으로는 내외에 대한 지각이 있고, 또 기억, 판단, 현실 검증, 자기 자신에 대한 심상, 말하는 것, 또 모든 운동이나 동작도 자아에 포함됩니다.

· 자아의 방어 기제

자아 기능의 또 하나의 중요한 기능으로는 심리적 방어 기제가 있습니다. 이 자아의 방어 기제는 인간이 심리적으로 성숙하는 데 따라서 발달하게 되는 것입니다. 이 방어 기제는 인간에게 순간순간 야기되는 상호 갈등적인 힘과 힘 사이를 조정하는 데 중요한 역할을 하게 됩니다. 여기서는 이 여러 가지 심리 기제를 하나하나 설명할 시간을 갖지 못하겠습니다만, 어쨌거나 비유해서 말한다면 이 방어 기제는 마치 알파벳 문자와 같은 것으로서, 방어 기제의 전체 가짓수는 그리 많지 않은데, 이것은 여러 가지로 순열(順列)될 수 있고 조합(組合)될 수 있는 것이기 때문에, 거의 무한정한 방어 작용과 방어 조직이 한 인간 성격 내에 이루어질 수 있습니다.

정신병 이론

1. 심적 장치의 기능 : 순응과 역동 균형

이상의 모든 심적 장치의 일반적인 역할은 개인 자신의 정신 내부적인 순응(順應) 상태를 유지하는 동시에 자신과 환경 간에도 순응 상태가 유지되도록 하는 것입니다. 그리하여 여러 가지 동기나 충동을 최대한으로 충족시키되 자신의 가치 체계와 또 자기가 경험하고 있는 현실과 나아가서 자기가 상호작용하고 있는 다른 인간들의 요구나 기대와 조화를 이루는 가운데 그 충동을 최대한으로 충족시키도록 하는 것이 심적 장치의 기본 역할입니다. 그러나 이런 순응은 일종의 역동 균형(dynamic equilibrium) 상태를 말하는 것으로서, 이 역동 균형에서는 거기서 작용하고 있는 개개의 힘이나 에너지가 순응 유지를 위해서 항상 유동하고 있고 변동하고 있고, 정신 체계의 어느 하나의 요소가 변동하면 다른 요소가 보상적으로 변동해야 하는 그런 상태인 것입니다.

2. 정신 건강

(1) 정서적 감정의 표준

정신 건강 면에서 볼 때 어떤 사람이 정서적으로 성숙되어 있느냐 하는 표준의 하나는 여러 가지 내외 압력에 대해서 얼마나 잘 순응하고 역동 균형을 유지할 수 있느냐 하는 것과, 밀어닥치는 여러 가지 내외 갈등에 직면해서 그것에 순응하고 또 그 순응을 계속 유지하는 데 있어서 얼마나 융통성을 갖추고 있느냐 하는 것입니다. 정신 병리는 이 순응과 역동 균형의 유지가 더 이상 가능하지 않을 때 나타나게 되는 것이고, 그 이유는 내부나 외부에서 그 개인에게 가해지는 힘이 지나치게 강했기 때문이거나, 그 사람의 순응 기제가 역동 균형을 유지할 만큼 효과적이지 못하기 때문입니다.

(2) 감정의 결여를 뜻하지 않음

정신 건강이나 정서적 성숙이라는 말은 어떤 감정이 없다거나, 어떤 심리적 반응이 없다는 뜻이 아닙니다. 인간 생활에서는 누구에게나 여러 가지 일이 불가피하게 일어나기 마련입니다. 정서적으로 건강한 사람도 여러 종류의 반응이나 감정을 느낍니다. 예를 들면 기쁨이나 사랑, 행복이나 자랑을 느낄 수도 있고, 슬픔이나 원한이나 분노를 느낄 수도 있고 또 잘못한 일에 대해서 창피하다거나 죄스럽다고 하는 부정적 감정도 느낍니다. 그러나 정서적으로 건강한 사람의 품질보증서는 이런 여러 가지 정서 반응이 그 사람이 직면하고 있는 사건이나 갈등이나 상황이나 문제와 근본적으로 볼 때 비례하고 있다는 점입니다.

(3) 현실 왜곡이 없음

또 대체적으로 말해서 그가 경험하고 있는 현실을 크게 왜곡하고 있지 않다는 점입니다. 다른 사람이 그 사람의 반응을 보고 있다고 할 때 그 다른 사람도 왜 그가 그렇게 느끼고 있는지 이해할 수 있습니다. 다시 말해서 정서적으로 건강한 사람은 근본적으로 말해서 자신의 감정을 등지지 않고 그것을 그대로 느끼는 사람입니다. 그러나 한편 그의 감정의 특징은 그 감정이 주로 자기의 현재 생활에서 일어나고 있는 여러 가지 일들에 대한 반응이라는 점이고, 또 그 감정이 근본적으로 보아서 그런 일들에 알맞은 적절한 감정이라는 점이고, 또 그 감정이 자체 제한적이라는 점, 즉 현재의 생활 여건이나 위기, 현재의 사건이나 관계가 변화되면 그의 감정도 또한 거기에 알맞게 변화한다는 점입니다.

3. 정신 병리

(1) 왜곡

이것과는 반대로 환자의 행동은 현재의 외부 상황이나 갈등과 비례적으로 연관되어 있지 않습니다. 그리고 그럴 때에 여러 가지 형태의 비순응 상태가 나타나는데, 이것을 전문적으로 말할 때 신경증이니 여러 가지 유형의 인격 장애나 성격 장애, 또는 심지어 정신병이 야기되었다고 하는 것입니다. 이럴 때 우리는 여러 가지 종류의 왜곡(distortion)이 나타나는 것을 관찰할 수 있습니다. 왜곡이란 환자의 감정이나 행동이 과장되어 있는 것 같고, 지나치게 오래 지속되는 것 같고, 또 현재의 압력적인 생활 여건에 대한 반응이라고는 보이지 않는다는 말입니다. 따라서 바깥에서 그 환자를 관찰하고 있는 사람으로서는 그 환자의 반응이나 행동이 어쩐지 불투명하고 혼돈스럽고 이해하기가 어렵게 여겨지고 그 어떤 요인, 즉 관찰자는 물론 환자 자신도 확실히 알 수 없는 그 어떤 요인과 관계가 있는 것처럼 보인다는 것입니다. 즉 마치 수수께끼 풀이를 하는데 그 무엇이 하나 빠져 있지 않나 하는 느낌입니다.

(2) 증상 형성의 과정

· 열쇠와 자물쇠

상황이 이럴 때, 우리는 보통 다음과 같은 사실이 개재하고 있다는 것을 발견하게 됩니다. 즉 현재의 촉발적인 사건이나 압력적인 갈등이 사실은 환자의 연상망(associational net)이나 일련의 연결적인 사고나 개념을 통해서 환자의 내부에 그전부터 자리 잡고 있었던 어떤 무의식적 갈등과 연관되어 있다는 것을 발견하게 된다는 것입니다. 그리고 이 같은 무의식적 갈등은 그동안 한 번도 완전히 해결되지는 않았던 것이고, 또 보통 그 사람의 인생 초기에서 유래하는 것입니다. 다시 말해서 현재 생활의 압력이나 문제, 현재 관계나 현재 갈등 등은 일종의 자물쇠에 대한 열쇠와 같은 작용을 하는 것입니다. 여기서 열쇠는 현재의 상황이나 현재의 압력을 표시하고 있고, 자물쇠는 그전부터 있었던 심리적 균형과 내적 무의식적 갈등이나 정신 조직을 표시하고 있습니다.

· 퇴행

그래서 어떤 특별한 열쇠가 그 자물쇠에 맞는 경우에는 현재 상황이 심리적 퇴행 과정을 통해서 그 전 수준의 정신 조직을 되살리게 하는 것입니다. 그래서 이런 상태에 있는 환자를 보면 그가 어릴 때 가졌던 정신 상태, 즉 어릴 때의 충동, 어릴 때의 초자아, 어릴 때의 자아 수준으로 되돌아간 것처럼 보이는 것입니다. 그리고 이렇게 되돌아가게 된 퇴행의 수준이 깊으면 깊을수록 또 그 퇴행의 범위가 크면 클수록, 그의 행동은 더 왜곡되고 더 비현실적으로 보이게 되는 것입니다.

· 어릴 때의 공상의 재생

이상과 같은 개념은 무의식적 공상이 환자의 정신 속에 전부터 자리 잡고 있다는 개념과 밀접한 연관성을 갖고 있습니다. 즉 환자의 정신 속에는 전부터 무의식적 정신 내부적 공상이 자리 잡고 있었고, 환자는 그런 공상이 옛날에 처음 형성된 이후 오늘날까지 줄곧 오랫동안 그 공상을 간직해 왔는데, 그것이 환자에게는 무의식적인 것이었기 때문에 접근이 불가능했고, 따라서 그동안의 인생 경험 속에 그 공상을 합리적으로 사고해 봄으로써 그것을 변화시키거나 수정시키지 못했다는 것입니다.

그래서 퇴행이 일어나는 데 따라서 환자 자신은 어떤 위험한 일이 막 터질 염려가 있다고 무의식적으로 느끼게 되는데, 사실 이 위험이란 어릴 적의 갈등이 되살아 나오려고 하는 것을 대표하고 있는 것이기 때문에, 거기에 수반해서 환자 마음속에서는 어릴 때 경험했던 여러 가지 공포나 공상, 위험이나 벌에 대한 예상 등이 일어나게 됩니다. 이런 여러 가지 무의식적 공상은 아동기에 형성된 것이기 때문에 일차 과정에 의해서 조직되어 있습니다. 따라서 이들 공상은 그 사람이 현재 경험하고 있는 성인으로서의 실제 현실과는 관계가 없습니다. 그렇지만 이 공상은 원래 그것이 억압됐던 이후에는 결코 변경되지 않았기 때문에, 환자에게는 그것이 현실적으로 느껴지고, 확실하다고 느껴지고, 정말 위험하다고 느껴지는 것입니다. 즉 그 사람이 자라나는 소아(小兒)로서 그때 느꼈던 것과 똑같이 그렇게 느끼는 것입니다.

·불안

그 사람이 이런 여러 가지 위험 상태를 더 가까이 경험하거나 표현하거나 인식하거나 하면 그럴수록 그 사람의 공포는 커질 것입니다. 그러나 이제 이것은 순전히 그 사람의 내적 · 심리적 상태나 내적 · 심리적 조직에서 발생하고 있는 것이기 때문에 이 반응을 불안(anxiety)이라고 칭하는 것입니다. 즉 불안이란 근본적으로 보아서 공포(fear)를 내적으로, 정신 내부적으로 경험하고 있는 상태를 말하고 있는 것으로서, 어떤 현실적인 외부 위험 사태에서 비롯한 것이 아니라, 그 사람의 내부에서 발생한 것을 말합니다. 위험하다고 공상하고 있는 사태를 그 사람이 좀더 가깝게 의식하게 되고, 좀더 가깝게 경험하고 표현하게 되면 그럴수록 불안을 더 심하게 느낄 것입니다. 따라서 이 불안은 그 사람이 두려워하고 있는 위험 상태가 어떤 성질의 것이냐 하는 위험 상태의 성질과 비례를 이루는 동시에, 또 그 사람이 얼마나 가까이 그 위험 상태를 재경험하고 있는가 하는 거기에 대한 접근거리에 비례하는 것입니다. 따라서 그 사람의 공상의 성질에 따라서, 또 그 사람이 공상하는바 위험 사태에 얼마나 가까이 가 있는가 하는 접근 정도에 따라서, 그 사람의 반응은 가벼운 불안을 비롯해서 심하고 장기적인 공황 반응(panic reaction)에 이르기까지 여러 가지로 다르게 나타날 수 있습니다.

·이차적 방어

그래서 이 불안이 경험되는 것을 피하기 위해서 환자는 여러 가지 유형의 이차적 심리 방어 기제를 동원하게 됩니다. 이 기제는 전에 언급했던 자아의 방어 기제를 말합니다. 이렇게 위험 상태를 피하기 위해서, 또 거기서 야기되는 불안을 피하기 위해서 환자는 그 같은 방어 기제를 도입하게 되고 사용하게 되는데, 이것이 다음으로는 여러 가지 신경증 증상이나 왜곡을 만들어 냅니다. 그리고 환자는 그런 증상을 자기의 장애라고 의식하게 되는 것입니다.

·증상

(3) 증상의 의식

·갈등에 대한 타협적 해결책

다시 말해서 환자가 치료받고자 우리에게 제시하는바 증상이란, 그것이 신경증이든 성격 장애든, 또 심지어 정신병이든 간에 그것은 환자 내부에 전부터 자리 잡고 있던 무의식적 갈등에 대해서 환자가 자기 나름대로 이루어 놓은 타협적 해결책(an attempted compromise solution)을 대표하고 있는 것입니다.

그리고 이 같은 여러 가지 증상이나 행동장애를 통해서 환자는 과거와 현재 간의 연상적 연결을 현재 의식된 바로써 표현하고 있는 것입니다. 현재의 상황이나 현재의 갈등이 전부터 있었던 과거의 장애를 불러일으켰거나, 또는 전부터 있었던 과거의 장애가 마치 새 버전인 양 현재의 대인 관계나 현재의 자기 행동으로서 표현되었거나 간에 그렇다는 것입니다.

· 과거와 현재의 연관을 표현

환자는 그 증상 때문에 고통을 느끼고 있는 것이 사실이지만 그럼에도 불구하고 그 증상은 자신의 내부 갈등을 해결하려 했던 그 나름대로의 시도이고 그 나름대로의 타협적 해결을 대표하는 것입니다. 그와 동시에 그가 지금 신경증이나 성격 장애라고 느끼고 있는, 사실은 자기 스스로가 무의식적으로 이루어 놓은 그 타협적 해결이란 또한 그가 여태껏 해결하지 못했던 자신의 내적 갈등의 제 요소의 표현인 것입니다. 즉 환자는 그런 신경증적 타협 속에서 자신의 미해결 갈등의 여러 가지 구성 요소를 또한 표현하고 있는 것입니다.

· 최선의 시도

· 여러 갈등 요소의 동시적 표현

어떤 경우에는 이런 표현을 우리가 명확하게 엿볼 수 있을 때도 있습니다. 예를 들면 어떤 강박신경증 환자는 자기가 어떤 사람을 해칠지도 모른다는 두려움에 사로잡혀 있는 경우가 있는데, 이것은 내적 갈등의 여러 요소가 명백히 표현되고 있는 경우입니다. 즉 이런 환자는 그런 증상을 통해서 다른 사람을 해치려는 욕망과 충동을 공상으로 표현하고 있는 동시에, 또 한편 그의 증상은 남을 해치고자 하는 충동을 실제로 막고 있는 자신의 방어 작용을 표현하고 있는 것입니다. 이것에 비해서 공포증의 경우에는 환자의 욕망은 오로지 무의식적 공상에 의해서만 표현되는 반면에 그 욕망의 금지나 그 욕망에 대한 방어는 그 같은 욕망의 표현을 촉발하는 상황을 회피하는 것에 의해서 표현되고 있습니다. 또 어떤 사람이 비현실적으로 죄책감이나 열등감을 느끼고 우울하다거나 창피하다고 느끼고 있다고 할 때 그런 감정은 사실 본인이 품고 있는 어떤 욕망이나 충동에 대한 정서적 반응인 것입니다. 그런데 그 욕망이 본인에게는 무의식적이고 또 스스로 받아들일 수 없는 것이기 때문에 그런 정서적 반응이 야기된 것입니다.

이것을 약간 다르게 말해 본다면, 환자는 어떤 의미에서 보면 언제나 옳다(The patient is always right)라는 정신 분석적 가설이 됩니다. 다시 말해서 환자의 증상이 어떤 종류의 것이든 간에, 또 그의 주관적 호소가 어떤 것이든 간에, 또 그것이 관찰자에게는 아무리 비합리적이고 적절하지 못하다고 여겨지든 간에, 그래도 그것은 그의 무의식적인 내적 상태에 대해서, 또 그전부터 있었던 그의 내적 갈등에 대해서는 적절한 반응이라는 것입니다. 다만 그는 그 갈등을 전에 경험은

· 환자는 언제나 옳다

했지만 억압해 버렸기 때문에, 그것에 접근할 수 없고 그래서 그것을 의식할 수 없을 따름인 것입니다.

그러니까 정신과의가 해야 할 과업이란 이 무의식적 갈등과 그 정신 역동이 어떤 것이어야만 할까, 그것이 어떤 것이기에 환자의 증상이 지금 저런 식으로 나타났을까, 즉 지금의 증상이나 장애나 반응에 비례적으로 알맞은 환자의 무의식적 갈등과 그 정신 역동은 과연 어떤 것이어야만 할까 하는 것을 추리해 내는 일이 됩니다. 즉 지금 우리가 무의식적 갈등과 그 정신 역동과 그 여러 가지 영향을 감안하여 그런 식으로 추리해 들어가야 한다는 말입니다.

· 치료자의 과업 : 증상에 비례하는 갈등을 추리해 내는 일

정신 역동과 정신 병리에 관한 논의는 시간 제한 때문에 간단하게 다룰 수밖에 없었습니다. 이에 관한 기본 개념과 가설에 대해서 더욱 자세하고 완전하게 다루고 있는 책, 예컨대 찰스 브레너(Charles Brenner)의 《정신분석학》(*Elementary Textbook of Psychoanalysis*)이나 존 네마이어(John Nemiah)의 《정신병리학의 기초》(*Fundamentals of Psychopathology*)나 저의 《정신 치료—역동적 접근》(*Psychotherapy : A Dynamic Approach*)을 보면 관련된 기본 개념을 터득하는 데 큰 도움이 될 것입니다.

4. 치료적 이해

(1) 증상 유지의 필요성

여하간 이런 개념은 정신 치료 중에 우리가 관찰하게 될 몇 가지 현상을 이해하는 데 큰 도움이 됩니다. 예를 들면 환자는 여러 가지 증상을 호소하고, 또 그 증상 때문에 치료 받으러 오는데, 이 증상은 사실 자신의 내적 · 심리적 갈등과 장애를 해결하기 위한 무의식적 시도를 대표하고 있습니다. 그래서 어떤 의미로 보면 그 증상은 환자가 그동안 자연적으로 혼자서 이룰 수 있었던 최선의 해결을 대표하고 있는 것입니다. 그 장애가 아무리 고통스럽고 괴롭고, 자기가 의식하기에도 자기 금지를 강요하고 자기를 무능력하게 만든다고 한지라도, 그래도 그것은 그 사람으로서는 그 갈등을 직면하는 것보다는 좋은 기능 작용의 수준을 대표하고 있는 것이고, 그 갈등에 대한 해결책으로서 또 그 갈등에 대한 방어로서 그런 증상이 형성된 것입니다. 이것은 무엇을 의미하느냐 하면, 환자는 자신의 내적 갈등의 결과로 자기에게 의식되는 고통으로부터 구제되기를 원하고는 있지만, 한편 그와 동시에 그 같은 증상을 야기한 그 내적 갈등을 직면하는 것은 회피하려고 한다는 것입니다. 그리고 그렇게 되는 이유는 그 같은 내적 갈등이 불안과 고통을 일으키기 때문이기도 하나, 또 환자가 자신의 해묵은 옛날 욕망과 충동을, 사실 그것은 지금 현재 상황에서는 이미 순응적이 못되고 적합하지 않은데도 그런 해묵은 욕망과 충동을 아직도 계속 충족시키려고 하고 있기 때문이기도 합니다. 뿐만 아니라 환자는 또한 어떤 새로운 차원의 순응이나 기능을 발

견하는 가망성에 대해서는 불안이나 두려움을 느끼는 데 비해서, 옛것은 고통스럽고 곤란하기는 하지만 그래도 자신에게 낯익은 것이고, 어떤 다른 것을 시도해 보는 두려움보다는 낫다고 느끼는 것입니다.

(2) 병적인 부분과 건강한 부분

분석의 기본 가설에서 끄집어낼 수 있는 또 하나의 유효한 정신 치료적인 개념은 대부분의 사람의 경우에 우리는 그 사람의 성격을 신경증적인 무의식적 부분과 건강한 의식적 부분의 둘로 쪼개서 볼 수 있다는 것입니다. 모든 종류의 치료에 있어서 치료자는 환자의 성격과 정신 조직 중 좀더 건강하고 좀더 의식되는 부분과 손을 잡고 치료 작업을 해 나가면서, 그의 증상이나 장애를 야기하게 하고 지속하게 한 그 환자의 성격 중 무의식적이고 신경증적이고 덜 성숙적인 부분을 재편성하고 변화시키려고 노력하는 것입니다. 대체적으로 말해 어떤 사람의 성격에서 신경증이나 성격 장애에 의해서 점령당한 부분이 많으면 많을수록, 그 사람의 예후는 좋지 않을 것이고, 반대로 그 사람의 성격 중 건강하고 의식적이고 성인적이고 합리적인 부분이 크면 클수록 그 예후가 좋을 것입니다.

(3) 외적 압력과 내적 갈등

마지막 가설은 인간 행동이 대체로 하나의 공통적인 최종 통로를 대표하고 있다는 것입니다. 즉 대부분의 인간 행동은 그 인간의 외부 생활 상황에서 오는 여러 가지 힘과 그 인간 속에 전부터 자리 잡고 있었던 정신 역동적인 내적인 여러 가지 힘이 다 함께 합류해서 동시에 최종적으로 표출되는 공통의 통로를 표시하고 있다는 것입니다. 이 같은 도식에 따르면 어떤 심한 외부 압력 때문에 어떤 사람에게 장애와 붕괴가 촉발되었다고 하면, 즉 그의 증상을 야기하게 하는 데 있어서 외부 압력이 차지하는 비중이 크면 클수록, 그 사람의 건강한 순응 유지적인 성격 조직은 효과적일 것이라는 것이고, 따라서 대체적으로 말해서 그 사람의 예후는 좋을 것이라는 것입니다. 반면에 장애의 원인이 정신 내부적인 내적인 원천에서 비롯하는 비중이 크면 클수록, 그 같은 신경증적인 순응을 하게 된 데에는 그 사람의 성격이 차지하는 비중이 클 것이기 때문에 다른 조건이 동일한 경우에는 그 예후가 좀더 어려울 것이고 제한되어 있을 것입니다. 따라서 그런 내적 문제를 해결하기 위해서는 좀더 철저하고 장기적인 치료가 필요합니다.

결어

오늘의 정신 치료 분야를 개관해 볼 때 여기에는 경험에 입각한 여러 가지 정신 치료법이 많이 있다는 것을 알 수 있고, 또 그것이 환자 증상을 개선하는 데 있어서 상당한 도움을 주고 있다는 것도 명백합니다. 그러나 그래도 저의 주장은 우리가 정신 병리와 정신 역동의 기본 개념을 보편적으로 이해함으로써 모든 정신 치료 과정을 해명해 줄 수 있는 하나의 논리 정연한 이론 체계를 발전시킬 수가 있고, 그럼으로써 각 환자의 장애에 알맞은 어느 하나의 치료법을 선택할 수 있을 것이고, 또 그 치료법이 어떻게 해서 또 왜 효과가 있느냐 하는 것도 이해할 수 있으리라는 것입니다. 제가 바라기로는 이렇게 하면 궁극에 가서 치료 과정을 좀 더 잘 이해하게 될 것이라는 것이고, 또 치료법도 환자의 문제의 성질에 따라서 선택하게 되고, 또 궁극적으로 환자의 최선의 이익에 부합되는 동시에 그의 능력 범위 내에 속하는, 그런 치료법을 선택할 수 있게 될 것이라는 것입니다. 다시 말하면 이 녹음 전체를 통해서 제가 바라는 것은 정신 치료를 체계적으로 볼 수 있는 하나의 테두리를 마련하자는 것이고, 그럼으로써 치료자의 어떤 기성 관념이나 편견에 의해서가 아니라 개개 환자에 가장 좋고 또 실현 가능한 치료법이 무엇이냐 하는 것을 토대로 해서, 그런 토대 위에서 어느 치료법을 선택할 수 있게 되었으면 하는 것입니다.

제2장

치료 과정의 일반 임상 이론

서론
1. 제 치료법의 배타성
2. 제 치료법의 개관

임상적 분석 이론으로 본 치료 과정의 제 요인
1. 치료의 구성
2. 치료 관계
· 치료 관계의 의식화와 치료법
(1) 현실 관계
· 치료자의 현실적 행동
· 신뢰감
· 치료 동맹
(2) 전이 관계
· 전이 증가 요인
· 전이 감소 요인
(3) 전이와 치료법
3. 불안
(1) 불안을 금지시키는 치료법
(2) 불안을 직면시키는 치료법
4. 충동
(1) 충동을 좌절(노출)시키는 치료법
(2) 충동을 충족시키는(덮어 주는) 치료법
5. 방어 기제
(1) 방어를 강화시키는 치료법
(2) 방어를 감소시키는 치료법
6. 동일화
(1) 자아의 동일화
· 동일화를 촉진시키는 치료법
· 동일화를 최소한으로 줄이는 치료법
(2) 초자아의 동일화
· 동일화를 촉진시키는 치료법
· 동일화를 최소한으로 줄이는 치료법
(3) 동일화의 효과
7. 퇴행
(1) 퇴행을 조장하는 치료법
· 퇴행의 역전
(2) 퇴행을 금하는 치료법
8. 카타르시스와 제반응
(1) 조장하지 않는 치료법
(2) 조장하는 치료법
9. 강화
(1) 여러 가지 수준의 강화
(2) 강화와 성격
(3) 강화와 치료법
(4) 강화의 효과
10. 구조 변화
(1) 핵심적 구조와 파생적 구조
(2) 구조 변화와 치료법

결어

서론

정신 치료의 실제 과정에 관해서는 다음에 논하기로 하고, 우선 여기서는 그 배경 설명으로서 정신 치료에 관한 일반적 임상 이론을 논하는 것이 좋겠습니다. 이 임상 이론은 오늘날 사용되고 있는 모든 치료에 대해서 다 적용될 수 있는 이론입니다.

1. 제 치료법의 배타성

오늘날의 정신 치료 분야의 근본 애로는 서로가 여러 가지 도당적이고 감정적이고 편견적인 주장을 내세우면서, 제각기 배타적으로 자기들의 치료법만이 옳다고 주장하고 있는 점입니다. 그동안 여러 가지 치료법이 나타났고, 또 그 수가 폭발적으로 증가하는 가운데 제각기 자기들의 새로운 접근 방식이 정신과 환자의 문제에 대한 최종적인 해답인 양 주장하고 있습니다만, 사실 이 모든 치료법을 역사적으로 고찰해 볼 때, 그 역사가 우리에게 가르치고 있는 현실은, 결국 어떤 치료법도 각기 나름의 제한점이나 취약점을 갖고 있다는 결론입니다. 전체의 환자나 전체의 정신의학적 문제가 아닌 일부의 환자나 일부의 정신의학적 문제에만 적용될 수 있는 것으로 판명된 것입니다. 달리 말하면 각각의 치료법은 어느 정도의 성공을 거둔 것으로 인정되어야만 하고, 최소한 그 어떤 정신의학적 문제나 어떤 환자 집단에는 효과가 있는 것이 사실이라고 인정되어야 합니다. 그렇지 않다면 그 치료법은 이미 비효과적인 것으로 규정되어 폐기되었을 것이기 때문입니다. 이 분야의 문제 중의 하나는 어떤 치료법이건 제각기 그것만이 옳다는 식의 독점적인 주장으로 일관되어 있고, 예외도 좀 있기는 하지만 대체로 다른 치료법은 효과적이지 않다, 또는 적어도 완전하지는 못하다, 또는 시간과 노력과 비용 면에서 볼 때 경제적이지 않다고 서로 깎아내리는 경향이 있다는 점입니다. 따라서 우리는 이 모든 치료법의 유사점과 차이점을 해명할 수 있는 동시에 어떤 공통적인 토대 위에서 이 모든 치료법을 서로 비교할 수 있는, 어떤 보편적인 이론을 발견해야 할 필요가 있습니다.

2. 제 치료법의 개관

오늘날 사용되고 있는 여러 가지 정신 치료를 개관하건대 그 대표적인 것은 다음과 같습니다. 우선 한 극단에 정신 분석이 있고, 그다음에 정신 분석에 바탕을 둔 통찰 지향적 정신 치료가 있고, 다른 한 극단에 지지적 정신 치료가 있습니다. 또 행동 수정 치료법도 한 부류를 이루고 있는데, 여기에 포함되는 것으로는 우선 체계적 탈감각법(systematic desensitization)이 있고, 다음으로 학습 이론을 토대로 한 치료법으로 혐오조건 형성법과 작동조건 형성법이 있으며, 또 주장 훈련(assertive training), 역설 의도(paradoxical intention) 및 이완 요법(relaxation therapy) 등이 있습니다. 또 하나의 부류를 이루고 있는 정신 치료법은 내담자 중심 치료(client-centered therapy)인데, 이것은 원래 칼 로저스(Carl Rogers)가 개발한 것입니다. 또 다른 치료법으로서는 거래 분석(transactional analysis)과 여러 가지 종류의 정신 약물 치료가 있고, 또 최면 치료나 마취최면법이 있습니다. 또 하나의 치료법의 부류로서, 정신 치료라고 특별히 이름을 붙인 것은 아니나, 여기에 속하는 것으로는 정신의가 아닌 의사가 정신의학적 장애를 가진 환자를 의학적으로 처치하는 경우가 있고, 또 여러 가지 형태의 상담, 예컨대 개인 문제의 상담, 종교적 상담, 직업 상담 등이 있습니다.

임상적 분석 이론으로 본 치료 과정의 제 요인

제가 지금 전개하고 있는 논지는, 우리가 임상적 정신 분석 이론을 갖게 되면 현재 사용되고 있는 모든 정신 치료 방법을 인간 상호간의 현상으로서 또 인간 내부적인 현상으로서 파악할 수 있는 하나의 보편적인 개념의 틀을 가질 수 있다는 것입니다. 그리고 이 같은 정신 분석적 모형, 즉 인간의 정신 기능을 인간 상호적이고 인간 내부적인 것으로 보는 정신 분석적 모형을 갖게 되면, 정신 치료의 전반 과정을 잘 이해할 수 있기 때문에 그것으로 모든 치료법의 특성을 다 해명할 수 있고, 또 어째서 그런 치료법은 그런 작용을 하느냐 하는 것도 해명할 수 있게 된다는 것입니다. 이런 정신 분석적 견지에서 볼 때 모든 정신 치료법의 치료 과정을 열 가지 요소로 구분해서 고찰할 수 있습니다. 이제부터 그것을 하나하나 따로 떼어서 논하기로 하겠습니다만, 실제 임상 장면에서는 그것이 서로서로 많이 중첩되고, 또 상호간에 서로 밀접한 관계를 이루고 있습니다.

1. 치료의 구성

우선 첫째로 치료 상황의 구성(structure)을 들 수 있습니다. 이 구성은 환자와 치료자가 이제부터 각기 어떤 식으로 움직이고 또 어떤 식으로 서로 상호작용할 것인가 하는 하나의 틀을 수립한다는 뜻이고, 따라서 치료 과정의 중요한 요소라고 할 수 있습니다. 이것을 어떤 식으로 설정하고 구성하느냐에 따라서 치료 자체에서 어떤 일이 일어나느냐 하는 것이 좌우되는 것입니다. 예를 들면 어떤 상황이 정신의학적 치료라고 간주되는 경우에는 그 같은 배경이 그 치료에서 장차 무엇이 일어날 것인가 하는 것을 좌우하게 될 것입니다. 또 치료 시간이 짧고 치료 횟수도 많지 않고 또 그것도 불규칙적으로 띄엄띄엄 만나는 경우와, 반대로 치료 시간이 길고 또 정규적으로 장기간 만나는 경우를 비교해 보면, 그런 것이 치료 과정의 성질 자체에 큰 영향을 미칠 것이라는 점을 알 수 있습니다. 또 입원 환자인가, 또는 통원하는 환자인가에 따라서 치료에 미치는 영향이 크게 달라질 수가 있습니다. 또 환자 주변의 사람들, 예컨대 그의 가족이나 친지를 치료자가 치료 상황에 끌어들이느냐, 아니면 치료자가 환자만 보고 환자 주변의 사람들과는 일절 접촉하지 않느냐 하는 것에 따라서도 치료 과정이 달라질 수가 있습니다. 그 밖에도 치료 상황의 구성은 여러 가지로 달라질 수가 있습니다. 이런 치료 상황의 구성은 보통 치료자와 환자의 합의하에 정해지는 것입니다만 이상의 예로서 치료 상황의 구성이 치료 과정 자체에 상당한 영향을 미친다는 점은 명약관화합니다.

2. 치료 관계

두 번째의 주된 요인은 치료 관계입니다. 모든 정신 치료는 환자와 치료자 간의 관계를 내포하는 것입니다. 그러나 어떤 식의 치료 관계를 갖느냐, 즉 치료 관계를 어떤 식으로 다루느냐 하는 것은 치료법에 따라서 상당한 차이가 있습니다.

· 치료 관계의 의식화와 치료법

어떤 치료법에서는 치료 관계 자체나 환자와 치료자 간의 상호작용 자체가 치료의 주요 관심과 주요 초점이 되며, 치료 관계의 발달을 이해하는 것이 전 치료 과정의 주된 부분을 차지합니다. 예를 들면 정신 분석이나 일부의 형태 치료법(gestalt therapy)이나 일부의 정신 분석적 통찰 치료의 경우가 그렇습니다. 그러나 어떤 치료법에서는 치료자 자신은 치료 관계의 중요성을 잘 인식하고 있으면서도 여러 가지 치료상의 이유 때문에 환자의 머릿속에는 그것이 크게 부각되지 않도록 하고, 그러는 가운데서 치료자는 그 치료 관계를 여러 가지 방식으로 활용하는 경우가 있습니다. 예를 들면 여러 가지 종류의 지지적 치료법이나 작동조건 형성법(operant conditioning)이나 내담자 중심의 치료가 그런 경우입니다.

그런데 치료 관계 자체는 두 가지 주요 요소로 구분될 수 있습니다. 즉 치료 관계와 치료적 상호작용에 있어서의 현실 면이 그 하나이고 전이 면이 다른 하나입니다. 물론 현실과 전이라는 두 가지 요소의 상대적인 중요성은 각개의 치료법이 어떤 이론적 바탕을 갖고 있는가에 따라서 달라질 수 있고, 또 치료자가 실제로 치료에서 어떤 행동이나 어떤 상호작용을 하느냐에 따라서도 달라지게 됩니다.

(1) 현실 관계

어떤 치료를 하든 간에 치료자는 환자에게 치료자 자신의 모습을 드러내게 됩니다. 이는 치료자의 현실적 행동이나 밖에서 관찰될 수 있는 행동을 말하는 것인데, 환자의 눈에 띄는 치료자의 이런 실제 행동이 환자 편에서 보면 치료자의 관심이 무엇인가, 어느 정도 치료자가 환자 자기를 이해하고 수용하고 있는가, 치료자가 자기를 시종일관 사려 깊게 대해 주고 있는가, 아니면 전후가 맞지 않게 기분에 따라 대해 주고 있는가 하는 것 등등을 환자 자신에게 알려 주고 있는 것입니다. 또 환자는 치료자의 실제 행동을 엿봄으로써 치료자의 관심이나 일반적 기술 수준을 상당한 정도로 알게 되고, 또 치료자가 스스로 자신감을 갖고 있는가, 또 지금 하고 있는 치료가 효과가 나리라는 것을 치료자 스스로가 자신하고 있는가 등을 알게 되는 것입니다. 같은 이론적 토대를 가지고 있는 치료자들이라 할지라도 사람에 따라 환자를 치료하는 기술이나 경험이나 능력에서 상당한 차이가 나기도 합니다. 치료자의 이 같은 겉으로 나타나는 개인적인 특징과 또 자신이 지금 하고 있는 치료법에 대해서 스스로 품고 있는 열의와 기대감은 그 정신 치료의 최종 결과에 큰 의미를 지니고 있으며 또 상당한 영향을 미친다는 사실이 알려져 있습니다.

·치료자의 현실적 행동
·신뢰감
·치료 동맹

그리고 치료 관계 중의 바로 이 현실 국면, 즉 치료자의 현실적 국면이 환자와 치료자 간의 소통 즉, '신뢰감'(rapport)의 수립을 좌우하며 또 신뢰감의 수립이야말로 궁극에 가서 치료 동맹의 성립 여부를 좌우하게 됩니다. 치료 동맹(therapeutic alliance or working alliance)이란 환자의 건강한 성격 부분과 치료자가 치료를 성공시키기 위해서 서로 손잡고 협력한다는 뜻입니다. 즉 환자 성격 중 신경증적이 아닌 건강한 성인 부분과 치료자가 협력해 환자 성격 중 신경증적이고 미성숙하고 좀더 곤란하고 굳어 있는 부분을 다루어 나감으로써, 그의 전반적인 정신 기능을 수정하고 변경하려는 것을 말합니다.

(2) 전이 관계

이상에서 논한 치료 관계의 현실 요소 이외에 모든 정신 치료에서 환자는 치료자에 대해서 여러 가지 종류의 전이 반응을 경험하게 될 기회를 갖게 됩니다. 전이(轉移)란 환자가 어릴 때 자기의 생활 주변에 있었던 중요한 사람들과 같이 지내면서 그 사람에게 가졌던 경험을 지금의 치료자에 옮겨 놓고, 치료자를 마치 옛날의 그런 사람인 양 대하고 치료자를 그런 식으로 경험하게 되는 현상을 말합니다. 그래서 치료자에 대한 환자의 반응과 감정의 일부는 환자 자신의 그런 어렸을 적의 경험에 의해서 이미 결정된 셈입니다. 이제 환자는 치료자에게 차차 그런 꼴로 반응하기 시작하고, 그런 식의 감정으로 치료자를 대하기 시작하는 것입니다. 즉 치료자에 대한 환자의 행동이나 반응의 일부는 그 환자와 치료자 간에 실제로 일어나고 있는 현실에 의해서 결정되지 않고, 권위적 인물에 대한 그 환자의 사전 결정된 내적인 예상이나 반응 방식에 의해서 결정되는 것입니다.

이런 전이 반응이 구체적으로 어떤 형태로 나타나고 또 어느 정도로 나타나는가 하는 것은 그 환자의 내적인 심리적 구성과 과거 경험에 의해서 결정되는 것으로서, 환자에 따라 상당한 차이가 있을 것입니다. 그러나 또한 치료 과정 중에 전이 반응이 어느 정도까지 심하게 나타나는가, 또 어느 정도까지 환자에게 그것이 의식되는가 하는 것은 치료자가 어떤 식으로 그것에 반응하느냐 하는 치료자의 전이 취급 방식에 따라서 달라질 것이고, 또 치료 상황의 구성과 치료자의 이론 방향에 따라서 달라질 것입니다.

· 전이 증가 요인

이와 같은 전이 반응을 증가시키거나, 전이 반응이 환자에게 의식되는 정도를 증가시키는 요인은 다음과 같습니다. 우선 치료자가 자신의 신상에 관해서 비밀을 지킬수록, 즉 익명성을 지킬수록, 또 자기가 정말 어떤 사람이고 어떤 가치관을 갖고 있는가 하는 것을 겉으로 나타내지 않을수록, 환자의 전이는 증가될 것입니다. 또 환자의 말이나 행동에 대해서 치료자가 비교적 일정한 중립성을 지키는 경우도 마찬가지입니다. 다른 조건이 동일하다면 치료 시간을 규칙적으로 갖고, 자주 갖고, 또 장기간 치료를 할수록, 치료 관계에 있어서의 전이 요소는 증가할 것입니다. 또 치료 관계에서 전이 현상이 나타나는 데 따라서 치료자가 그에 관심을 적극적으로 보일수록 환자는 그것을 더욱 자주 표현할 것이고 또 더욱 자주 경험하게 될 것입니다. 치료자가 치료 중에 환자의 전이 반응에 대한 저항에 관해서 여러 가지 해석을 해 주는 것도 역시 그 전이가 환자에게 의식되는 정도를 좌우할 것입니다. 또 치료자가 환자의 여러 가지 전이 반응이나 여러 가지 전이적 왜곡을 대할 때 불안 없이 그것을 받아들일 수 있고, 또 그런 전이 반응을 고치려고 드는 치료자 나름대로의 어떤 요구나 불안을 갖지 않을수록, 그런 치료자의 역량 역시 환자의 전이 반응을 증가시킬 것입니다.

· 전이 감소 요인

반면에 다음과 같은 치료자의 행동이나 상호작용은 전이의 강도를 감소시킬 것이고, 또 그 전이가 환자의 무의식 속에 머물도록 할 것입니다. 우선 치료 접촉이 불규칙하거나 빈번하지 않거나 짧은 시간일 때 그럴 것이고, 또 환자와의 상호작용이 현실의 바탕 위에서 이루어지고 있고 치료자가 하나의 인간으로서 자신의 가치관, 자신의 반응, 자신의 태도나 자기 자신을 적극적으로 표명하는 경우에 그럴 것이고, 또 치료자가 전이 현상을 그냥 무시하면서 환자로 하여금 전이 경험에 대해서 계속 방어를 유지할 수 있도록 그대로 내버려 두고 거기에 대해서 어떤 적극적인 개입이나 해석을 해 주지 않는 경우에 그럴 것입니다. 전이를 감소시키는 또 하나의 요인은 환자 속에 깔려 있는 전이 욕망이 치료 장면에서 파생물의 형태를 빌려서 나타났을 때, 그것을 치료자가 능동적으로 충족시켜 주는 경우입니다. 물론 그럴 때 치료자는 치료 관계에 알맞게 그것을 충족시켜 주고, 또 치료적으로 유익하게 그것을 충족시켜 주는데, 어쨌든 이럴 때도 역시 환자의 전이는 감소하게 될 것입니다. 또 하나의 요인은 환자에게 전이 왜곡이 일어날 때마다 치료자가 재빨리 능동적으로 그것을 시정해 주고, 환자에게 치료자의 관심과 행동의 현실성을 강조하고 환자의 전이 왜곡의 비현실성을 지적해 주는 경우입니다.

(3) 전이와 치료법

다시 말하면 어떤 치료 목표를 세우고 어떤 치료 방법을 사용하느냐에 따라서 치료 관계 중의 전이 요소가 마치 하나의 '스펙트럼'을 보는 것처럼 그 강도에 있어서 각각 다르게 나타날 것이라는 것과, 또 전이에 관한 환자의 의식 정도도 그럴 것이라는 것을 생각할 수가 있습니다. 고전 정신 분석에서는 전이가 치료자와 환자 간의 상호작용이 거의 전적으로 환자의 공상 속에서 이루어지는 지경에까지 이르게 되는데, 그러면 이제 그것을 환자와 치료자 두 사람이 깊은 관심을 갖고 면밀히 검색하게 되는 것입니다. 이런 상태가 계속 발전하게 되면 결국에 가서 심대한 전이 현상이 나타나는데, 이것을 일컬어서 전이 신경증(transference neurosis)이라고 칭합니다. 이 전이 신경증의 상태를 분석하는 것이야말로 고전 정신 분석의 품질보증서인 것입니다. 한편 이 스펙트럼의 다른 극에서는, 즉 고전 정신 분석과 정반대가 되는 치료법에서는 현실에 바탕을 두고 치료자의 행동에 환자가 주로 반응을 하게 되고, 그럼으로써 치료자를 그렇게 현실적으로 경험하게 되는데, 물론 이렇게 되면 환자의 반응 중 전이 요소는 그만큼 줄어들거나, 아니면 그 환자에게는 전이가 그만큼 의식되지 않게 될 것입니다. 그리고 이상의 양극단 사이에는 전이 반응이 환자에게 상징적으로 경험되거나 파생물적으로 경험되는 여러 가지 종류의 치료법들이 있습니다만, 이것은 전이와 현실이 동시에 공존하고 있는 경우입니다.

어떤 치료법은 전이의 역할을 무시하거나 최소한도로 다룹니다. 예를 들면 정신 약물의 처방을 주로 하는 치료법이나 여러 가지 형태의 행동 수정이나 내담자 중심의 치료가 그런 경우입니다. 한편 어떤 치료법은 치료자가 전이의 잠재성과 전이 경험을 활용하기는 하지만, 환자에게는 그것에 대해서 의식적인 관심을 갖지 않도록 하는데, 특히 여러 가지 형태의 지지적 정신 치료가 이에 해당합니다. 즉 이런 지지(支持) 치료에서는 환자의 전이 반응이 치료자에 의해서 활용되기는 하지만, 치료자가 그것을 환자에게 자진해서 해석해 주지 않기 때문에 환자에게는 그 전이가 무의식 속에 머물게 됩니다. 한편 정신 분석을 토대로 하는 통찰 지향적 치료법 중 어떤 치료에서는 환자로 하여금 자신의 전이 반응을 점차로 의식하게끔 도모합니다. 이 경우의 전이란 환자가 치료자를 여러 가지로 왜곡해서 경험하게 되는 경우를 말하는데, 그것을 환자에게 점차로 의식하게 한다는 것입니다.

3. 불안

세 번째로 여러 가지 정신 치료를 비교할 수 있는 요인은 환자의 불안을 어떻게 다루느냐 하는 것입니다. 정신 병리가 형성되고 지속되는 데 있어서 불안이 핵심적인 역할을 한다는 것을 앞서 논한 바 있고, 또 신경증이나 성격 특성이 그 사람의 정신 내부 간의 갈등이나 그 사람과 환경 간의 갈등을 타협적으로 해결하려고 해서 형성된 것으로 볼 수 있다고 하였습니다.

(1) 불안을 금지시키는 치료법

어떤 종류의 정신 치료는 이런 불안을 여러 가지 방법에 의해서 되도록 줄이거나 억누르기 위해서 고안된 것입니다. 예를 들면 환자가 실제로 처해 있는 상황의 현실, 즉 사실이 어떻다는 것을 환자에게 논리적 · 합리적으로 설명해 주고 설득한다든가, 또 어떤 때는 환자의 현실 검증 능력을 강화해 준다든가 해서, 환자의 불안을 처리할 수 있습니다. 또 치료자가 환자의 불안에 대한 방어를 강화해 줌으로써 그가 불안을 의식하는 것을 줄이게끔 하는 치료법도 있습니다. 향정신 약물의 효과의 하나는 불안의 강도를 감소시키는 것이고, 그렇게 함으로써 환자로 하여금 신경증이나 성격 장애의 형성을 통한 이차적 방어를 구축할 필요성을 덜 느끼게 하는 데 있습니다. 또 어떤 종류의 치료에서는 치료자가 환자의 외부 환경을 이리저리 조종함으로써 환자의 불안을 억누르려고 합니다. 그리고 사실이지 이런 외부 환경이 환자의 긴장을 증가시켰거나 환자의 붕괴를 초래했던 것인바, 과중한 부담이나 압력 때문에, 또는 그 환경이 환자의 무의식적인 정신 내부 간의 갈등과 연상(聯想)적 관계를 맺었기 때문에 그렇게 되었을 때도 있습니다.

(2) 불안을 직면시키는 치료법

반면에 행동 수정과 같은 치료법은 환자의 불안에 대한 감도를 무디게 하려고 합니다. 이것은 불안을 야기하는 자극을 약한 것부터 강한 것에 이르기까지 순서적으로 하나하나 환자에게 제시하는 것인데, 그때마다 환자가 거기에 대해서 느끼는 불안을 극복할 수 있도록 치료자가 옆에서 도와주고 격려해 주고, 그것이 성공하면 그다음으로 강한 불안 자극을 제시해서 극복하게 하는 식으로 진행됩니다. 이것은 알레르기 환자를 치료할 때 항원(antigen)을 희박하게 묽게 타서 복용시키는 탈감각법적 치료(desensitization treatment)와 비슷한 방법입니다. 또 이것과 더불어 환자가 이런 불안을 경험하고 있는 동안에 치료자가 옆에 있어 준다는 것 자체가 환자에게는 큰 지지가 되고, 그만큼 안심할 수 있게 되고, 또 그가 무의식적으로 두려워하고 있는 상태로부터 보호받고 있는 것이 됩니다. 이것은 마치 부모가 옆에 있어 주면 어린아이가 어떤 위험한 사태나 두려운 상황을 직면하고 극복하는 데 큰 도움이 되는 경우와 비슷합니다.

정신 분석이나 정신 분석적인 여러 가지 치료법에서도 이런 탈감각과 다소 비슷한 현상이 일어납니다만, 그것에 대한 환자의 의식 수준은 행동 수정의 경우와는 다릅니다. 즉 정신 분석이나 정신 분석적 치료에서는 치료자가 환자의 내적 갈등을 점차로 불러일으켜, 환자로 하여금 그 갈등과 거기에 수반해서 일어나는 불안을 점차로 더 깊이 경험하게 합니다. 그런데 이럴 때 치료자는 그 환자가 견딜 수 있는 양이 어느 정도인가를 평가해서 환자와의 상호작용에서 그가 견딜 수 있을 만큼만 그 양을 통제해서 환자에게 제시하는 것입니다. 이런 식으로 점차로 갈등을 경험하게 되고 또 그런 경험이 되풀이됨에 따라 환자는 불안 경험과 기타의 불쾌감을 차차 견디고 받아들일 수 있게 되고, 제일 처음에 신경증이나 신경증적 성격이 형성되었을 때 그랬던 것처럼 불안에 반응해서 자동적으로 방어 기제를 사용하여 신경증 증상을 구축해야 할 필요성을 차차로 덜 느끼게 되는 것입니다. 따라서 이런 뜻에서는 감도(感度)를 감소시키는 과정이 행동 수정의 경우와 다소 유사합니다만, 단 분석적인 치료법에서는 이 위험 상황에 대한 감도 감소는 환자의 무의식적 갈등 자체에 대한 감도 감소를 말하는 데 비해서, 행동 수정에서 그것은 그런 갈등의 의식적 표현이고 외적 파생물적인 표시, 즉 환자의 구체적 증상에 대한 감도 감소의 수준에 한정된다는 점이 다릅니다.

이보다 더 강력한 정신 치료법도 있습니다. 그런 치료에서는 치료자가 적극적으로 환자에게 작용하여 환자의 심리적 방어에 대해 계속 압력을 가하고 환자의 퇴행을 촉진시키기 때문에, 이때까지 무의식적이었던 내부 갈등이 급속히 출현하게 되고, 또 거기에 수반하는 불안도 비교적 강력하게 경험하게 됩니다. 그러면 치료자는 치료 상황에서 환자를 재촉하기도 하고 도와주기도 하면서 환자로 하여금 새로운 행동이나 새로운 순응 방법을 연습하고 실천하게 함으로써 그 불안을 극복하도록 시도하게 합니다. 여기서 바라는 것은 그 환자가 불안을 좀더 잘 견딜 수 있게 됐을 때 또는 환자가 불안에 대한 종전 반응을 변화시킬 수 있게 되었을 때 그것을 치료자가 적극적으로 강화해 주고 충족시켜 주면 환자가 좀더 효과적으로 거기에 대해서 적응하고 순응할 수 있게 되리라는 것입니다.

4. 충동

네 번째의 공통 요인으로서 여러 가지 치료법을 서로 비교할 수 있는 요인은 환자가 무의식적 충동과 그 파생물을 표현할 때 그에 대해서 치료자가 어떤 식으로 응하고 어떤 식으로 그것을 다루느냐 하는 방법에 관한 것입니다. 앞서 언급한 것처럼, 전이에 있어서 환자의 충동이 좌절되면, 다른 조건이 동일한 경우에는 그 충동이 충족되어야 한다는 압력이 더 강렬하게 되고, 따라서 그 충동이 환자의 의식에 더 가까이 다가오게 됩니다. 즉 자신의 충동이 좌절될수록 환자에게는 그 충동이 더욱 의식되는 경향이 있습니다. 이와 반대로 이 같은 충동이나 충동 파생물이 전이에 있어서 충족되면, 그 충족이나 발산에 대한 압력의 강도는 일시적으로 감소되고, 따라서 치료 과정에서 그것이 의식화되는 데 대하여 좀더 효과적인 방어가 가능해집니다. 즉 자신의 충동이 충족될수록 환자에게는 그 충동이 그만큼 덜 의식됩니다.

(1) 충동을 좌절(노출)시키는 치료법

그러므로 충동을 노출시켜 환자로 하여금 그 충동을 의식하게 하려는 치료법에서는 치료자가 환자의 충동 충족을 계속 좌절시킵니다. 즉 어떤 치료법에서는 치료자가 환자 속에 깔려 있는 무의식적 충동과 또 그 충동과 연관된 갈등을 다 파헤쳐 노출시킴으로써 환자로 하여금 자기 속에 그런 충동과 갈등이 있다는 것을 스스로 의식하게 하고 체험하게 하려고 하는데, 이럴 때는 치료자가 환자의 충동이 충족되지 않도록 전이 장면에서 또 기타의 치료 상면에서 그 충동 충족을 계속 좌절시킵니다. 다른 조건이 동일한 경우 그렇게 하면 그 결과로 이 충동이 다기다양한 표현을 빌려 점점 더 강렬하게 나타나게 되고, 따라서 환자는 그것을 차차로 의식할 수 있게 됩니다. 그러면 환자는 이것을 전이 반응의 일부로서 경험할 수 있게 되는 것입니다. 그리고 이럴 때 그것을 치료자에게 행동적으로 표현하는 것은 금지되지만 언어적으로는 표현할 수 있도록 허용되기 때문에, 결국에 가서 환자는 합리적으로 생각해서 그 충동과 갈등을 해결할 수 있게 됩니다.

오늘날 사용되고 있는 적극적인 정신 치료법 가운데는 치료자가 치료 장면에서 환자를 적극적으로 격려해서 그의 속에 깔려 있는 무의식적인 성 충동과 공격 충동의 파생물을 표현할 수 있도록 적극 도와주는데, 이때 말로 그것을 표현하도록 하게도 하지만, 때로는 그 이상 행동으로 표현하게 하는 경우도 있습니다. 그리고 일단 이런 충동 파생물이 표현되고 나면, 동일화나 강화나 카타르시스와 같은 치료적인 힘(이것은 바로 후에 설명하겠습니다만)을 적용하여 환자로 하여금 그런 충동을 마음 놓고 경험하고 표현할 수 있도록 도와줍니다.

(2) 충동을 충족시키는 (덮어 주는) 치료법

지지적 정신 치료에서는 치료자가 환자의 충동 파생물을 충족시켜 주는 경우가 많습니다. 예를 들면 환자의 의존성이나 소극성, 관음증적인 호기심이나 노출증적인 과시욕, 또는 경쟁심 등등과 같은 충동 파생물을 치료자가 충족시켜 주는데, 그 방법은 환자에게 약 처방을 해 준다든가, 어떤 구체적인 충고를 해 준다든가, 치료자가 그 환자에게 관심이 있고 그를 좋아한다는 것을 적극적으로 겉으로 내보이고 표시한다든가, 환자에게 치료자 자신의 사적인 일을 이야기해 준다든가 하는 것 등등입니다. 그리고 보통 이 치료법에서는 치료자가 그렇게 하고 있다는 것을 환자에게 알리지 않습니다. 즉 치료자는 환자로 하여금 그의 충동이 충족되고 있다는 것을 의식하게 하지 않으며, 따라서 환자는 자신의 그런 충동을 의식하지 않게 됩니다. 그런데 때로는 치료자 자신도 그것을 의식하지 못하는 경우도 적지 않습니다. 특히 이와 같은 무의식적 작용이나 그 의의를 무시하려고 드는 치료자의 경우는 자기가 환자의 여러 가지 충동을 충족시켜 주고 있다는 사실을 의식하지 못하는 경우가 많습니다. 그러나 바로 전에 언급한 것처럼 이 같은 충족은 적어도 일시적으로는 충동 충족의 압력을 감소시키기 때문에, 환자는 역동 균형을 유지하기가 그만큼 용이하게 되고, 또 이런 충동이 자기의 의식 속에 나타나는 것에 대해서 그만큼 자기방어를 취하기가 쉬워집니다.

5. 방어 기제

모든 치료법의 다섯 번째 공통 요인은 환자의 심리적 방어 기제를 치료자가 어떻게 다루느냐 하는 방어 기제에 대한 응대 방식입니다. 환자의 증상 형성과 역동 균형의 수립에서 방어 기제가 중요한 역할을 한다는 점에 대해서는 이미 밝힌 바 있습니다.

(1) 방어를 강화시키는 치료법

여러 가지 역동적 지지 치료에서 치료자는 환자의 방어 기제를 의도적으로 면밀히 평가하고, 그러고 나서는 환자의 어떤 기존 방어를 강화하기 위해서 개입하거나, 또는 환자의 기존 방어 조직과 양립할 수 있는 어떤 새로운 효과적인 방어를 도입하기 위해서 개입합니다. 예를 들면 격리(isolation)의 방어 기제를 사용하는 환자에 대해서는 치료자가 매우 지적인 개입을 하고, 전치(轉置/displacement)

를 사용하는 환자에게는 원래 활동과 대치될 수 있는 어떤 다른 활동을 해 보도록 권장하며, 의존 요구가 있는 환자에게는 휴가를 가 보도록 권하고, 의존 요구에 대해서 반동(反動) 형성을 이룬 환자에 대해서는 자기 일에 정력을 쏟게 한다든가 남을 위한 일을 열심히 해 보도록 권하는 것 등등과 같은 것인데, 그 밖에도 아무튼 그 환자의 방어 기제에 따라서 거기에 알맞은 이상과 비슷한 치료 개입을 할 수가 있습니다. 환자의 이 같은 방어의 힘을 조장하고 격려하는 것을 통해서 이 치료가 목적하는 것은 그렇게 함으로써 환자가 좀더 안정된 역동 균형을 수립할 수 있게 될 것이고, 또 그러면 그는 더 편안할 수 있고, 또 좀더 효과적으로 전반적인 기능을 다할 수 있게 되리라는 것입니다.

어떤 치료법은 정신 내부적인 갈등이 존재한다는 것을 부정하고 질환의 원인을 사회학적인 요인이나 생물학적인 요인으로 돌리는데, 이런 치료법도 역시 부정이나 억압이나 합리화와 같은 환자의 심리적 방어 기제를 강화하는 것입니다.

또 행동 수정 치료는 겉으로 나타나는 증상만이 그 정신 병리의 전부라고 주장하는데, 이 치료법도 역시 원래 처음에 증상이 형성됐을 때 환자가 사용했던 방어 기제, 예컨대 억압, 부정, 전치, 취소, 반동 형성과 같은 기제를 강화하는 경향이 있습니다. 즉 행동 수정은 오로지 환자에게 현재 의식되고 있는 증상에 대해서만 관심을 두고, 그런 증상 표현에만 치료의 초점을 맞추는 것이기 때문에, 이런 치료는 자기의 장애의 정신 내부적인 기원이 자신에게 의식되거나 그런 정신 내부적인 요소가 의식 표면에 분출해 올라오는 것을 막는 그의 방어를 강화하는 것이 됩니다.

(2) 방어를 감소시키는 치료법

반면에 정신 분석이나 정신 분석적 통찰 치료는 환자의 방어 기제에 초점을 맞추기는 맞추되, 이 방어 기제는 그가 자신의 내적 심리적 과정을 점차로 의식하는 것을 방해하는 작용을 한다고 간주됩니다. 그래서 치료자는 해석이나 직면(confrontation)을 통해서 환자로 하여금 그 같은 방어 작용을 줄여 보라고 격려해 줍니다. 그리하여 그 같은 방어를 점점 자발적으로 사용하지 않게 되고, 또 불안을 견디는 힘도 차차 늘어남에 따라서, 여태까지 방어 작용으로서 막고 있었던 내적 갈등이 환자에게 차츰 더 명백하게 의식될 수 있게 되고, 그러면 그 갈등에 대해서 합리적 · 의식적으로 해결을 시도해 볼 수 있게 되고 궁극에 가서 순응을 이룰 수 있게 된다는 것입니다.

다른 종류의 치료법은 이것보다 더 한층 적극적인 수단을 계속적으로 환자에게 적용해서 그의 방어를 우회하여, 밑바탕에 깔려 있는 무의식적인 감정이나 갈등이 더욱 신속하게 출현하도록 조장합니다. 예를 들면 최면법이나 마취최면법에서는 최면 관계나 마취제를 사용해서 환자의 방어 조직과 방어 작용을 일시적으로 감퇴시키는데, 이제 그런 식으로 해서 환자의 의식을 우회해서 통과하면 밑에 깔려 있는 충동과 공상이 출현하게 됩니다. 마리화나(marijuana)류의 치료 시간에서도 반복과 피로와 같은 요인이 도입되는 한편, 치료자가 환자로 하여금 방어적 활동을 포기하도록 적극적으로 격려합니다. 또 여러 가지 유형의 적극적인 직면법(active confrontation approach)이나 기타의 여러 가지 방법에 있어서도 그렇게 하는데, 이런 방법들은 다 대개는 방어되고 있는 자료(material)를 표현하도록 적극적으로 권장하고 격려해 줍니다. 이상과 같은 치료법에서 환자의 방어 작용은 본질적으로 보아 치료 목표의 방해 요소로 간주됩니다. 그래서 치료 기간을 단축하기 위한 노력의 일환으로, 환자의 갈등이 무의식에서 의식으로 신속히 출현할 수 있도록 해서, 환자가 그 갈등을 빨리 의식할 수 있게 되면, 그만큼 빨리 그 갈등을 해결할 수 있게 되거나, 아니면 적어도 종전보다 효과적인 순응을 이룩할 수 있게 되리라고 기대를 거는 것입니다.

6. 동일화

여러 가지 종류의 정신 치료를 서로 비교할 수 있는 여섯 번째 공통 요인은 치료자에 대해서 환자가 동일화하는 과정은 어떤 것이고, 또 치료자가 그런 동일화를 치료 시에 어떤 식으로 다룰 것인가 하는, 동일화와 또 그것을 다루는 문제입니다. 환자가 치료자와 동일화하는 경우에, 때로 그는 부모 같은 애정 대상에 대해서 긍정적 애착이나 애욕적 욕망을 느껴서 그런 토대 위에서 치료자와 동일화할 때도 있고, 때로 그는 치료자를 공격자로 지각하고 불안이나 공포를 느껴서 그런 토대 위에서 동일화가 일어날 수도 있습니다. 이 두 가지 중 어떤 경우건 동일화는 자아 기능의 영역에서 일어날 수도 있고, 초자아 기능의 영역에서 일어날 수도 있으며, 또 때로는 자아와 초자아의 두 영역에서 함께 일어날 수도 있습니다.

(1) 자아의 동일화

· 동일화를 촉진시키는 치료법

자아 기능 면에서 볼 때, 치료자는 환자 자신이 수행할 수 없는 일을 환자를 위해서 적극적으로 해 줄 수 있는데, 그런 일을 해 주는 동안 치료자는 치료자 자신을 환자가 모방할 수 있는 하나의 모범(model)으로 제시하고 있는 셈입니다. 그리고 또한 환자 자신으로는 해낼 수 없다고 느끼는 여러 가지 일들이 사실은 겉으로 보이는 끈처럼 그렇게 불가능하지 않다는 것을 환자에게 시범해 주고 있는 셈입니다. 예를 들면 보통 사람들의 권리를 느낄 수 없는 하층 사람들에게는 특히 그렇게 해 주는 것이 적합합니다. 이런 사람들은 관청이나 고용주와의 관계에서 치료자의 도움을 받을 필요가 많고, 또 그 외의 생활 면에서도 치료자가 대신해서 적극적으로 개입해 주어야 할 필요가 많습니다. 또한 입원 환자의 경우도 치료자의 이런 적극적인 작용이 필요할 때가 많습니다. 즉 입원 환자의 경우에는 환자 자신이 스스로 할 수 있기 전까지는 치료자가 환자의 행동을 조절하고 통제하는, 적극적인 작용을 해야 할 경우가 많습니다. 그런데 그러는 동안에 환자는 치료자의 그런 행동을 자기의 모범으로 삼을 수 있게 되고 자기도 그런 행동을 할 수 있게 될 때가 많은 것입니다. 어떤 종류의 행동 수정 치료법에서는 환자의 불안이나 증상에 대하는 치료자의 태도를 환자가 모범으로 자기 속에 내재화하도록 격려하여 줍니다. 즉 환자가 자신의 증상을 볼 때나 또는 자기에게 불안을 야기했던 위험 상황을 볼 때나 간에, 언제나 그것을 치료자가 보는 것과 같이 보도록 권하고 격려해 줌으로써 그런 치료자의 태도가 그에게 내재화되도록 합니다.

어떤 지지적 정신 치료에서는 치료자가 환자를 대할 때 흔히 환자의 모범이 되도록 대하고, 그런 모범으로서 능동적으로 환자를 이끌어 갑니다. 그리하여 "나라면 그 문제에 이렇게 접근할 것이다"라는 치료자의 방식을 환자에게 시사해 주고, 충고도 해 주고, 환자와 문제를 같이 다루어 나가는 가운데 자기가 사용할 해결 방식을 그가 채택해서 해결하도록 격려하여 주고, 그렇게 함으로써 당면한 갈등을 처리하고 해결하는 데 있어서 치료자를 모방하고 본뜨도록 격려하여 줍니다.

· 동일화를 최소한으로 줄이는 치료법

정신 분석적인 형태의 치료에서는 치료자가 자신을 환자에게 하나의 모범으로 제시하는 데 있어서, 치료자가 환자의 행동을 비판적인 눈으로 보고 있지 않고, 있는 그대로를 관찰하고 있다고 하는, 그러한 치료자의 관찰 양식을 하나의 모범으로서 환자에게 제시하는 것입니다. 또 이렇게 함으로써 치료자는 심리적 분석 방법과 심리적 이해 방식을 환자에게 예시해 주고 있는 것입니다. 그리하여 이 같은 기능이 환자에 내재화되면, 그것은 치료 동맹에 대해서 환자가 하나 공헌한 것이 되는 것입니다. 그러나 이 치료법에서는 이 외에도 환자가 치료자와 동일화하거나 모방하거나 치료자를 자기 행동의 모범으로 삼으려고 할 때 치료자가 보통 그것은 환자의 의존심이 계속되고 있는 것이고, 또 그 자신의 순응 방식의 독립적 계발을 막는 저항이 일어난 것이며, 따라서 자기 성숙과 독자적 발달에 대한 저항이 나타난 것으로 간주하고, 그렇게 환자에게 해석해 주게 됩니다.

(2) 초자아의 동일화

초자아 기능에 있어서 환자가 치료자와 동일화하는 것도 각 치료법마다 치료자가 그것을 지지 격려해 주는 정도가 각각 다릅니다. 행동 치료나 여러 가지 지지적 정신 치료에서 치료자가 흔히 자신의 도덕적 가치 체계를 직접적으로 표명하고, 치료적 개입에 의해 환자에게 여러 가지 형태로 상이나 벌을 줍니다. 즉 치료자는 이 같은 상벌적인 치료 개입에 의해 자신의 태도나 가치관을 환자에게 직접 표현하는데, 그럼으로써 환자가 그 같은 치료자의 가치관을 모범으로 삼도록 조장하는 것입니다. 물론 이럴 때 우리가 전제로 하는 것은 그 같은 치료자의 초자아 가치 체계는 환자가 여태까지 이룩했고 그리고 지금의 치료에까지 지니고 온 그 자신의 가치 체계보다는 대체적으로 좀더 현실적인 것이라는 것입니다.

·동일화를 촉진시키는 치료법

내담자 중심의 치료에서도 예컨대 환자는 흔히 치료자의 어떤 비판이나 비난이나 벌을 예상하고 있는데, 치료자는 환자가 제시했던 그런 자료에 대해서 너그러운 태도를 보이고, 또 벌 주려는 것도 아니고 상 주려는 것도 아닌 태도, 즉 무벌적 · 무상적 태도를 견지하면, 이것은 환자로 하여금 그 상황을 재평가하지 않으면 안 되게끔 강요하는 것이 됩니다. 그래서 여기서도 또다시 환자는 그 같은 치료자의 너그러운 태도와 동일화하게 되고, 환자 자신이 종전까지 심히 두려워했거나 죄책을 느꼈거나 어떤 벌을 예상했던 여러 가지 일에 대해서 치료자의 그 같은 너그러운 태도를 모범으로 삼아서 그것을 내재화하게 되는 경향을 가져옵니다.

·동일화를 최소한으로 줄이는 치료법

분석적인 치료에서는 환자가 자기 자신의 초자아 작용을 치료자에게 투사하게 될 것인데, 이것은 전이 경험과 전이 발전의 일부로서 그렇게 되는 것입니다. 그리하여 그는 자기 자신이 과거에 마음속에서 무의식적으로 예상했던 어떤 상이나 벌을 치료자가 주리라고 예상하게 됩니다. 그러나 치료자는 계속 객관적 중립성을 견지하고 있고 그 같은 상이나 벌을 주지 않기 때문에, 환자는 자신의 초자아 기능을 재평가하지 않으면 안 되도록 강요당하고, 그러면 결국에 가서 좀더 의식적으로 선택한 적절한 초자아 가치와 예상을 스스로 개발하지 않으면 안 되게끔 되는 것입니다. 그리고 이 분석적 치료에서는 만일 환자가 자기가 생각하는 바의 치료자의 가치 체계와 동일화하려 하면서 자기 자신의 가치 체계를 개발하려고 하지 않을 경우에는, 치료자는 보통 이것도 역시 독립적 판단에 대한 저항인 동시에 자기 고유의 도덕 체계와 가치관을 스스로 평가해서 수립하는 것에 대해서 저항이 일어나고 있는 것으로 간주하고, 그렇게 환자에게 해석하여 주게 됩니다.

(3) 동일화의 효과

이상과 같은 동일화의 폭은 자아 기능이든 초자아 기능이든 간에 때로 환자의 행동과 정신 작용에 심대하고도 영속적인 변화를 가져올 만큼 클 때도 있습니다. 그러나 한편 그 제한점은 환자가 외부의 모범 인물에 계속 의지한다는 점인데, 그렇게 의지하는 정도가 클수록, 그것은 치료자가 제시하는 모범과 다르게 또 그것을 넘어서서 환자 스스로가 개성적이고 고유한 발전을 할 수 있는 잠재성이 그만큼 제한되는 것이 됩니다. 동일화 작용의 또 하나 주된 제한점은 그런 변화가 지속되려면, 치료자의 계속적인 강화가 필요하고, 또 치료자와의 관계가 계속되어야 한다는 점입니다. 그래서 일단 치료 관계가 중단되면, 동일화가 우리가 바라는 것과 같이 그렇게 오래 지속되지 못하는 경향이 있다는 점입니다.

7. 퇴행

치료 과정의 또 하나의 요인으로서 여러 가지 치료법을 서로 비교할 수 있는 토대가 되는 요인은 치료자가 환자의 퇴행을 어떻게 다루느냐 하는 퇴행 과정의 문제입니다. 심리적 퇴행은 여러 가지 형태로 나타날 수 있고 또 여러 가지 심도로 일어날 수 있습니다. 또 퇴행은 충동 면에서 일어날 수도 있고, 초자아 기능 면에서 일어날 수도 있고, 자아 과정 면에서 일어날 수도 있고, 또 이상의 세 가지 정신 내부적 구성 요소가 다 함께 결합되어 퇴행할 수도 있습니다. 또 같은 임상 진단이 내려진 환자들이라 할지라도 그들이 치료 시간에 얼마나 마음 놓고 퇴행할 수 있는가 하는 정도는 환자들 간에 큰 차이가 있습니다.

(1) 퇴행을 조장하는 치료법

분석적인 치료에서는 퇴행은 주로 여러 가지 전이 현상이 나타나는 가운데서 표시됩니다. 그리고 이 같은 전이 반응을 통해서 조기의 정신적 갈등이 환자에게 의식될 수 있게 되고, 그러면 환자는 이차 과정과 합리적 사고를 사용해서 그 갈등을 마침내 해결할 수 있게 됩니다. 최면법이나 마취최면법이나 거래(去來) 분석이나 원초적 비명 치료(primal scream therapy, 유년기의 억압된 감정을 표출함으로써 치료 효과를 얻기 위한 방법)와 같은 치료법에서는 환자를 훨씬 더 심하게 퇴행하게 하고, 또 그렇게 되면 적극적으로 그런 퇴행을 격려하고 강화해 줍니다. 이 같은 치료법의 치료적 의도는 환자의 외상적인 과거의 갈등과 또 거기에 내포되었던 강렬한 감정을 '카타르시스'하도록 조장하고, 그럼으로써 환자 성격에 대해서 그 같은 갈등이 미쳐 왔던 영향을 줄일 수 있게 되기를 기대하는 것입니다.

· 퇴행의 역전(逆轉)

치료 과정의 일부로서 퇴행을 도입하고 격려하는 이상의 모든 치료법에서 그것이 치료적으로 성공할 것인가 아닌가를 판가름하는 중요한 국면이 있습니다. 그것은 환자의 퇴행이 나타낼 때 치료자가 그 같은 퇴행 현상을 보고도 잘 견딜 수 있어야 한다는 점과, 또 치료 시간이 끝날 때 치료자가 환자를 도와서 그 같은 퇴행 과정을 반대로 돌이킬 수 있어야 한다는 점입니다. 즉 치료자는 환자의 퇴행을 포용하는 능력을 갖추고 있어야 하고, 또 그 퇴행을 반전시키는 능력도 갖추고 있어야 한다는 것입니다. 만일 치료자가 치료 시간 중에 환자의 퇴행을 도입시켜 놓고, 시간이 끝날 때 그 퇴행을 돌이켜 줄 수 없는 경우에는, 그 환자는 치료 상황 밖에 나가서 심한 장애를 나타내게 될지도 모릅니다. 따라서 그런 식의 퇴행은 환자에게 그다지 도움이 되었다고 볼 수 없습니다. 반면에 우리가 환자의 퇴행을 치료 시간과 치료 상황에만 한정할 수 있는 경우에 그 환자가 치료 상황 밖의 적응과 순응에 있어 전반적으로 큰 진전을 보이는 경우가 많습니다.

(2) 퇴행을 금하는 치료법

이것과 정반대의 치료 과정을 밟는 치료법에서는 이상과 같은 적극적인 퇴행을 반대하고, 또 그런 퇴행에서 비롯하는 여러 가지 현상도 다 반대합니다. 이런 것으로는 여러 가지 형식의 지지적 정신 치료가 있고, 또 행동 수정, 향정신 약물의 사용을 주로 하는 치료법, 현실 치료(reality therapy), 내담자 중심 치료가 있습니다. 이 같은 접근 방식에서는 대체적으로 치료자는 퇴행을 그의 치료 목표에 대치되는 것으로 보고 반대합니다. 그리고 여러 가지 치료 개입을 하는데, 대개 그 역점을 환자의 감정과 행동 가운데서 지금 당장 문제(here-and-now problem)가 되는 것이나 지금 당장 장애가 되는 것에 두고, 현재의 관계, 현재의 갈등, 현재의 문제에 대해서 좀더 효과적으로 순응하도록 조장하는 데 힘을 기울입니다. 대체로 말해서 이 종류의 치료법은 학습 이론의 원리를 응용하는 것인데, 그것은 일반적으로 이 치료법이 전진적인 행동 형태만을 강화하고, 퇴행적인 행동 형태에 대해서는 부적(negative) 강화나 적어도 정적(positive) 강화는 제시하지 않는다는 뜻입니다.

8. 카타르시스와 제반응

여러 가지 정신 치료법을 서로 비교하는 데 도움이 되는 또 하나의 변인은 치료자가 환자의 감정의 카타르시스(catharsis)와 제반응(除反應/abreaction)을 어떻게 다루고, 어떻게 활용하고, 또 그것에 대해서 어떻게 응하느냐 하는 문제입니다.

(1) 조장하지 않는 치료법

행동 수정이나 학습 이론을 토대로 하는 치료법이나 약물 중심의 정신 치료법과 같은 치료법에서는 이런 제반응이나 카타르시스는 치료 요인으로서 별로 중요한 것이 못 된다고 간주되고 있고, 치료자는 그것을 조장하지 않기 때문에 보통 그것이 치료 과정에서 중요한 역할을 하지 않습니다.

(2) 조장하는 치료법

역동적인 지지적 정신 치료에서는 어떤 고통스러운 기억이나 갈등이 환자에게 이미 의식되고 있는 경우에 치료자는 그것의 카타르시스나 제반응을 용인하거나 격려합니다만, 그런 외상적이거나 고통스러운 정신 내부적인 기억이나 공상이나 갈등이 무의식적인 경우에는 치료자는 그것을 캐내는 것을 피하고 일부러 탐색하지 않은 채 그대로 덮어 둡니다. 마취최면법이나 최면법에서는 억압된 기억이나 경험의 제반응이나 카타르시스를 촉진시키는 것이 목적입니다. 외상적 신경증의 경우에 특히 그렇습니다. 여기서 희망하는 것은 일단 고통스러운 정서적 긴장이 이와 같이 변화된 의식 상태 속에서 발산될 것 같으면, 다음에는 환자의 기억이나 경험 자체가 큰 위험 부담 없이 다시 의식될 수 있게 되고, 그러면 그것을 좀더 합리적으로 통합할 수 있게 되리라는 것입니다. 분석적인 치료에서는 카타르시스나 제반응은 목적을 위한 하나의 수단으로서 간주되고, 또 좀더 넓은 전체 치료 과정의 일부로서 간주됩니다.

즉 분석적인 치료법에서 카타르시스나 제반응은 환자가 정서적으로 의미 있는 진정한 심리적 감정 경험을 갖게끔 발달할 수 있도록 그 길을 터 주는 역할을 한다고 봅니다. 또 동시에 이것은 억압되었던 무의식적인 과거의 기억이나 갈등을 노출하게 하고 또 그 갈등에 대한 환자의 감도를 감소시키게 하는 하나의 수단으로서도 간주됩니다. 그러면 이것이 하나의 조짐, 하나의 전조가 되어서 다음으로는 다른 심리적 수단에 의해 그 갈등이 의식되고 마침내 해결된다는 것입니다.

한편 심리적 퇴행 상태를 신속하게 도입하는 정신 치료, 예를 들면 거래 분석이나 원초적 비명 치료에서도 그렇게 하는데, 이런 치료에서는 카타르시스나 제반응을 방편으로 삼아서 환자의 여러 가지 정서 긴장이 발산되도록 조장하고, 그럼으로써 최소한 당장 이 순간에서나마 이 같은 고통스러운 정서 상태가 그의 정신 균형에 영향을 미치는 것을 줄이려고 합니다. 흔히 이런 치료법에서는 카타르시스나 제반응이 일어나면 치료자가 그것을 적극적으로 강화해 주고, 환자가 지금까지 억압했던 그런 경험을 비로소 느끼고 표현하게 된 점에 대해 여러 가지로 심리적 · 정서적 보상을 해 줍니다.

9. 강화

아홉 번째 요인으로서 모든 정신 치료를 서로 비교하거나 대조시킬 수 있는 요인은 치료자에 의한 외적 강화의 작용에 관한 것입니다. 모든 환자는 치료자에 대해 전이 반응을 하게 될 잠재성을 지니고 있고, 또 이 전이 관계는 환자의 정신 역동에 매우 중요한 영향을 끼칩니다. 이와 같은 전이가 발전하는 데 따라서 이 전이 현상의 일부로서 치료자는 환자의 외부 초자아로서 작용할 수 있는 힘을 환자로부터 부여받게 됩니다. 그리하여 치료자는 환자에게 상이나 벌을 줄 수 있게 되고, 환자의 내적 욕망을 충족시켜 줄 수도 있고 충족시켜 주는 것을 보류할 수도 있는 힘을 지니게 됩니다.

(1) 여러 가지 수준의 강화

치료자는 환자를 강화하기 위해서 여러 가지 방편을 사용할 수 있는데, 이것은 하나의 스펙트럼을 이룬다고 볼 수 있습니다. 즉 그런 강화 작용을 하는 것으로는 첫째로 기념품이나 선물과 같은 어떤 구체적인 물건을 주는 것일 수도 있고, 다음으로 껴안아 준다든가 어루만져 준다든가 하는 신체 접촉일 수도 있고, 또 말로 격려하거나 칭찬하거나 하는 것일 수도 있고, 또 치료자가 기뻐한다는 것을 태도나 표정으로써 환자에게 보여 주는 것일 수도 있습니다. 이런 강화의 스펙트럼의 극(極)은 치료자가 비교적 중립성을 유지하고, 찬성이나 불찬성의 표시를 보류하는 것이 됩니다.

(2) 강화와 성격

어떤 강화물이나 어떤 강화 작용이 효과적일까 하는 것은 환자의 정신 병리와 성격 조직에 따라 다르기 때문에 그 점을 감안해서 선택해야 합니다. 그래서 어떤 환자에게는 강화가 되는 것이 다른 환자에게는 그렇지 않을 수 있습니다. 또한 치료자가 시도하는바 강화의 효과는 전이 관계의 성질과 밀접한 관계가 있고, 또 환자가 치료자를 얼마나 중요한 사람으로 보게 되느냐 하는, 환자가 느끼는 바 치료자의 정체적 중요성의 강도와 밀접한 관계가 있습니다.

(3) 강화와 치료법

의식적 문제만을 강조하고, 정신 내부적인 내적 장애가 존재한다는 것을 강조하지 않거나 무시하는 정신 치료법에서는 강화를 줄 때, 보통 치료자가 보아서 그 환자에게 좀더 적절하고 덜 지장을 주는, 그런 의식적 행동을 강화하려고 합니다. 일면 환자 자신의 독립적 발달과 독립적 판단, 환자 자신의 독립적 통제를 치료 목표로 하는 치료법에서는 치료자가 환자의 여러 가지 행동에 대해서 어떤 형태든 간에 강화를 능동적으로 주는 것을 피하며, 그럼으로써 환자로 하여금 좀더 자기 지향적인 행동 선택을 하도록 격려합니다. 그러나 심지어 이런 치료법이라 할지라도 치료자는 환자가 하는 어떤 이야기에 대해서는 개입할 가치가 있다고 생각하고 있고, 어떤 이야기는 무시해 버리기 때문에, 이런 사실 자체가 그 환자에게는 하나의 암시적인 강화가 되는 경향이 있습니다. 따라서 이런 치료법을 사용하는 치료자는 이런 가능성에 대해서 예의 주시하고 있어야 합니다. 왜냐하면 그렇게 안 하면 치료자도 모르는 사이에 환자의 사고와 행동에 영향을 끼치기 때문입니다.

(4) 강화의 효과

강화를 주거나 보류하거나 하는 것은 감정과 반응과 행동의 모든 면에서 환자에게 영향을 주는 데에 매우 효력이 있고 또 강력한 힘을 발휘할 수 있습니다. 제한점으로는 적절한 행동이 계속 유지되기 위해서는 흔히 강화 요인이 계속 작용하고 있어야만 되고, 치료자에 대한 의존이 계속되어야만 되는 경우가 적지 않다는 점입니다. 그러나 흔히 환자의 행동이 제일 처음에는 치료자의 강화에 의해서 지시되었지만 나중에 가서는 그 행동 자체가 그 환자에게 보상을 주게끔 되기 때문에, 그 행동이 가져다주는 그런 새로운 충족이 그 자체로서 계속적인 강화 요인의 작용을 할 수 있게 되는 경우도 적지 않습니다.

10. 구조 변화

열 번째의 요인은 구조 변화(structural change)라는 개념입니다. 구조 변화에 관해서는 과거에 많은 논쟁이 있었습니다. 오로지 정신 분석만이 인간 성격의 영구한 구조 변화를 가져올 수 있다고 주장된 적도 있습니다. 정신 분석 이론에서는 구조란 개별적이거나 집단적인 정신 기능으로서 비교적 자동적이고, 판에 박은 듯 고정적이고, 자연적으로는 완만한 변화율밖에 보이지 않는, 그런 정신 기능을 말합니다.

(1) 핵심적 구조와 파생적 구조

그런데 인간의 정신 구조는 핵심적 정신 구조와 파생적 정신 구조로 구분될 수 있습니다. 핵심적 정신 구조는 아주 어렸을 때, 즉 유년기와 아동기 동안의 심리 발달에서 형성된 정신 기능을 말하고, 파생적 정신 구조는 그 같은 미리 형성된 핵심적 정신 기능이 토대가 돼서 그것이 차차 해를 거듭하면서 수정되고 발달되어 온 정신 기능을 가리킵니다.

정의를 이렇게 해 놓고 볼 때, 핵심이든 파생물이든 자동화되고 고정화된 어떤 정신 기능이 환자 속에 자리 잡고 있다고 할 때, 그것이 정신 치료의 결과로 말미암아 영구히 변화했다면 하나의 구조 변화가 이루어졌다고 말할 수 있습니다. 다시 말해서 어떤 것이든, 즉 어떤 심리 과정이나 정신 기능이나 행동 형태, 공상, 방어 기제, 동일화, 도덕관, 대상 선택 등등, 그 어떤 것이든 그것이 종전에는 자동적이고, 판에 박은 듯 고정적이고, 또 설사 변화한다 하더라도 완만한 변화밖에 하지 못하는 그런 것이었다고 할 때, 그것이 치료 개입의 결과로 — 우리가 어떤 종류의 치료법을 사용했든 간에 — 여하간 그것이 치료 개입의 결과로 말미암아 영구히 수정되었다고 할진대는, 구조 변화가 일어났다고 말할 수 있는 것입니다. 여러 가지 치료법 간에 차이가 나는 점은 치료의 결과로 나타나는 변화의 정도와 폭이고, 또 그 변화의 심도입니다. 즉 그 변화가 환자의 최근의 심리적 발달과 성숙으로부터 오는 전의식적인 파생적 구조의 변화냐, 또는 매우 어린 시기에 형성된 심층적이고 무의식적인 핵심적 정신 구조의 변화냐 하는 것입니다.

(2) 구조 변화와 치료법

정신 분석의 치료 목적은 환자의 정신 병리가 허용하는 한 될 수 있는 대로 유아기와 초기 아동기의 핵심적 구조를 영구히 수정하려는 것입니다. 그리고 정신 분석의 치료 상황과 치료 과정은 궁극적으로 이 같은 변화를 가져오기 위해서 환자의 그 같은 핵심적 구조에 접근할 수 있게끔 독특하게 고안되었습니다. 이에 비해서 다른 정신 치료법은 환자의 의식과 밀접히 연관되어 있는 여러 가지 수준의 정신 구조 파생물만을 다루려고 하고, 아주 어렸을 때 형성된 정신 구조는 대개 다루지 않습니다. 또 하나 다른 점은 정신 분석은 파생적 정신 구조는 물론이고, 받아들일 수 있는 한 핵심적 정신 구조도 다 함께 될 수 있는 대로 광범하게 수정하고 재편성하려고 하는 데 비해서, 다른 정신 치료법은 보통 그 범위를 좁혀서 어떤 구체적인 행동이나 갈등에만 치료의 초점을 두고, 그 외의 다른 성격 기능 면은 치료에서 의도적으로 다루지 않고 그대로 둔다는 점입니다. 그리고 무의식적인 정신 내부적 장애는 별로 중요시하지 않는 이론도 있다고 하였습니다만, 그런 이론을 토대로 하는 치료법은 정신 구조의 파생물 중에서 가장 잘 의식되어 있고 가장 겉으로 표시되어 있는 파생물에 대해서만 치료의 초점을 둡니다.

그렇지만 여하간 어떤 형식의 정신 치료라 할지라도 그 치료 개입의 결과로 말미암아 영구하고 자체 지속적인 어떤 변화가 일어났다고 할진대는 그 정도만큼 정신 구조의 변화가 일어났다고 말할 수 있습니다. 이에 비해서 치료를 했어도 그 결과를 볼 때 어떤 변화가 나타났다고 증명할 수 없는 경우나, 또는 치료가 끝난 후에 과거의 행동 상태가 또다시 나타나는 경우나, 또는 환자 행동의 어느 하나의 국면이 변화한 것에 수반해서 다른 장애나 증상이 반비례적으로 일어난 경우에는 구조 변화가 일어났다고는 할 수 없습니다.

결어

지금까지 하나의 관점에 서서 치료 과정을 논해 왔습니다만, 이와 같은 관점을 가지면, 오늘날 사용되고 있는 여러 가지 정신 치료법을 어떻게 볼 것인가 하는 문제에 접근하는 데 있어서 좀더 일관성 있고 좀더 체계적인 하나의 견해를 가질 수 있게 됩니다. 또한 이 같은 관점은 모든 치료법 하나하나에 대해서 명확하게 그 적응증과 금기(indication and contraindication)를 발견하는 데 도움이 될 것입니다. 왜냐하면 어느 하나의 치료법이 모든 종류의 환자에게 똑같이 다 효과적일 가능성은 전적으로 희박하고, 또 모든 사람에 대해 똑같은 치료 목표를 세운다는 것도 적절하지 않기 때문입니다. 심지어 같은 임상 진단 범주에 속하는 환자들이라 할지라도 환자마다 그 심리적 기능의 개개 영역에서는 많은 차이가 있고 이것이 각 치료법에 대한 환자의 반응 여부와 가능성 여부, 즉 그 환자가 어느 치료법에 과연 잘 반응할 수 있는가, 또 과연 그에게 그 치료법이 가능한가 하는 것을 좌우하는 만큼, 같은 임상 진단이 붙은 환자들이라 할지라도 환자마다 치료법이 달라질 수 있는 것입니다.

따라서 우리의 임상적 문제는 우선 환자마다 개별적으로 치료 목표를 수립하는 것이 되는데, 그럴 때는 그 치료 목표가 환자의 성격 조직 내의 각기 다른 여러 가지 심리적 요인과 조화를 이루는 것이어야 합니다. 즉 외부 환경 상태로 보아서 환자의 대인 관계와 보호 작용은 어떤가, 또 정신 내부적 기능으로 보아서 그의 심리적 잠재 역량과 취약점은 어떤가 하는 것을 다 감안해서, 이 모든 내외 요인과 상치하지 않고 조화를 잘 이루는 치료 목표를 우선 수립해야 합니다. 이상과 같은 평가를 하고 나서, 환자마다 개별적으로 치료 목표를 세우고 난 다음에 치료법을 선정할 수 있는데, 그럴 때는 그런 치료 목표를 신속하게 달성할 수 있는 공산이 가장 큰 치료법을 선정해야 합니다. 그리고 일단 그 같은 치료법을 정하고 난 다음에는, 제가 지금까지 여기서 말씀드린 도식을 하나의 방편으로 삼아서 그 치료법을 일관성 있게 적용시켜 나갈 수 있어야 합니다. 이와 같이 함으로써 바라건대 치료자의 편견과 치료자의 파벌적 충성이 아니라 환자의 요구와 환자의 잠재 역량을 토대로 해서 치료법을 선택할 수 있었으면 합니다.

제3장

촉매로서의 치료자

서론
1. 참여 관찰
2. 치료자와 환자의 변화

수련
1. 수련 과정
2. 개인적 관심
3. 직업적 동기
4. 치료자의 정신 치료

인간적 자질
1. 환자 존중
2. 포용성
3. 끈기
4. 수동성의 자족
5. 치료법의 제한성의 인식

치료자의 역할
1. 내관과 자각
· 객관성
2. 공감
3. 관찰력
4. 퇴행
5. 환기적 경청
6. 고통의 동원
7. 전이에 대한 인내
8. 일방적 요구에 대한 인내

치료 기술
1. 정보를 이끌어 내는 기술
2. 감정 표현의 조장과 애용
3. 각종 면접을 실시하는 능력
4. 자료의 관찰 · 정리 · 연관
5. 인간성
(1) 시간 엄수
(2) 비밀 유지
(3) 일관성 · 인내성 · 포용성 · 신임
(4) 경험의 공유 · 환자 존중
(5) 연극이 아닌 진정한 성격
(6) 모범
6. 전이 대상으로서의 허용
(1) 불안 없이 대함
(2) 전이를 통한 환자 이해
7. 요약
· 인간적 자질
· 전이 대상으로서의 역량

구체적인 치료 개입
1. 경청
2. 질문
3. 직면
4. 해석
5. 지시와 판단
6. 통제와 대행

개입의 다양성과 제 치료법

결어

서론

1. 참여 관찰

정신 치료라고 할 때는 그 특수성이나 특징과는 상관없이 어떤 종류의 정신 치료에서든 간에 치료자는 한 사람의 참여자로서 치료 과정에 참여하게 됩니다. 그러나 참여는 특유한 방식의 참여입니다. 즉 치료자는 사실 참여 관찰자(a participant observer)인 것입니다. 다시 말해서 치료자는 능동적인 참여자로서 치료적 상호작용에 적극적으로 참여하고 있지만, 한편 그와 동시에 환자로부터 좀 떨어져서, 지금 어떤 일이 일어나고 있는가, 또 환자와 자기 사이에서 나타나고 있는 것은 과연 무엇인가 하는 것을 관찰하고 이해하고 또 어느 정도 그것을 통제하기도 하는 것입니다.

2. 치료자와 환자의 변화

이 두 사람의 참여자, 즉 치료자와 환자는 치료의 결과로 얼마간 변화할 것입니다. 치료자는 치료를 통해 환자를 경험한 결과로 말미암아 치료 과정에 관하여, 또 정신 병리의 여러 가지 국면에 관하여, 또 어떤 치료 기술이 필요하고 또 사용될 수 있는가 하는 것 등에 관해서 새로운 통찰과 이해를 이룰 수가 있습니다. 그러나 치료자의 개인적 특징이나 성격 조직에 관한 한, 내재적으로 치료 개시 때와 치료 종결 사이에 어떤 변화가 일어난 것은 아니고, 치료자는 같은 사람일 것이라고 가정할 수 있습니다. 반면 환자의 경우에는 치료 개시 때와 비교해서 보면, 치료 종결 시에 그 개인적 상태가 매우 달라졌을 것이고, 처음과는 다른 적응 방식을 갖게 되었으면 하는 것입니다.

치료자는 치료 과정에서 이렇게 중요한 것이기 때문에 치료자 자체에 관해서 몇 가지 문제를 우선 생각해 볼 필요가 있고, 그다음에 치료 시의 그의 역할을 논하는 것이 좋겠습니다.

수련

첫째 문제는 치료자의 경험과 치료자의 개인적 전문 수련에 관한 것입니다. 이 수련 과정은 오늘날 정신의학이나 정신 치료 분야에 상당한 견해 차이를 그대로 반영하고 있습니다. 즉 어떤 수련 과정은 개인 정신 치료를 매우 강조하는데, 그것도 곳에 따라 역동적인 것을 강조하는 곳도 있고, 그렇지 않은 정신 치료를 강조하는 곳도 있습니다. 또 개인 정신 치료는 강조하지 않고 그 대신 집단 과정(group process)이나 지역사회 과정(community process)을 강조하는 치료 프로그램을 주로 따르는 곳도 있습니다. 또 어떤 수련 과정은 정신 치료라고 하는 것 자체에 대해서, 즉 정신 치료가 무엇을 달성할 수 있는가 하는 것에 대해서 상당히 비관론적으로 대하고 있고, 때로는 심지어 허무주의적으로 대하기도 합니다. 1. 수련 과정

수련받는 사람이 주로 환자와 일대일로 대면하는 데 흥미를 느끼고 그런 바탕에서 일하기를 몹시 원한다면, 그는 당연히 그런 경험을 제공하는 수련 과정을 택할 것입니다. 반대로 그런 개인적인 상호작용을 피하려고 하는 사람은 정신 치료를 강조하지 않는 과정을 택할 것입니다. 그보다는 기초 연구나 기술정신의학(descriptive psychiatry)이나 각종 신체의학적인 치료법을 강조하는 수련 과정을 택할 것입니다. 다시 말하면 어떤 사람은 환자의 심리적 · 정서적 생활에 깊은 관심을 갖고 있고 또 환자와 밀접한 개인적인 접촉을 원하고 있기 때문에 그런 분야를 택하게 되고, 반면에 어떤 사람은 환자로부터 또 환자의 문제로부터 얼마간 떨어져 있기를 원하기 때문에 그 같은 밀접한 접촉을 요하지 않는 수련 과정이나 치료 방법을 택하게 된다는 것입니다. 어떤 치료자는 특히 환자의 내부적인 역동에 관심이 있고 그런 내부적인 심리 작용이 그의 장애나 생활과 어떤 중요한 관계가 있을 것이라고 하는 데 대해서 미리 자기 나름대로 어떤 생각을 갖고 있을지도 모릅니다. 반면에 어떤 치료자는 환자의 증상의 원인으로서 그에게 현재 의식되고 있는 여러 가지 힘(current and conscious forces)의 영향만을 강조하는 접근 방식을 택할지도 모릅니다. 요약해서 말한다면 오늘의 정신 치료 분야에는 여러 가지 접근 방식이 있는데, 그중에서 어떤 수련을 찾게 되는가, 또 그 수련을 얼마나 편안하게 받게 되는가 하는 것은 주로 그 사람의 성격과 흥미에 의해서 결정된다는 것입니다. 대체적으로, 참여 과정을 택하고자 할 때는 자기 자신의 개인적 흥미나 동기에 대해서 유의해야 하고 자기의 근본 성격이나 흥미와 거리가 먼 치료 방법이나 치료 형식은 억지로 택하지 않는 것이 좋습니다. 2. 개인적 관심

3. 직업적 동기

왜 사람들이 정신의학이나 정신 치료를 택하게 되는가 하는 이유는 상당히 복잡하고, 사람마다 그 이유가 다 다릅니다. 어떤 사람은 자기에게 어떤 신경증적인 문제나 성격적인 문제가 있다는 것을 그동안 의식했기 때문에 그것을 좀더 잘 이해하고 싶어 하고, 그 방편으로 정신의학이나 정신 치료 분야를 택하기도 합니다. 그런데 이것을 어떻게 다루느냐 하는 그 문제의 취급 여하에 따라서 그것은 치료자가 되려는 사람에게 때로 긍정적인 면이 될 수도 있고, 때로 부정적인 면이 될 수도 있습니다. 즉 치료자 자신이 자기에게 개인적인 어떤 내적인 문제가 있다는 것을 의식하고 있는 경우에는 환자와 접촉하면서 그 환자에게도 같은 문제가 있는 것을 볼 때 적어도 그것을 어느 정도 존중하고 동정하게 될 것입니다. 이에 비해서 치료자 자신이 그 같은 증상이나 고통이나 신경증적 무능력 상태를 의식하고 있지 않는 경우에는 그것을 하나의 약점의 표시로 보게 되는 경향이 생기고, 따라서 그런 장애를 갖고 있는 환자를 볼 때 어느 정도 멸시하면서 대하게 되는데, 이는 치료 과정에 도움이 되는 태도라고는 볼 수 없습니다. 어떤 사람들은 이 분야에 끌리게 된 것이 자기의 가족이나 친구가 신경증이나 정서 장애를 갖게 되어 그것을 보고 그런 장애가 비단 그 환자 자신뿐만 아니라 그 주변의 사람들에게도 얼마나 해로운 영향을 주는가 하는 것을 깊이 체험했기 때문에 이 분야를 지원하는 경우가 있습니다. 따라서 이런 사람들은 인간들이 이런 어렵고 고통스러운 경험을 갖지 않도록 이 분야에서 사람들을 돕고 일하려고 하는 점에서 남달리 강한 동기를 가진 사람들입니다. 대체적으로 이 분야에 끌리게 된 사람들은 다른 분야를 택한 사람들에 비해 좀더 인도주의적인 흥미나 태도를 갖고 있다고 말할 수 있습니다.

그러나 이 외에도 여러 가지 동기나 관심으로 인해 이 분야를 택하는 경우도 있습니다. 예컨대 사람들과 친밀해졌으면 하는 욕구를 들 수 있는데, 이 친밀성은 일반 사람들이 보통 서로 갖는 사적 관계에서의 친밀이라기보다는 좀너 세헌적이고 확실히 짜인 관계를 바탕으로 하는 친밀성을 말합니다. 때로는 다른 사람들의 내면 생활에 대해 호기심을 갖게 되고 그들의 개인적 감정이나 비밀을 알고자 하는 욕망이 깃들어 있는 경우도 있습니다. 대부분의 경우에 이 사람들은 어느 정도는 자기 자신을 치료 도구의 일부로 사용하였으면 하는 바람을 가지고 있습니다. 그러나 이 분야에서 보람과 행복을 느끼려면 거의 어떤 치료자나 간에 고통받고 있는 인간을 돕고자 하는 데 대한 헌신과 맹세를 공고히 해야 합니다.

그런데 앞에서 이미 나온 말이지만 치료자 자신이 자기에게 어떤 개인적인 어려움이나 동기가 있다는 것을 의식하고 있는 경우에는, 이것은 그 치료자로 하여금 그런 장애를 갖고 있는 환자를 존중하게 하고 그런 문제에 호기심을 갖게 하고 또 그런 환자를 치료하고자 하는 동기를 갖게 하는 데 도움이 될 수가 있습니다. 그러나 때로는 그런 치료자의 개인적인 어려움이 도리어 그의 길을 가로막고, 정서적 문제를 가진 사람들을 효과적으로 돕고 치료하는 데 오히려 방해가 되는 경우도 있습니다. 실제로 이런 경우라면 치료자 자신이 정신 치료를 받을 필요가 있습니다. 그럼으로써 치료자는 남을 돕는 사람으로서의 역할을 수행하는 데 있어 자기 문제가 방해가 되는 일이 없도록 할 수 있고, 그런 정서적 문제에 관한 자각을 남을 위해 효과적으로 활용할 수 있게 될 것이기 때문입니다.

4. 치료자의 정신 치료

치료자가 정신 치료나 정신 분석을 받는다는 것은 여러 가지 점에서 중요합니다. 첫째로 치료자는 여태까지 의식하지 못했던 자기 속의 많은 문제들을 이제 의식할 수 있게 되고, 그럼으로써 우리 성격 내부에 무의식적 세력이 있다는 것과, 또 그것이 얼마나 큰 영향을 끼치는가 하는, 무의식의 존재와 중요성에 관해서 개인적인 확실성을 가질 수 있습니다. 또한 치료자로 하여금 환자의 역할을 경험하게 해 줍니다. 그러므로 이제 자기 자신도 환자의 경험을 하였기 때문에 환자들이 그 역할을 다하려 할 때 느끼는 여러 가지 어려움을 더욱 잘 이해하고 참고 수용할 수 있게 될 것입니다. 그는 또한 치료 중에 저항(resistance)이 일어난다는 사실, 즉 자각을 가로막는 저항이 일어난다는 것을 몸소 체험하게 될 것이고, 그러므로 역시 환자가 치료 중에 같은 일을 하려고 할 때 당면하게 될 그 같은 어려움과 투쟁을 존중하고 이해하는 데 도움이 됩니다.

또 치료자가 되고자 하는 사람이 이 같은 개인 치료를 받게 되면, 자신의 퇴행을 보고도 좀더 편안하게 잘 참고 견딜 수 있을 것입니다. 또 어떤 불확실성이나 불안이나 우울이나 기타의 반응이 자기 속에서 또는 환자 속에서 일어날 때, 그런 것을 보고도 치료자로서 부당하게 어려워하거나 금지하려고 하지 않고 있는 그대로 체험할 수 있게 되고, 또 잘 참고 견딜 수 있게 됩니다. 치료자가 치료를 받으면 자신에게도 수많은 개인적 갈등이 있다는 것을 인식하게 될 것이며, 또 이것보다 더 좋은 일은 그렇게 자신의 갈등을 인식하고 또 아마도 그중 어떤 것을 해결하거나 적어도 그 영향을 줄일 수 있으면 자신의 맹점을 제거할 수 있게 된다는 것입니다. 여기서 제가 맹점이라고 말하는 것은 치료자가 어떤 심리적 문제를 가지고 있는 경우에는 그것을 자신이 받아들이는 것이 두렵기 때문에 환자에게 같은 문제가 있을 때도 그것을 인식하지 못하거나 그 중요성을 과소평가하는 경우를 말합니다. 또 때로는 이런 맹점이 환자의 그 같은 장애를 처리하거나 해결하기 위해 치료자가 갖추어야 할 객관성을 흐리게 하는 결과를 초래하는 경우도 있는데, 그렇게 되면 환자를 도와서 그런 심리적 장애를 처리하게 하고 거기에 좀더 잘 순응하게 하는 데 있어서 치료자로서의 능력이 손상받는 것입니다.

대체적으로 환자를 치료할 때 치료자가 정신 치료적 관계에서 치료하는 데 관심이 많으면 많을수록 치료자 자신이 개인 치료를 통해 자신의 개인적인 어려움이나 금지나 갈등을 해결하는 것이 필요하다고 말할 수 있습니다. 이에 비해서 치료자가 정신 치료를 택하지 않고, 그 대신 좀더 표면적인 방식으로 치료하기를 원하고, 또 깊은 심리적 이해나 내관을 요하지 않는 방법을 사용하기를 원하는 경우에는 치료자 자신의 치료는 보통 덜 필요하다고 말할 수 있습니다.

인간적 자질

그러나 결국에 가서 치료자가 어떤 종류의 치료법을 택하게 되든 간에 제가 보기로는 이 방면에서 일하려는 사람은 그 성격 면에서 다 같이 갖추어야 할 몇 가지 특징이 있습니다.

첫째로 환자를 하나의 인간으로서 존중하고, 또 심한 고통을 받고 있는 사람으로서 존중하는 마음이 있어야 합니다. 흔히들 환자의 불능이나 고통을 해명해 줄 수 있는 어떤 신체적 원인을 발견하지 못하는 경우에는 "당신한테는 아무 데도 나쁜 데가 없다"라는 식으로 생각을 하게 되는데, 이것은 정서적 장애의 중요성과 또 그것으로 인하여 야기될 수 있는 고통의 정도를 과소평가하는 것입니다. **1. 환자 존중**

또한 유능한 치료자라면 사람들 간의 차이에 대해서 너그럽게 대할 줄 알아야 합니다. 모든 사람이 인생 경험이나 행동 방식, 가치관이나 태도에서 자기의 모범과 같이 살아가는 것은 아니라는 것을 수용할 줄 알아야 합니다. 또 사람들의 그런 차이를 수용한다는 그 수용의 정도도, 환자가 치료자와 같은 인생 방식을 취하지 않는다고 해서 열등감을 어떤 식으로든 느끼게 되는 일이 없도록, 그 정도로 깊이 수용할 줄 알아야 합니다. 이것은 치료자와 환자가 만일 사회적 · 경제적 · 문화적으로 그 배경이 다른 경우에는 상호간의 인생 방식과 인생관을 이해한다는 것이 그렇게 쉬운 일은 아니기 때문에 특히 어려운 문제가 될 때가 있습니다. **2. 포용성**

3. 끈기

또 하나의 중요한 특징은 치료자가 장기 목표를 가지고 일을 할 수 있는 사람이어야 하며, 어떤 즉각적인 결과를 바라서는 안 된다는 것입니다. 분야에 따라서는 자기 노력의 결과를 비교적 빨리 볼 수 있고, 어떤 사람들은 그런 분야에서 일하기를 원하겠습니다만, 정신 치료 분야에서 우리가 추구하는 결과를 보기 위해서는 장기 과정을 필요로 하는 경우가 적지 않습니다. 따라서 이 분야의 사람들은 타 분야에서는 가능할지도 모르는 자기 활동의 즉각적인 결과나 즉각적인 보상을 포기할 수 있는 자질을 지니고 있어야만 합니다.

4. 수동성의 자족

또 하나의 특징은, 치료자는 환자를 대할 때 어느 정도 수동적인 태도로 대하는 것으로 만족할 줄 알아야 하고, 적극적으로 환자를 조종하는 식의 개입은 삼가야 한다는 것입니다. 예를 들면 수술과 같은 분야에서는 이와 같은 개입이 가능하지만, 정신 치료에서는 치료자가 환자로 하여금 자신의 행동을 수정하도록 도와줄 수는 있어도 환자 대신 직접 수정해 줄 수는 없습니다. 행동의 변화를 가져오게 하는 주체는 결국 환자입니다. 약점도 지니고 있고 동기도 지니고 있는 환자, 이것도 시도해 보려 들고 저것도 시도해 보려고 드는 환자가 치료자의 도움을 받아 가면서 마침내 자신의 행동을 변화시키는 것입니다. 이와는 대조적으로 수술과 같은 분야에서는 환자는 단지 자신을 외과의에게 맡기기만 하면 되고 치료를 능동적으로 실제적으로 하는 사람은 외과의이며 환자는 치료가 가해지고 있는 사람일 따름입니다.

5. 치료법의 제한성의 인식

또한 그렇기 때문에 정신치료자는 입맛이 쓰다든지 참을 수 없다든지 하지 말고 우리의 방법론에는 원래 제한이 있다는 점, 치료법의 효율성에도 역시 내재적으로 제한이 있다는 사실을 받아들일 줄 알아야 합니다.

치료자의 역할

이때까지는 치료자의 인간적 자질을 논했습니다만, 이것 이외에도 여러 가지 특수한 치료 기술이 필요합니다. 이것은 치료자 자신이 하나의 효과적인 도구가 되었으면 하고 바란다면, 즉 환자에게 변화를 가져오게 하기 위해서 치료자 자신이 하나의 효과적인 도구가 되기를 원한다면 되도록 깊이 익히고 닦아야 할 치료 기술이라고 말할 수 있습니다. 치료자의 치료 목적이 환자의 내부적 · 심리적 장애에 대한 일층 더 깊은 이해와 해결에 있다고 하면 그럴수록 이와 같은 특수한 기술은 더욱 필요할 것입니다. 그러나 나중에 좀더 자세하게 설명하겠습니다만, 설사 그런 것을 목적하지 않는 치료법을 택한다고 하더라도 이 같은 기술을 지닌 치료자는 일반적으로 치료자로서의 역할을 좀더 효과적으로 수행할 수 있다고 말할 수 있습니다.

1. 내관과 자각

우선, 치료자는 내관(introspection)과 자각(self-awareness)을 할 수 있는 역량을 길러야 합니다. 여기에는 심리적으로 생각하는 마음, 즉 심리적 심성(psychological mindedness)도 포함됩니다. 다시 말해서 치료자는 인간의 정신 기능, 인간의 심리적 과정, 인간의 심리적 표시에 대해서 관심과 흥미를 가질 필요가 있다는 것입니다. 그리고 이런 것들이 자기 자신 속에서 또 다른 사람 속에서 어떻게 돌아가고 있는가 하는 것을 알려고 해야 하고, 거기에 대해서 흥미를 느껴야 하고 관심을 가져야 한다는 것입니다. 이 같은 역량을 기르면 기를수록, 또 거기에 대해서 더 예민해지면 그럴수록 좀더 옳게 환자를 이해할 수 있게 되고, 그럼으로써 좀더 적절한 방식으로 환자에게 반응할 수 있게 될 것입니다.

· 객관성

그러나 또 이 같은 심리적 심성은 어느 정도 객관성을 수반하는 것이라야 합니다. 그래야만 치료자는 어떤 것이 자기 자신 속에서 일어나고 있고, 어떤 것이 환자 속에서 일어나고 있는가 하는 것을 서로 혼동하지 않고 분명하게 식별할 수 있기 때문입니다.

2. 공감

치료자는 또한 공감하는 역량을 길러야 합니다. 공감(empathy)은 정의하기 다소 어려운 개념입니다만, 본질적으로 말해서 공감을 하는 치료자는 평상시와 같이 주어진 자기 성격대로 자기 자신을 느끼는 상태에서 벗어나게 됩니다. 즉 지금 당장은 자기 자신의 반응을 중지시키고, 그 대신 환자의 배경과 환자의 성격이 치료자 자기에게 주어졌다고 가상하면서 자기를 그 같은 환자의 입장에 놓게 됩니다. 그리고 나서는 지금 환자가 느끼고 있는 그 무엇을 약간이나마 느끼려하고 경험하려고 하는 것입니다. 따라서 공감한다는 것은 환자와 부분적으로 동일시한다는 것과 같다고 말할 수 있습니다만, 보통의 동일시와는 다른 것입니다. 즉 공감한다는 것은 일시적이고 과도(過渡)적인 현상인 것입니다. 공감에 의해서 치료자는 다른 사람의 정신과 사고 과정 속으로 더듬어 들어갈 수 있지만, 일단 환자가 무엇을 느끼고 있는가 하는 것을 경험하고 난 후에는 이제 그 과정을 역전시켜서 치료자 자신의 정서 조직과 성격 조직으로 되돌아오게 되며, 그리고 바로 전에 잠깐 자기가 환자인 양 느끼려고 했던 동안 자기가 느꼈던 것이 과연 무엇이었느냐 하는 것을 돌이켜 생각해 보는 것입니다.

그러니까 공감과 동일시의 차이는, 동일시는 더욱 영구적이고 역전시키기가 더 어렵고 또 더욱 깊기 때문에 치료자가 마침내 지나치게 환자에게 동조되어 더 이상 객관적일 수가 없고, 또 그 과정을 역전시켜서 자기가 전에 경험했던 것을 치료자 입장에서 볼 수 없다는 것입니다. 이런 식으로 환자와 지나치게 동일시하는 치료자도 있으나 어떤 치료자는 그것과는 대조적으로 전연 공감을 하지 못하고, 따라서 환자와 거리를 두게 되고, 멀리 서 있게 되고, 좀 냉기를 풍기게 됩니다. 그래서 이런 치료자들은 환자가 지금 어떤 것을 경험하고 있는지를 이해하지도 못하고 경험하지도 못하기 때문에, 치료적 효과가 매우 적고, 또 치료자로서 이해하고 수용하고 있다는 것을 환자에게 직접 보여 주는 데 있어서도 심히 제한을 받습니다.

3. 관찰력

또 하나 치료자로서 길러야 할 기술은 관찰력입니다. 그런데 제가 여기서 뜻하는 것은 비단 환자의 말을 경청해야 한다는 것만이 아니라, 더 나아가서 환자가 표시하고 있는 모든 비언어적 행동적 표현, 또 환자의 사고 과정의 순서, 또 환자가 표현하고 있는 문제들은 물론이고 그가 생략하고 있는 문제들, 또 치료자로서 환자의 말을 경험하고 환자를 관찰하는 동안 치료자 자신을 관찰하고 자신의 반응도 관찰하고 있는 능력 등등을 다 포함해서 말하는 것입니다. 치료자는 미시적으로 관찰할 뿐만 아니라 동시에 거시적으로 관찰할 수 있는 능력을 길러야 합니다. 미시적으로는 환자가 지금 무엇을 말하고 있는지 그 세부까지 다 알아야 하지만, 또 동시에 거시적으로는 환자의 말이나 행동의 줄거리는 어떤 것이고, 그 전반적 추세는 어떻게 돌아가고 있는지를 관찰하고 있어야 합니다. 프로이트는 원래 이것을 묘사하기를 "주의를 골고루 배분하여 경청하는 것"이라고 설명했습니다만, 치료자가 이것을 연습해서 그 기술을 익히면 치료적 상호작용을 증진시킬 수 있게끔 경청할 수 있게 됩니다.

4. 퇴행

또 하나 치료자가 길러야 할 역량은 치료 중에 치료자 자신이 심리적으로 퇴행할 수 있는 역량입니다. 환자의 말을 듣고 있는 가운데 치료자는 스스로를 퇴행시켜서 자신의 연상이나 생각이 환자의 연상이나 생각과 서로 뒤섞이도록 합니다. 그리고 일상적인 논리적 규칙이나 합리적 사고를 잠깐 떠나서 미성숙한 사람이 생각하는 것처럼 생각합니다. 즉 미성숙한 사람은 그 사고 과정이 일차 과정의 영향을 많이 받게 되고, 일차 과정으로 인해서 여러 가지로 사고의 장애나 사고의 왜곡을 경험하게 되는데 치료자도 퇴행해서 그런 식으로 사고한다는 것입니다. 그러나 여기서도 치료자는 자기의 사고 과정이 그런 식으로 퇴행하도록 허용하면서도, 그것과 교대로 이 퇴행을 자기 마음대로 역전시킬 수 있는 역량을 길러야 하고, 그럼으로써 그런 퇴행적 사고를 하고 있던 동안에 이해할 수 있었던 것을 이제 합리적 이차 과정에 의해서 관찰하고 평가할 수 있어야 합니다.

5. 환기적 경청

또 하나 치료자로서 닦아야 할 기술은 면접 기술인데, 여기에는 치료자의 환기적 경청(evocative listening)이 포함됩니다. 환기적 경청이란 치료자가 환자로 하여금 자기 마음을 다 털어 놓을 수 있게끔 잘 듣고 있어야 한다는 뜻입니다. 다시 말해서 환자의 표현을 불러일으키게 하는, 즉 환기하게 하는, 그런 경청 방식을 말합니다. 치료자는 면접에 임하는 데 있어서 이런 환기적 경청을 함으로써 환자가 지금 무엇을 마음속에서 경험하고 있든 간에 그것을 다 표현할 수 있도록 격려해 주는 분위기를 조성하고 유지하도록 해야 합니다. 환자가 지금 어떤 심리적 갈등이나 정서적 장애를 느끼고 있건, 또 지금 어떤 경험이나 행동이나 기억이나 감정을 체험하고 있건 간에 그런 것들은 다 환자 자신의 마음속에 갇혀 있는 것입니다. 그리고 정신 치료 장면에서는 환자의 말과 환자의 표현을 통하는 것 외에는 그런 것들에 대해서 치료자가 접근할 길은 없는 것입니다. 그러므로 치료자가 환자로 하여금 표현적 교통(expressive communication)을 할 수 있게끔 조장하고 격려하는 기술을 연마하면 할수록 환자는 자신의 정서적 · 심리적 장애가 무엇인지를 좀더 쉽게 표현할 수 있게 될 것이고, 그럼으로써 치료적으로 그런 장애에 접근할 수 있는 길이 트이게 될 것입니다. 여하간 환자가 치료자와 사적으로 깊이 있게 이야기할 수 있고, 치료자에게 자기 마음을 전할 수 있게 되어야지, 그렇지 못하면 치료에서 진전을 보기란 매우 어려울 것입니다.

6. 고통의 동원

치료자는 또한 환자에게 고통을 주게 될까 걱정해서 그로부터 고통스러운 이야기나 경험을 끄집어내는 것을 꺼려해서는 안 됩니다. 즉 치료자는 환자에게 불안과 죄책을 야기하는 괴롭고 고통스러운 기억이나 경험을 촉발시킬 수 있어야 합니다. 다시 말해서 치료자는 환자의 고통스러운 경험을 동원(mobilize)시킬 수 있어야 하고, 그러면서도 치료자 스스로가 어떤 부당한 죄책감이나 곤란함을 느끼지 않을 수 있어야 합니다. 심리적 · 정서적 문제는 보통 어떤 불쾌한 갈등이나 고통스러운 장애와 연관되어 있습니다. 따라서 만일 치료자가 자신의 어떤 개인적인 이유 때문에 환자의 이 같은 정서적 반응을 견디지 못한다면 환자로 하여금 그 밑바탕의 문제를 처리할 수 있게끔 도와주는 치료자로서의 능력과 역량은 매우 제한될 수밖에 없습니다. 이것은 어떻게 보면 외과의의 경우와 유사하다고 말할 수 있습니다. 만일 어떤 외과의사가 환자에게 고통을 가하기를 싫어한다면 환자의 병이나 상처를 치료하기 위한 수술을 효과적으로 수행할 수 있다고는 볼 수 없기 때문입니다.

7. 전이에 대한 인내

정신 치료에서는 전이가 일어난다는 것에 대해서 나중에 더 자세하게 설명하겠습니다만, 여기서 강조해 두어야 할 점은 환자가 전이 반응으로 말미암아 여러 가지로 치료자를 그릇되게 지각하거나 또는 왜곡된 치료자 영상을 갖게 되는 경우가 많기 때문에, 치료자는 환자가 치료자 자신을 그렇게 보는 경우에 그런 왜곡된 영상이나 지각을 고쳐 주려고 하는 어떤 개인적인 필요성을 느끼지 말고, 환자의 그 같은 왜곡을 보고도 참고 견딜 수 있게끔 공부해야 한다는 것입니다. 이런 환자의 왜곡은 치료자로서 참기가 매우 어려울 때가 있고, 환자와 마주 보고 있는 가운데 그가 그런 왜곡을 하면, 치료자로서는 여러 가지 정서 반응이 촉발될지도 모릅니다. 그러나 치료자가 불쾌감이나 불안감 없이 이 같은 왜곡을 참고 견디는 것을 익힐수록, 그의 정신 치료는 더 효과를 낼 것이고, 또 환자의 요구에 가장 잘 맞는 치료적 접근을 정하는 데 있어서도 더욱 다양한 선택의 자유를 누릴 수 있을 것입니다.

8. 일방적 요구에 대한 인내

사람들이 신경증을 앓게 되면 시일이 경과하는 데 따라서 여러 가지로 지장이 생기게 되는 경우가 많은데, 퇴행 현상도 그중 하나입니다. 그래서 심한 정서적 · 심리적 장애를 가진 사람 가운데는 이미 상당한 정도로 퇴행해 버린 사람들이 많습니다. 이런 상태에서는 자기 자신이나 자기 문제에만 사로잡히게 되는 경향이 생기고, 남의 편의를 고려한다든가 남의 필요에 관심을 기울인다든가 하는 것은 점점 어렵게 됩니다. 이런 이유 때문에 또한 치료자는 많은 환자들이 치료자 자기에게 상당히 일방적인 요구를 해 온다는 것을 인식해야 하고, 또 치료적이 아닌 일상적인 개인관계에서는 서로 주고받고 하는 호혜 관계가 보통이지만 환자들은 그렇게 하지 못한다는 사실을 인식하고 그것을 참고 견딜 수 있는 공부를 해야 합니다. 때로는 환자 편에서 아주 심한 요구를 해 오고 매우 비현실적인 기대를 해 오는 경우도 있습니다만, 치료자가 자기훈련을 쌓아서 그것을 치료자로서의 역할의 일부라고 수용할 수 있으면 그럴수록 더 효과적으로 광범한 환자 집단을 다룰 수 있게 될 것입니다.

이상의 간단한 논의로서도 알 수 있는 바와 같이 치료자의 역할에는 때로 극히 많은 것이 요구되며, 이런 역할을 수행하려면 수많은 활동을 해야 합니다. 그러나 이런 활동의 대부분은 치료자의 마음속에 소리 없이 진행되는 것입니다. 그와 같은 소리 없는 수많은 활동을 하는 가운데 치료자는 늘 경청하고 있고, 여러 가지 각도에서 이해하려고 노력하고 있으며, 또 그럼으로써 환자와의 상호작용에서 어떤 식의 반응을 할 것인지를 정하는 것입니다. 또한 바로 이것이 치료 과정에 있어서 치료자가 바치는 공헌이라고 하고, 치료자가 차지하는 몫입니다.

치료 기술

환자와 치료자 간의 치료적 상호작용을 얼핏 바깥에서 표면적으로 관찰해 볼 때는 치료자가 별로 활동적이지 않은 것처럼 보일지 몰라도, 사실 치료자는 치료의 전개에 있어서 중대한 역할을 담당하고 있습니다. 치료자로서 그 역할을 다하고, 또 치료 과정에 있어서 치료자로서의 몫을 수행하려면 치료자는 정신적으로 극히 활동적이어야 합니다. 또 그것도 여러 가지 차원을 동시에 다루어 나가면서 정신적으로 맹렬히 활동해야 한다는 것입니다. 조금 후에 설명하겠습니다만 치료자는 그 이외에도 환자를 위해서 수많은 일을 합니다만, 환자나 치료자나 간에 그것에 대해서 반드시 무슨 이야기를 하는 것은 아니고, 그런 것은 그냥 소리 없이 진행되는 경우가 많습니다.

1. 정보를 이끌어 내는 기술

우선 치료자는 자기 자신을 하나의 도구로 사용할 줄 알아야 합니다. 즉 환자로부터 적절한 정보를 끄집어내기 위한 도구로 자기 자신을 사용할 줄 알아야 합니다. 이것은 단순히 어떤 질문을 하고 어떤 대답을 얻는 것과 같은 간단한 일이 아니고, 그보다 훨씬 더 어려운 일입니다. 이것을 옳게 하려면 우선 환자를 마음 편안하게 할 수 있어야 하고, 그리고 서로 마음이 잘 통하게끔 할 수 있어야 하고, 즉 신뢰감(rapport)을 형성할 수 있어야 하고, 그럼으로써 환자가 다른 사람에게는 보통 말하지 않을 경험이나 생각이나 감정을 치료자에게는 스스로 이야기하고 싶어 하게끔 할 수 있어야 합니다. 환자들의 말을 들어 보면 흔히들 말하기를, "어떤 치료자에게 갔었는데 그 사람에게는 이야기를 잘 할 수가 없더라", 또는 "이야기하려고 했는데 그 치료자는 이해가 빠르지 못하고 좀 무딘 것 같은 기분이 들더라", 또는 "나한테서 필요한 정보를 끄집어내지 못하는 것 같은 느낌이 들더라"라고 말하는 수가 있습니다. 또 환자들은 치료자나 치료자의 행동에 대해서 극히 예민한 경우가 많습니다. 그리고 자기 속을 다 털어 놓을 수 있는 조건이 갖추어져 있는지를 확인하기 위해서 여러 가지 방법으로 상황을 시험해 보는 경우도 많습니다. 어떤 의미에서 보면 치료 과정이란 환자의 생활사를 계속적으로 점점 더 많이 수집해 나가는 과정이라고도 볼 수 있습니다. 이 과정에 있어서 환자는 점점 더 깊이 있게, 또 점점 더 자세하게 자신을 묘사하게 되고, 자기의 행동이나 감정, 기억이나 반응을 점점 더 드러내게 되는 것입니다. 그래서 흔히 환자가 오랜 치료 후에 치료자에게 이야기하는 것을 들어 보면, 치료가 처음 시작됐을 때 말할 수 있었거나 말할 준비가 되어 있었거나 하는 것과는 전연 다른 경우도 많습니다.

2. 감정 표현의 조장과 애용

그런데 치료자는 면접 반응 기술(interviewing and reactive technique)에 의해서 환자로부터 정보를 끄집어낼 수 있어야 하는 동시에 또한 환자의 감정 표현을 격려하고 그 감정을 끄집어낼 수도 있어야 합니다. 즉 환자가 지금 무슨 이야기를 하고 있든 간에 거기에 수반되는 진정한 감정도 또한 표현되게끔 할 수 있어야 합니다. 이 감정 표현, 즉 치료적으로 도움이 되는 형태로 환자의 감정을 표현하게 한다는 것은 정신 치료 과정의 여러 가지 요소 중에서 극히 중요한 요소라고 할 수 있습니다. 따라서 치료자는 환자의 감정을 접할 때 편안한 느낌과 마음의 여유를 가질 수 있어야 하고, 또한 환자로 하여금 자신의 그런 감정을 마침내 돌이켜 보게 하고, 또 그 감정을 올바르게 처리할 수 있게끔 도와줄 수 있는 역량을 갖추고 있어야 합니다.

3. 각종 면접을 실시하는 능력

이것은 치료자가 여러 가지 종류의 면접을 실시할 수 있는 역량을 갖추어야 한다는 것을 말합니다. 그래야만 개개 환자의 치료적 필요성에 응할 수 있기 때문입니다. 그래서 만일 탐색적이고 표현적이고 발굴적인 정신 치료(exploratory, expressive and uncovering psychotherapy)를 할 경우에는 비구성적인 면접(unstructured interview)을 할 수 있어야 합니다. 즉 환자의 말이나 표현을 그대로 따라가고, 그로 하여금 스스로가 여태까지 잘 의식하지 못했던 점을 점점 더 의식하게끔 조장하는 비구성적인 면접을 실시할 수 있는 능력을 치료자는 반드시 갖추고 있어야 합니다. 반면에 좀더 지지적인 성질의 치료나 좀더 한정적이고 초점적인 치료를 하는 경우, 또는 치료 목적이 환자 갈등의 무의식적 본성은 그대로 유지하게 하고 그것을 의식화시키려고는 하지 않는 경우에는, 좀더 지시적이고 통제적이고 초점적이고 적극적인 면접을 실시할 수 있는 기술이 필요합니다. 이상적인 치료자라면 이 두 가지 치료법을 다 실시할 수 있어야 합니다. 즉 치료자 자신의 제한 때문에 그중 어떤 방법을 불가피하게 택하는 것이 아니라 환자의 필요성에 따라서 그 어느 방법이라도 자유롭게 실시할 수 있어야 합니다.

앞에서 치료자는 환자로부터 이야기를 끌어낼 수 있어야 한다고 했습니다만, 이렇게 이야기를 끌어내고 있는 동안 그와 동시적으로 또 한편에 있어서는 그런 이야기나 자료가 나타나면 나타나는 대로 그것을 관찰하고 있어야 하고 또 정리하고 있어야 합니다. 또 지금의 자료와 전에 나왔던 자료를 서로 상관시켜 보기도 하고, 여러 가지 연상 경향이나 연상 형태도 알아보고, 지금 이 시간에 말하는 것과 전 시간에 말했던 것과는 어떤 차이가 있는지 그 차이를 알아보기도 하고, 또 환자의 이야기를 서로 연관시켜 볼 뿐만 아니라 환자의 비언어적 행동도 서로 연관시켜 볼 줄 알아야 합니다. 치료자의 이 모든 활동이 지향하는 바는 환자의 문제나 어려움을 마침내 이해하고야 말겠다는 것입니다. 그리고 일단 그런 이해를 이루면 이번에는 그런 문제들에 치료적으로 어떻게 접근해 들어갈 것인지, 또 어떤 식으로 환자를 도와야만 그가 당면하는바 문제를 좀더 효과적으로 해결할 수 있을 것인지에 대한 방안을 강구하기 시작할 수 있습니다. 이런 활동은 앞서 설명했던 공감이라는 개념에 내포되어 있는 활동입니다. 즉 이런 활동을 통해서 치료자는 환자와 어려움을 나누어 가지면서 공감하며, 한편으로는 그것과 치료자의 역할을 분리시켜서 치료 목표의 달성을 위해 치료자의 입장에 서서 환자를 객관적으로 관찰하는 것입니다.

4. 자료의 관찰 · 정리 · 연관

5. 인간성

치료 상황에서 어떻게 처신하고 치료 상황을 어떻게 구성하느냐 하는 데 있어서 치료자가 나타내는 인간성은 환자가 그 치료자와 얼마나 안심하고 잘 통할 수 있는지를 크게 좌우합니다. 특히 이 면에서는 말보다 행동이 훨씬 더 큰 비중을 차지합니다.

(1) 시간 엄수

예를 들면 치료자가 약속한 치료 시간을 언제나 지키고 이 점에 있어서 결코 변함이 없다는 것을 시범해 보인다면 그는 환자를 한 사람의 인간으로서 존중하고 있다는 것을 나타내는 것입니다. 반면에 치료자가 시간을 지키는 데 있어서 불규칙하다거나, 주기적으로 약속을 빼먹거나, 항상 지각한다거나, 또는 자주 환자를 오래 기다리게 한다거나 하는 경우에는 그는 그 환자, 또 그 환자의 필요성, 또 그 환자의 인간성에 대해서 일종의 심리적 경멸이나 무관심을 표명하고 있다고 할 수 있습니다.

(2) 비밀 유지

다른 사람이 있는 가운데서 면접을 하느냐, 또는 환자의 비밀 유지를 마땅히 존중해서 단 둘이서만 면접을 하느냐 하는 것도 또한 중요한 요인입니다. 치료자가 환자의 기록을 그냥 내버려 두는 경우도 마찬가지입니다. 왜냐하면 환자가 그렇게 기록이 내버려져 있는 것을 보게 되면, 비록 그 기록이 그 환자에 관한 기록이 아닐지라도 환자 생각에는 "다른 사람의 기록을 저렇게 내가 보도록 내버려 둔다면 내 기록도 다른 사람이 보도록 내버려 두지 말라는 법은 없을 것"이라고 생각할 수 있기 때문입니다. 치료자가 여러 사람들이 모여 있는 가운데서 어떤 사람에게 환자에 관해서 이야기하는 경우도 마찬가지입니다. 이런 경우에는 비밀 유지라는 문제가 어렵고 복잡해질 때가 많기 때문입니다. 그런 이야기를 환자의 가족들에게 말한다든가, 그 환자를 아는 사람에게 말한다든가, 원래 그 환자를 소개했던 사람에게 말한다든가 하는 경우도 그렇습니다. 비록 그 말 자체는 아무렇지도 않은 것이고, 어떤 비밀이나 사실을 누설하는 것이 아니라 할지라도, 만일 환자가 나중에 치료자가 그랬다는 것을 알게 되면, "그 말 이외에 또 무슨 말을 했을까"라고 생각하게 될 것이고, 따라서 점점 더 비밀 유지를 믿기 어려울 것 것입니다.

(3) 일관성·인내성·포용성·신임

이 외에도 치료자의 규칙성, 치료자의 변함없는 일관성, 일이 빨리 진행되지 않더라도 인내성을 꾸준히 견지하는 것, 얼른 어떤 말을 하거나 서둘러 어떤 개입을 하지 않고 꾸준히 경청하려고 하는 자세, 비록 환자의 견해에 개인적으로는 동의하지 않고 있더라도, 또는 비록 그런 견해를 끝에 가서는 변화시키려고 마음먹고 있더라도 환자의 입장과 환자의 처지에서 사물을 이해하려고 하는 태세, 환자를 한편 믿고 신임할 수 있으면서도 한편 순진하다거나 쉽사리 속지 않는다는 것 등, 이 모든 것이 치료자로서 환자에 접촉할 때 지녀야 할 인간적인 요인으로서, 이것이 치료가 잘 진행되느냐 안 되느냐 하는 것을 결정합니다.

(4) 경험의 공유·환자 존중

이 모든 과정에서 또 하나 중요한 요인은 환자가 자기의 경험을 다른 인간과 같이 나누어 가질 수 있다는 사실입니다. 이와 같이 자기 경험을 남과 나누어 갖는다는 것은, 비록 그것이 치료자의 전문적 공감이라는 형태를 통해서만 이루어지는 것이라고 해도 그 환자에게는 중요한 지지적 요소가 됩니다. 즉 자기의 경험을 이렇게 나눔으로써 환자는 자기의 장애의 원천인 원래의 갈등에 제일 처음 직면했던 옛 시절에 홀로 느껴야만 했던 이방감이나 고립감을 이제는 감소시킬 수 있게 되는 것입니다. 그렇다고 해서 이것이 곧 환자가 이야기하는 것이면 뭐든지 치료자가 다 동의하고 받아들여야 한다는 뜻은 아닙니다. 또 환자의 느낌이나 환자가 하고 싶어 하는 것은 뭐든지 다 격려하라는 뜻도 아닙니다. 그보다는 다만, 치료자는 언제나 환자를 한 사람의 인간으로서 존중해야 한다는 것, 또 있는 바 그대로의 환자를 도울 태세가 갖추어져 있어야 한다는 것, 또 그럼으로써 정해진 치료법의 한계 내에서 좀더 효과적으로 자기 문제를 처리할 수 있도록 돕는다는 것을 뜻합니다.

이상의 모든 특징은 어떤 의미에서 보면 다 치료자의 기본적 성격의 일부이고, 인공적이거나 연극적으로 그런 역할을 수행할 수는 없습니다. 왜냐하면 그렇게 하면 환자가 조만간 그것을 느낌으로 알게 될 것이고, 그러면 낙심하거나 조종당했다고 느끼거나 심리적으로 배신당했다고 생각하게 되기 때문입니다.

(5) 연극이 아닌 진정한 성격

이상의 모든 활동이 가져다주는 중요한 효과 중의 하나는 치료자가 한 사람의 인간으로서 환자에게 이렇게 대할 수 있고 환자를 이렇게 볼 수 있다는 것이 환자로서는 자기 자신에게 그렇게 대할 수 있고 자기 자신을 그렇게 볼 수 있다고 하는 하나의 모범의 작용을 한다는 점이고, 이런 의미에서 치료자 자신이 환자에게 하나의 모범을 보이고 있다는 점입니다. 그리하여 우리가 바라는 것은 환자가 그것을 내재화하여 자기를 그렇게 볼 수 있게 되었으면 하는 것입니다. 또 이런 식으로 해서 치료자는 환자에게 인간 일반의 원형(prototype)을 보여 줌으로써 봉사하고 있는 것이라고 할 수 있습니다. 또 그러면 이제 치료자는 환자가 예상하고 있는바, 배척이나 비난의 공상이라는 것이 과연 그가 자기 문제를 홀로 직면했을 때 생각했던 것처럼 정말 현실에 뿌리박고 있는 것인지 의문을 제기하기 시작할 수 있는 것입니다. 그리고 또 치료자는 그의 가장 이방(異邦)적이고 고통스러운 장애까지도 다 공감할 수 있고 한편 객관적으로 관찰할 수도 있다는 사실, 또 그것을 마땅히 해결해야 할 인간적인 문제로 보고 거기에 파고들어 갈 수 있다는 사실도 또한 환자로 하여금 그처럼 하도록 격려해 주는 것이 되고 자기 문제를 치료적 인목을 가지고 대할 수 있도록 북돋아 주는 것이 됩니다.

(6) 모범

치료 과정 전반에 걸쳐서 치료자가 담당하는 또 하나의 중요한 기능은, 치료사는 자신을 환자의 전이 대상이 되도록 한다는 것입니다. 즉 환자가 치료자 자기를 그의 전이 대상으로 삼는 것을 그대로 허용한다는 것입니다. 전이에 관해서는 나중에 자세하게 설명하겠습니다만, 본질적으로 말해서 현재 자기 생활 주변에 있는 사람들을 마치 과거의 사람들과 같은 특징을 가진 사람인 양 지각하게 되는 경향이 이런 전이 반응의 토대가 됩니다. 그래서 환자는 치료자를 대할 때 여러 가지 반응, 감정, 욕망, 공포, 방어, 기대 등을 경험하게 될 것인즉, 이것은 자신의 어린 시절에 중요했던 사람들과 관계했을 때 특징적으로 나타냈던 감정이나 욕망이나 방어 등과 같은 것입니다. 그래서 현재 상황에서 나타날 때 그것은 흔히 적절하지 못한 것이 되고 현재 관계의 현실을 무시하는 것이 되기가 쉽습니다.

6. 전이 대상으로서의 허용

(1) 불안 없이 대함

나중에 치료의 전략을 논할 때 자세히 설명하겠습니다만, 치료자가 환자의 이 같은 전이 반응을 어떻게 다루고 어떻게 대처하느냐 하는 방식은 매우 중요한 것으로서, 치료법에 따라서 각각 차이가 있습니다. 그러나 근본적으로 말해서 치료자가 환자에 의해서 이런 식으로 사용되어도 거기에 대해 불안을 느끼거나 방어적으로 되거나 어떤 감정 반응을 나타내거나 하지 않고, 그대로 그렇게 사용될 수 있게 한다는 것은 치료자로서 갖추어야 할 매우 중요한 역량으로, 이는 치료자가 치료자 자신을 치료적으로 사용하는 데 있어서 극히 중요한 요소입니다.

(2) 전이를 통한 환자 이해

또한 이 같은 전이 반응을 매개로 해서 치료자는 환자와 다른 사람과의 관계는 어떤 것인지, 또 환자가 다른 사람에게 어떤 반응을 하는지를 이해할 수 있고, 그것에 관해서 정보를 얻을 수 있는 절호의 기회를 갖게 되는 것입니다. 환자가 자기의 부인이나 고용주, 친구나 자식, 또는 부모 등과의 관계나 상황을 이야기할 때는 치료자로서는 그런 사람에 관해서 환자가 보고하는 것이 과연 객관적인 것인지를 정확히 판단할 길이 없고, 그런 사람에 대한 환자의 반응이 정상적인지 신경증적인 것인지 평가할 수도 없습니다. 왜냐하면 앞서 설명한 것처럼 치료자는 그런 사람들과는 접촉하지 않기 때문입니다. 또 설사 접촉했다손 치더라도 그 사람들은 치료자와 만날 때는 환자와 단둘이 있을 때와는 다르게 행동할 가능성이 많을 것입니다. 그러나 직접적으로 치료자에 대해서 환자가 다른 사람에게 한 것과 비슷한 반응을 하거나 비슷한 감정을 느끼거나 또는 그렇다고 이야기하는 경우에는 치료자는 적어도 이 상호작용의 반면, 즉 이 상호작용에서 치료자 자신이 차지하는 역할을 이해할 수 있고 관찰할 수 있는 기회를 갖게 됩니다.

그래서 만일 환자가 치료자에게 "당신은 나한테 화를 냈다", "내가 하는 일을 보고 안 된다고 하고 있다", "나한테서 싫증을 느끼고 있다", "나한테서 자극받았다", "나를 배척하고 있다"라고 비난하는 경우에, 치료자는 그 당시 자기가 어떤 생각이나 느낌을 가졌었는지 자기 자신을 관찰했을 것인 만큼 환자가 지각하는바 치료자가 느끼고 있다는 것과 치료자가 의식하는바 스스로 느꼈던 것을 서로 비교해서 점검해 볼 수 있는 기회를 갖게 됩니다. 그래서 그런 자기 관찰과 점검의 결과로 미루어 볼 때, 만일 환자의 생각이나 지각이 맞았거나 상당히 정확했던 것으로 판명되는 경우에는 치료자는 거기에 따라서 자기의 행동을 수정하거나 변화시킬 수가 있습니다. 반면에 그것이 옳지 않았거나 적절하지 못했거나 또는 지나치게 과장되었던 경우에는 치료자는 이제 그 환자가 다른 사람의 반응을 어떤 식으로 왜곡하는지, 즉 환자 자신의 내적 경험과 감정과 보조를 맞추기 위해서 자기에 대한 다른 사람의 반응을 어떤 식으로 왜곡하는지를 알 수 있게 됩니다. 그리고 치료자에 대한 환자의 그런 감정이나 생각은 그가 치료 시간 밖에서 다른 중요한 사람들에 대해서 느꼈다고 치료자에게 보고하는 것과 비슷한 경우가 많을 것이라는 것을 가정할 수 있습니다. 다시 말해서 치료 시간 안에서 직접 일어나는 것과 환자가 치료 시간 밖에서 다른 사람과의 관계에서 일어난다고 보고하는 것을 서로 비교해 봄으로써 치료자는 전이 반응을 통해 환자를 이해할 수 있고, 또 환자와 다른 사람과의 관계를 이해할 수 있게 되는 것입니다.

그리고 또 흔히 치료자가 환자에 대해서 싫증을 느끼거나, 화가 나거나, 참을 수 없거나, 자극받거나, 객관성을 잃고 환자 세계에 너무 끌려드는 경우에는 자신의 그런 반응을 방편으로 삼아서 환자가 치료 시간 외에 다른 사람과 어떻게 관계하려고 하는지, 또 환자의 그런 행동이 다른 사람들에게 어떤 영향을 주는지를 이해할 수 있게 되는 경우가 많습니다. 다시 말해서 "나한테 이런 감정을 불러일으킨 것을 보니, 남한테도 그런 감정을 불러일으킬 가능성이 많다"라는 식으로 추리함으로써 치료자는 환자의 대인 관계의 방식을 일층 깊이 있게 이해할 수 있다는 것입니다.

7. 요약

· 인간적 자질

· 전이 대상으로서의 역량

이상의 모든 일은 물론 치료자에게 많은 것을 요구하고 있다고 할 수 있습니다. 그러나 치료 상황의 이 두 가지 요소, 즉 치료자의 인간적 자질과 그것이 치료 과정에서 그가 실제 무엇을 하고 어떻게 행동하느냐 하는 현실에 반영된다는 것, 그리고 전이 반응을 그대로 허용하는 역량, 즉 일상 관계에서 환자가 그런 행동을 했을 때 우리가 보통 반응하는 것처럼 반응하지 않고 치료 과정에서는 치료자가 자기를 환자가 사용하도록 허용하는 역량을 갖추고 있다는 것, 이런 치료자의 인간적 자질과 그 현실적 반영, 그리고 전이의 대상이 되어 주는 역량이야말로 치료 과정의 전개를 좌우하는 중대한 두 요소라고 할 수 있습니다. 그리고 치료자의 이 두 가지 자질이야말로 환자에게 어떤 것과도 다른 독특한 경험을 갖게 하는 것으로서, 바로 이것이 환자의 친구나 가족이나 다른 어떤 조언자와 치료자의 근본적인 차이점이고 치료 과정에서 치료자를 불가결의 요소로 만드는 것입니다.

구체적인 치료 개입

이것 외에도 환자와의 대면에서 치료자가 사용할 수 있는 좀더 전문적이고 기술적인 개입 방법이 여러 가지 있습니다. 이것은 좀더 좁게 전문적 · 기술적으로 보아서 역시 치료자가 갖추어야 할 치료 기술의 일부라고 할 수 있습니다. 이 여러 가지 기술은 하나의 스펙트럼을 이루고 있다고 가정할 수 있고, 또 이것은 어느 한 순간의 대면에서나 어느 한 시간의 치료에서나 간에 여러 가지 비중으로 또 여러 가지로 결합해서 사용할 수가 있습니다.

1. 경청

우선 가장 능동적이지 않은 기술부터 시작한다면, 첫째로 치료자가 말없이 듣고 있는 활동(silent listening)을 들 수가 있습니다. 이것은 이미 설명한 것처럼 비록 겉으로 말은 없다고 해도 듣고 있는 치료자의 마음속에서는 수많은 정신활동이 일어나고 있다고 하였습니다.

2. 질문

둘째로 환자가 어떤 이야기를 일단 했을 때 치료자가 거기에 관해서 그 이상의 정보를 얻고자 환자에게 청하는 경우입니다. 이는 보통 그 이야기에 관해서 환자에게 물어보는 것과 같은 질문 형식을 취할 때가 많고, 또 때로는 환자에게 좀더 자세하게 말해 달라는 식의 요청 형식을 통할 때도 있습니다.

3. 직면

다음으로는 직면(confrontation)이 있습니다. 이것은 환자로 하여금 그 자신의 어떤 면과 직면하게 한다는 뜻입니다. 다시 말해서 치료자가 환자에게 어떤 것을 지적해 주는 행위를 말하는데 이는 그로 하여금 그것에 주목할 수 있게끔 하기 위해서입니다. 이것은 치료자가 관찰했던 환자의 비언어적 행동일 수도 있습니다. 예를 들면 "당신은 오늘 신경이 곤두서 있는 것 같군요", "지금 금방 눈물이 나올 것처럼 보이는군요", "오늘은 보통 때와는 다른 옷차림을 했군요", "지금 그 말을 하면서 주먹을 불끈 쥐고 있군요" 등과 같은 것을 환자에게 지적해 주는 경우입니다. 또 치료자가 관찰했던 환자의 말이나 이야기를 그에게 직면하게 할 수도 있습니다. 예컨대 그의 연상의 형태나 경향이 어떻다는 것을 지적해 준다든가, 이야기의 주제를 중간에서 갑자기 바꾸었다는 사실을 지적해 준다든가, 또는 말하는 음성이 변했다는 것을 지적한다든가 하는 경우입니다. 또 뻔한 것을 빠뜨리고 말하지 않는다든지 어떤 면을 자꾸 회피하는 것처럼 보인다든지 하는 경우에도 그것을 직면시킬 수가 있습니다. 다시 말해서 치료자는 어떤 것에 관해서 환자의 주의를 환기시키는 것인바, 그것은 환자에게는 쉽사리 의식될 수 있는 성질의 것이지만, 한편 치료자의 생각으로는 중요하다고 여겨지고 또 더 한층의 주의와 관찰을 요한다고 여겨지는 그런 것을 지적하는 것입니다.

4. 해석

다음으로 이보다 더 적극적으로 개입하는 방식은 해석을 해 주는 것입니다. 이것은 치료자가 환자에게 본인의 어떤 행동이나 사고, 감정이나 생각 등을 지적해 주는 것이로되, 거기에 더해서 그런 생각이나 감정이 본인에게 어떤 의미를 지니는지 그 의미에 관한 치료자 나름의 추리 또한 제시해 주는 것을 말합니다. 또 때로는 그런 생각이나 감정은 본인 또는 본인의 문제와 어떤 연관성을 갖고 있을 것이라는 점을 지적해 줄 때도 있습니다. 즉 본인이 여태껏 생각해 보거나 의식한 적이 없는, 그와 같은 연관성을 지적해 줄 때도 있다는 것입니다. 치료자가 환자를 이해하기 위해서 여러 가지 활동을 한다는 것을 앞서 논했습니다만, 치료자가 해석을 할 때는 우선 그런 여러 가지 활동을 하여 환자가 과연 어떤 사람인지 치료자로서 생각을 정립하고 이해를 이룰 수 있어야 합니다. 그러고 나서 그런 이해를 바탕으로 해서 환자로 하여금 그 자신이 여태까지 의식하지 못했던 것을 의식할 수 있게끔 하는 것입니다. 이 해석의 과정에 관해서는 나중에 좀더 상세하게 논하기로 하겠습니다.

5. 지시와 판단

해석보다 더 적극적인 개입 방식은 환자에게 어떤 지시를 하거나 지시적 제안을 하는 것입니다. 치료자 자신의 의견이나 태도를 밝힘으로써 그것을 환자가 택하도록 지시하거나 제안할 때도 있고, 또 "그런 상황에서는 이러이러한 감정을 느낄 수 있다", "느껴야만 한다", 또는 "이러이러한 행동을 할 수 있다"라는 식으로 환자에게 지시하거나 제안할 수도 있습니다. 이 같은 적극적인 제안이나 가치 판단이나 지시는 매우 온건하고 잠정적인 것부터 매우 절대적이고 극히 명령적인 것까지 여러 가지가 있을 수 있습니다. 그중 어느 정도의 강도로 이런 개입을 하느냐 하는 것은 치료 전략과 치료 목표에 따라서 각기 다른데, 이 점에 관해서는 나중에 설명하기로 하겠습니다.

6. 통제와 대행

이상과 같은 개입 방식의 스펙트럼에 있어서 가장 적극적인 것은 환자 자신이 어떤 행동, 어떤 판단, 어떤 통제를 해야 할지 잘 모르고 있는 경우에 치료자가 매우 적극적으로 개입함으로써 최소한 일시적이나마 환자를 위해서 그런 기능을 대신해 주는 경우라고 할 수 있습니다. 예를 든다면 환자의 외부 환경을 변화시킬 필요가 있다고 판단될 때 치료자가 그 환자의 배우자나 고용주와 직접 대면하는 경우가 그렇습니다. 또 치료자가 환자를 병원에 입원시켰다고 할 때, 이제 그 병원 안에서 치료자가 그 환자에게 통행출입증을 발부할 수 있는 것일까, 또 활동은 어떤 활동을 시킬 것인가 하는 것을 결정하게 되는 것도 그런 경우입니다.

만일 환자가 폭력적이어서 자타에 위험 부담이 되고 스스로는 그 문제 행동을 통제하지 못할 경우에는 치료자가 심지어 그 환자의 신체 행동을 통제하는 지경에까지 달할 때도 있습니다.

개입의 다양성과 제 치료법

다시 말해서 치료자가 할 수 있는 개입의 범위는 극히 광범위합니다. 그리고 환자에게 어떤 식으로 접근하고 또 개입할 것인가 하는 개입 방식의 선정 문제는 치료자가 치료 과정에 대해서 전체적으로 어떤 식의 역동적 이해를 이룩했는가, 설정된 치료 목표가 무엇인가, 또 그 목표를 달성하기 위해서 어떤 치료법을 채택했는가에 달려 있는 것으로서, 거기에 따라서 개입 방식이 각기 달라지는 것입니다.

그러나 한편 이 같은 여러 가지 개입 방식을 통해서 치료자는 치료의 진행 과정에서 환자가 제시하는 여러 가지 자료를 통제할 수 있고, 또 그 방향을 좌우할 수도 있는데, 이것 또한 환자와 같이 일해 나가는 중에서 치료자가 해야 하는 많은 활동 중에서 극히 중요한 부분을 차지합니다.

예를 들면 직접으로 또는 간접으로 어떤 시사나 제안을 한다든가 강화를 준다든가 하는 방법을 사용함으로써 치료자는 환자의 문제 영역 중에서 치료자가 보기에 가장 적합하다고 생각되는 문제를 선정해서 그 문제에 대해서 환자의 생각이나 반응이 집중되도록 할 수가 있는 것입니다. 물론 이것은 치료자와 환자가 당초에 같이 일해 나가기로 정한 문제의 범위 내에서 그렇다는 뜻입니다. 또 환자는 치료 경험의 결과로 말미암아 치료 시간 중에 퇴행할 때가 있습니다만, 치료자의 개입 방식 여하에 따라서 그런 퇴행의 속도나 정도를 통제할 수가 있고, 또 그럼으로써 환자가 치료 시간 중에 제시하는 이야기나 자료의 종류도 통제할 수가 있습니다. 또 환자가 제시하는 자료에 대해서 치료자가 어떤 반응을 보이는가 하는, 그 반응의 종류에 따라서 치료자는 환자 자신에게 여태까지 무의식적이었던 생각이나 감정이 이제 겉으로 출현하도록 조장할 수도 있고, 또 그 반대로 그런 자료가 의식화되지 않고 무의식적 수준에 머물도록 할 수도 있습니다. 또 치료자가 환자가 자신의 전이 반응을 의식할 수 있기를 원하는 경우에는 치료 장면에서 그런 전이 반응이 나오기 시작할 때 거기에 대해서 어떤 식으로 응하느냐 하는 그 개입 방식 여하에 따라서 그렇게 할 수가 있습니다. 또 이와 반대로 개입할 수도 있습니다. 즉 치료자의 반응 방식 여하에 따라서는 그런 전이 반응을 환자의 무의식 속에 머물게 하고, 그것이 활성화되어서 본인에게 의식되지 않도록 피할 수도 있습니다.

바로 이와 같은 이유 때문에 환자의 자료에 대한 치료자들의 관찰 결과가 각 학파에 따라 제각기 다르게 나오는 것입니다. 그리고 또 이와 같은 요인이 작용하기 때문에 각 학파의 치료자들이 자기들의 임상 경험을 제각기 확신하게 되고, 따라서 그것을 토대로 해서 자기들대로의 임상적 · 치료적 이해나 이론을 구축하는 것입니다.

결어

그러나 이상적인 정신 치료라고 할 것 같으면 치료자는 이 같은 요인들을 다 이해할 수 있어야 하고, 또 그런 요인들이 치료 과정의 전개에 어떤 식의 영향을 주는지도 다 이해할 수 있어야 하고, 그럼으로써 환자에게 어떤 식으로 반응할 것인지를 확실하게 결정 지을 수 있어야 합니다. 즉 치료자가 택할 수 있는 반응이나 개입의 종류는 아주 다양하다는 것, 또 그 효과나 영향도 각기 다르다는 것을 잘 인식해서, 그런 인식의 토대 위에서 환자가 제시하는 자료에 대해서 어떤 반응이나 개입을 할 것인지 확실한 결정을 내려야 한다는 것입니다. 즉 치료자가 최종적으로 선정한 반응 방식이나 개입 방식은 그의 치료 계획의 전반적 전략에 따라서 결정되어야 하고, 설정된 치료 목표의 달성에 적합하게끔 선정되어야 합니다. 이것은 다른 말로 해서 치료적 개입이나 반응을 정할 때는 그 환자에게 최선이 되는 것을 기초로 해서 정해야 한다는 뜻입니다. 즉 그 환자에게 최선의 것이 되는 것이 바로 개입 방식의 선정 기준이 되어야 한다는 말입니다. 그렇게 함으로써 바라건대, 각 환자마다 그 환자의 필요성과 그 환자의 잠재 역량에 알맞은 접근 방식을 택할 수 있게 되고, 또 그것을 일관성 있게 밀고 나갈 수 있었으면 하는 것입니다. 이 같은 치료 과정의 전반적 전략과 또 그것을 어떻게 구체적으로 구현시킬 수 있는가 하는 방법에 관해서는 다음에 알아보기로 하겠습니다.

제4장

통찰 치료와 지지 치료

서론

1. 치료 전략
2. 치료 전술
3. 전술 → 전략 → 목표 → 적응증

치료 목표

1. 목표 설정의 중요성
2. 지지 치료의 목표 스펙트럼
   · 대부분은 지지 치료가 적합함
3. 통찰 치료의 목표 스펙트럼

지지 치료와 통찰 치료

1. 지지 치료 : 의식
2. 통찰 치료 : 무의식

통찰 치료의 전략

1. 방어를 지적함으로써 갈등을 불러일으킴
2. 중립성으로써 전이를 조장함
3. 전이 반응과 기타의 대인 관계의 유사성을 인식하게 함
4. 전이 충족의 절제를 통해서 갈등을 체험하게 함
5. 가치판단의 중립성으로 초자아를 수정하게 함
6. 신상 불명으로 동일화를 막음
7. 증상 제거의 이차성
   · 목표 수준과 전략 적용의 정도

지지 치료의 전략

1. 의식적 문제
2. 증상 제거의 일차성
   · 방어의 유지 또는 강화로 역동 균형을 재확립하게 함
3. 전이의 무의식화와 전이 충족
4. 압력 방어를 위한 현장 개입
5. 모범 제시
   · 중립성과 신상 불명성이 필요 없고, 능동적으로 상벌을 사용함

요약

1. 지지 치료
2. 통찰 치료

임상 예

1. 부인과의 문제
   (1) 치료의 스펙트럼에 따른 각종 개입
   (2) 전이의 처리 방식
   (3) 강화
2. 자위행위에 대한 개입 방식
3. 감정에 대한 개입 장식
4. 면접 빈도에 관한 개입 방식
5. 약속 취소와 전이의 처리
5. 긍정적 전이 감정에 대한 개입 방식
7. 부정적 전이 감정에 대한 개입 방식

전략의 변경

1. 의도적 변경
2. 무차별적 전략의 결과
3. 전략 확정이 어려울 때는 통찰 치료로 시작

결어

서론

1. 치료 전략

정신 치료의 전략(strategy)과 전술(tactics)을 논하기 앞서 이 술어를 정의하는 것이 좋겠습니다. 전략은 치료 목표를 달성하기 위해서 어떻게 치료해 나갈 것이고 어떤 치료법을 사용할 것인지에 대해 치료자가 세운 전반적 계획과 관련된 것입니다. 치료 목표는 어떤 것이고, 또 그 목표는 어떻게 수립할 것인가에 관해서는 다음에 논하기로 하겠습니다. 여하간 치료 착수에 임해서 치료자는 개개 환자마다 전반적인 치료 목표를 확실히 세워 두어야 하고, 환자와의 상호작용에서 무엇을 달성할 것인지에 관해 미리 명확한 생각을 가지고 시작해야 합니다. 그러니까 전략은 목표 달성을 위해서 치료자가 사용하는 일반 원리라고 말할 수 있습니다.

2. 치료 전술

여기에 비해서 전술은 치료자가 하는 하나하나의 개입(intervention)을 말하는 것입니다. 즉 치료자가 하는 하나하나의 말이나 행동, 환자가 제시하는 자료에 대해서 치료자가 그중 어떤 것에는 응하고 어떤 것은 무시하는 것, 치료자가 개입하는 방식, 또 그 개입의 형태 등등은 다 전술입니다.

3. 전술 → 전략 → 목표 → 적응증

이 같은 개개의 개입, 즉 치료자의 전술은 환자에게 적용하고자 하는 전략에 의해서 결정되어야 하고, 또 그 전략과 일관성을 갖는 것이라야 합니다. 치료자는 이 두 개념의 관계를 명확히 이해해야 합니다. 그래서 일단 전략을 확실히 세울 수 있다면 개개의 전술은 그 전략에 따라 자연히 결정되어야 하고, 또 그 전략과 일관성을 지녀야 합니다.

한편 치료자가 환자를 대할 때 어떤 전략을 택할 것인가 하는 전략 선정의 문제는 치료 계획을 수립할 때 치료자가 세운 치료 목표에 따라서 결정되고 좌우됩니다. 그런데 치료 목표 또한 여러 가지가 있는 만큼, 치료자는 이런 목표들이 하나의 스펙트럼을 이루고 있다는 것을 인식해야 하고, 따라서 환자마다 그중에서 어느 하나의 치료 목표를 선정해야 한다는 점을 알아야 합니다. 그리고 그 목표 선정은 우리가 하기로 작정한 치료법에 대한 환자의 적응증(indication)에 근거를 두는 것이어야 합니다. 이 같은 적응증, 즉 어느 하나의 치료법에 대한, 또 그 치료법이 암시하는바 치료 목표에 대한 환자의 적응증에 관해서는 다음 녹음에서 논하기로 하겠습니다.

치료 목표

1. 목표 설정의 중요성

여하간 환자를 치료할 때는 언제나 치료 목표를 염두에 두는 것이 좋습니다. 그렇다고 해서 제반 상황이 달라졌는데도 설정된 목표를 한사코 고수해야 한다는 뜻은 아닙니다만, 어느 하나의 치료를 진행시키고 있는 동안에 치료 목표를 변경하고자 할 때는 그것을 치료자가 의식해서 합리적으로 결정해야 한다는 말입니다. 그 환자를 위해서 어떤 것이 더욱 적절한지를 평가해서 의식적으로 목표를 변경해야 한다는 뜻입니다. 그럼으로써 함부로 변경이 된다든가, 환자에 대한 치료자의 접근 방식에 상호 모순이 생긴다든가 하는 사태를 막아야 합니다.

정신 치료를 할 때 흔히 역경에 처하게 된다든가, 때로 파열적인 곤란한 결과를 빚게 된다든가, 또는 도무지 치료를 종결시킬 수 있는 전망이 서지 않고 질질 끌기만 한다든가 하는 경우가 있습니다만, 이것은 애당초 치료자가 치료 목표를 확실하게 세우지 않았고, 따라서 목표 달성을 위한 전략도 애당초 세우지 않았기 때문에 그런 사태를 빚게 된 것입니다. 또 치료자가 처음부터 치료 목표를 확실하게 세우지 않고 치료를 시작했을 경우에는 서로 상호 모순이 되는 여러 가지 치료법을 동시적으로 사용하거나 또는 번갈아 가면서 사용하게 되는 경우가 흔히 생깁니다. 예를 들면 저한데 치료상의 문제로 자문을 청하러 오는 치료자들 가운데는 지금 자기의 환자에 대해서 지지적 정신 치료를 하려고 하는데도 그 환자의 오이디푸스콤플렉스에 관해서 해석을 좀 해 주면 그의 불안을 덜 수 있지 않을까 하는 문의를 해 오는 경우가 있습니다. 앞서 말씀드린 것처럼 이 같은 종류의 결정을 내릴 때는 우선 치료자는 정신 치료에 여러 가지 형태의 치료법이 있다는 사실을 인식해야 하고, 그러므로 어느 환자를 치료할 때는 그중에서 어느 하나의 치료법을 택해야 한다는 점을 인식해야 합니다.

2. 지지 치료의 목표 스펙트럼

그중에서 가장 지지적인 치료의 경우에는 환자로 하여금 단지 지금 이상의 심리적 붕괴를 일으키지 않도록 하는 것을 치료 목적으로 삼을 때가 있고, 또는 때로는 정신병원에 입원해야 할 사태를 방지하는 정도로만 치료하는 것을 목적으로 삼을 때도 있습니다. 예를 들면 만성정신병을 앓고 있는 환자의 장애의 근본적인 해결은 매우 어렵다고 여겨지는데, 한편 더 이상 악화하면 스스로에게나 가족에게 심한 지장을 초래할 우려가 있을 때가 그렇습니다. 또 여기에 해당하는 경우로는 여태까지 신경증 수준의 기능을 유지해 왔던 어떤 환자가 그 수준에서 일층 더 붕괴했을 때, 그 치료 목표로서 그 같은 급성적 붕괴가 시작되기 전의 종전 수준까지만 회복되도록 하는 것을 목적으로 삼는 경우입니다. 이런 종류의 치료를 할 때는 그 치료 목표가 제한되어 있다는 점, 즉 치료를 받고 난 후에도 환자는 계속 만성적으로 무능력할 것이라는 점을 미리 인식해야 합니다. 물론 우리의 역할은 그 환자로 하여금 자신의 장애나 어려움에 대해서 되도록 핸디캡 없이 또 되도록 고통을 덜 받고 적응할 수 있게끔 힘써야겠습니다만, 한편 그보다 높은 목표를 세우고 치료한다는 것은 적합하지 않다는 점을 인식해야 합니다.

이것보다 좀더 높은 치료 목표를 세울 수 있는 경우로는 인생에서 어떤 위기를 겪고 있는 환자의 경우라 할 수 있는데, 이럴 때의 치료 목표는 그로 하여금 그런 위기를 극복해 나가도록 도와주는 것입니다. 그런 위기는 환자의 내부적인 심리적 요인 때문에 야기되는 경우도 있고, 또 환자 생활상의 외부적인 사건 때문에 야기되는 경우도 있습니다만, 여하간 그런 위기를 극복하도록 하는 것이 목표가 된다는 말입니나. 이런 예로서는 어떤 사람이 매우 가까운 사람을 최근에 상실했는데, 그 사람으로서는 그것이 매우 심한 상실이었기 때문에 그 같은 상실에 대한 통탄스러운 감정이나 기타 감정을 충분히 경험하고 해결하려면 치료자의 도움이 필요한 경우라고 할 수 있습니다.

또 환자가 제시하는 표출 증상만을 감소시키거나, 때로는 완전히 그것을 제거하는 것을 치료의 목표로 삼는 경우도 있습니다. 그러나 이는 겉으로 표출된 증상의 감소 내지 제거에만 주안점을 두는 것으로서, 그럼으로써 환사의 고통을 덜어주고 기능 개선을 기하기는 하지만, 그 이상의 치료 목표는 설정하지 않습니다.

여태까지 논한 치료 목표는 모두 지지 치료의 범주에 속하는 목표입니다. 그리고 저는 대부분의 정신 질환이나 정신 장애는 이 같은 지지 치료의 전략과 목표를 설정함으로써 적절하게 치료될 수 있다고 믿습니다.

·대부분은 지지 치료가 적합함

3. 통찰 치료의 목표 스펙트럼

그러나 치료법의 스펙트럼에 있어서 다른 한편에는 여러 가지 종류의 통찰적 정신 치료와 분석적 정신 치료가 있습니다. 이런 치료를 하는 경우에 치료자는 치료 목표를 수립할 때 환자로 하여금 어느 정도의 범위와 심도로 자신을 의식하게 할 것인지를 우선 결정해야 하고, 또 얼마만큼 변화를 일으킬 것인가 하는 변화의 범위와 심도도 우선 결정해야 합니다.

이 같은 통찰 치료의 목표로는 첫째로 비교적 표면적인 이해만을 목적으로 하는 경우를 들 수 있습니다. 즉 환자가 지금의 상황과 대인 관계에서 자기가 현재 어떤 행동을 하고 있고, 어떤 감정을 느끼고 있는지를 이해하도록 하는 데 그치고, 이 같은 현재의 행동이나 감정을 그의 과거의 심리 상태나 행동 형태에로 연결시키려는 시도는 별로 하지 않는 경우입니다.

이것보다 좀더 높은 목표는 치료 구역을 정하고 시작하는 정신 치료로서, 구역적 정신 치료(sector psychotherapy)라고도 합니다. 환자에게 제일 큰 어려움을 자아내는 갈등을 하나 골라내서 그것에만 역점을 두고 환자로 하여금 그 갈등의 결정 인자를 탐색하고 이해할 수 있도록 도움을 주되, 그것과 연관이 없는 다른 어려움이나 다른 갈등은 의도적으로 손대지 않고 그대로 내버려 두는 경우입니다.

이보다 더 희망을 거는 치료 목표는 환자가 좀더 깊게 또 좀더 넓게 이해하도록 도와주는 것입니다. 이것은 비단 현재의 갈등이나 현재의 어려움을 이해하게 하는 것뿐만 아니라 그 같은 현재의 문제가 자신의 과거의 행동 방식에서 발단되었다는 것까지도 이해하게 하고, 또 더 나아가서 아직도 해결하지 못했던 과거의 갈등 중 얼마간은 해결하게 하고, 그럼으로써 그 같은 과거의 갈등이 현재의 생활에 미치는 영향을 줄이려는 것입니다.

이보다 더 깊은 것은 완전한 통찰 치료의 목표입니다. 이것은 신경증적 갈등을 해결하는 것뿐만 아니라 기본적인 인격 특징과 성격 구조의 재조직과 변화를 도모하는 것으로서 내적 갈등의 완전하고도 영속적인 해결을 목표로 합니다.

모든 치료법 중에서 가장 철저한 치료는 정신 분석입니다. 정신 분석의 치료 목표는 어릴 때의 심리 상태와 갈등에 관해서 가장 넓게 또 가장 깊게 이해하고 해결을 도모하는 것입니다. 그러나 하나의 치료법으로서 정신 분석 자체는 여기서 다루지 않겠습니다.

지지 치료와 통찰 치료

이상의 스펙트럼의 양극단, 즉 완전히 지지적인 치료와 완전히 통찰적인 치료는 상호간 명확하게 구별될 수 있고, 그 전략도 각각 완전히 다릅니다. 그러나 이 스펙트럼의 중간에 가까이 가면 갈수록 그 구분이 점점 확실하지 않고, 때로는 서로 상당히 중첩되기도 합니다. 그러나 여기서는 명확한 설명을 하기 위해서 이 스펙트럼의 양극단을 대조하여 논하기로 하겠습니다. 물론 우리는 이런 논의가 다소 인공적이라는 것, 또 너무 단순화시켰을지도 모른다는 것, 그리고 중간에 위치한 치료법을 충분하게 설명했다고는 볼 수 없다는 점을 인식해야 합니다.

1. 지지 치료 : 의식

대체로, 지지(支持) 치료는 환자의 심리적 생활 중에서 그가 이미 의식하고 있는 요소만을 다루며, 의식하고 있지 않은 심리적 갈등이나 장애를 의식시키려고는 하지 않습니다.

2.통찰 치료 : 무의식

반면에 통찰(洞察) 치료는 이 술어가 시사하는 바와 같이, 환자로 하여금 자기가 당초에 자기를 인식하고 있었던 것 이상으로 자기 자신을 의식할 수 있도록 도모합니다. 즉 여태까지 자신이 모르고 있었던 자기의 심리 생활의 어떤 면이나 적응 생활의 어떤 면이나 행동 방식의 어떤 면 등을 의식하게 하는 것이 통찰 치료의 중요한 목표입니다. 그러면 얼마만큼 의식하게 할 것인가, 즉 얼마나 폭넓게 또 깊이 있게 자기 통찰과 자기 이해를 이루게 할 것인가 하는 것은 바로 전에 설명한 치료의 목표에 따라서 좌우됩니다. 통찰 치료의 기본 전제는 환자가 과거에는 자기 속에 있다는 것조차도 몰랐던 자신의 심리 생활의 무의식적인 국면을 더 많이 의식하면 의식할수록, 이차 과정에 의한 합리적 의식적 사고와 합리적 의식적 선택을 적용시킴으로써 지신의 갈등과 장애를 해결할 수 있는 기회가 많아진다는 것입니다.

통찰 치료의 전략

1. 방어를 지적함으로써 갈등을 불러일으킴

따라서 통찰 치료의 전략은 첫째로 환자 속에 자리 잡고 있는 무의식적 갈등을 불러일으키는 것입니다. 즉 치료자는 환자의 갈등을 동원할 줄 알아야 합니다. 그런데 이럴 때는 환자가 견딜 수 있을 만큼만 동원해야 합니다. 즉 환자가 견딜 수 있는 정도로 조금씩 조금씩 갈등을 불러일으키며, 또 차츰 더 많이 또 더 깊게 갈등을 불러일으키는 것인데, 그 최종 범위와 심도는 당초의 치료 목표에 따라 정해집니다. 환자 자신은 여태까지 이런 갈등을 의식하지 않기 위해서 어떤 방어 기제를 사용해 왔던 것인 만큼, 그와 같은 갈등을 불러일으키기 위해 우선 치료자는 환자에게 그 같은 방어가 자기 속에 있다는 것과 또 그 방어의 성질이 어떻다는 것을 지적해 주어야 하고, 그럼으로써 환자가 그것을 인식할 수 있도록 도와주어야 합니다. 여기서 우리가 바라는 것은 환자가 이런 방어 기제를 의식하게 됨에 따라 이제 그것의 사용 필요성을 덜 느끼게 되리라는 것, 그리고 따라서 여태 이런 방어 기제를 사용하여 회피해 온 자신의 갈등이나 문제들을 차차로 의식하게 되리라는 것입니다. 이 경우에 물론 때로는 다소간 고통스럽기도 하고, 일시적으로 불안할 때도 있지만, 대체로 참을 수 있을 정도로 그 갈등이 환자 마음속에서 서서히 부각되어 의식될 수 있으리라는 것입니다.

2. 중립성으로써 전이를 조장함

통찰 치료의 또 하나의 전략은 치료자가 환자에 대해 중립적 태도를 견지하는 것입니다. 이는 중립적인 참여 관찰자의 태도를 뜻하는 것으로, 때로 다소의 기복은 있으나 주어진 일정한 한계 내에서 치료자의 행동을 비교적 일정하게 견지한다는 의미입니다. 치료자가 중립적 태도를 견지하면 환자가 치료자에게나 치료 장면에 대해서 여러 가지 종류의 전이 반응을 하게 될 가능성이 많아집니다.

3. 전이 반응과 기타의 대인 관계의 유사성을 인식하게 함

그리고 이 전이 반응이 또 하나의 전략 요소가 됩니다. 즉 치료자에 대한 환자의 여러 가지 반응과 두 사람 간의 상호작용이 치료의 주된 관심사가 되는 것입니다. 그래서 치료자는 치료자 자기에 대한 환자의 이 같은 반응을 하나의 원형으로 삼아, 이 원형을 통해서 환자가 현재와 과거의 대인 관계의 문제점을 인식하도록 하는 것입니다. 즉 치료자에 대한 환자 자신의 반응이나 감정이 현재 자기 주변에 있는 중요한 사람들에 대한 자신의 반응이나 감정과 어떤 점에서 유사한지를 정서적으로 뜻깊게 체험하게 하고, 나아가서 그것은 원래 과거에 형성되었던 대인 관계를 현재에서 반복하고 있다는 점 또한 깊이 체험하게 하는 것입니다.

4. 전이 충족의 절제를 통해서 갈등을 체험하게 함

또 하나의 전략 요소로서는 이런 전이 관계에서 치료자는 환자 내부의 전이적 욕구나 전이적 기대를 충족시키는 데 있어서 비교적 절제(abstinence)를 지켜야 한다는 것입니다. 이렇게 절제하는 이유는 치료자가 환자의 전이적 욕구를 충족시켜 주지 않음으로써, 그 전이 욕구가 환자 마음속에서 점점 강렬해져서 마침내 환자가 자기 속에 그런 전이 욕구가 있다는 것을 확실히 의식할 수 있게 되기 때문입니다. 즉 치료자의 절제는 환자 내부에 그 같은 갈등이 일어나도록 하고, 그럼으로써 그로 하여금 그것을 체험하게 하고, 종국에 가서 치료 관계의 이해를 통해서 그것을 적어도 일부나마 해결할 수 있게 하는 하나의 방편이 됩니다.

환자가 자신의 초자아의 작용으로 인하여 치료자에 대해 여러 가지 예상이나 기대를 하는 경우도 마찬가지입니다. 즉 환자가 그 같은 예상이나 기대를 할 때 치료자는 거기에 대해서 도덕적 가치판단으로 응하지 않고 중립적인 수용 태도를 견지합니다. 그런데 환자는 여태까지는 그런 상벌을 예상하여 그로써 자기 자신의 행동이 내부로부터 구속당했던 것인 만큼, 치료자가 환자의 그 같은 예상에 대해 아무런 가치판단을 하지 않고 중립적으로 그대로 수용하는 태도를 견지하면, 마침내 환자는 자기가 치료자로부터 어떤 가치판단이나 비판, 벌이나 보상을 예상하고 있었다는 점을 인식하게 될 것입니다. 그러면 그 같은 예상이나 기대는 결국 자기 자신 속에서 우러나왔다는 사실을 이해하게 되고, 마침내는 그 같은 상벌 예상을 청산하거나 수정할 수 있게 됩니다.

5. 가치판단의 중립성으로 초자아를 수정하게 함

또 하나의 전략은, 통찰 치료에서는 환자에게 치료자의 개인적 신상을 밝히지 않는다는 점입니다. 즉 치료자는 자신의 개인적 신상을 불명으로 붙입니다. 여기서 말하는 신상 불명(personal anonymity)이라는 의미는 보통 말하는 신상뿐만 아니라 치료자의 여러 가지 경험, 치료자의 문제 해결 방식, 치료자의 상황 판단 방식도 다 포함한 전부를 환자에게 불명으로 한다는 뜻입니다. 이렇게 하는 이유는 환자가 이런 점에 관해서 치료자와 동일화하려고 하고 치료자를 자기의 모범으로 삼으려는 경향을 최소한도로 줄이기 위해서입니다. 그렇게 하면 환자가 모방으로 인해서 스스로의 발전을 제한하는 일 없이, 스스로의 선택에 의해서 자기 지속적인 정신 기능을 계발할 수 있을 것입니다.

6. 신상 불명으로 동일화를 막음

치료의 전 기간에 걸쳐 통찰 치료에서는 환자가 호소하는 증상에 대해서는 이차적인 의의만을 부여합니다. 즉 통찰 치료에서는 환자의 증상은 치료자의 관심이나 개입의 주된 대상이 못 됩니다. 이는 증상이라는 것이 내부 갈등에 대한 환자 나름대로의 자연발생적인 해결 시도를 가리키고 있다는 이론에 입각한 것입니다. 즉 환자는 자기 내부의 무의식적 갈등을 해결하기 위해서 하나의 타협적 구조를 자연발생적으로 형성하게 되는데, 그 타협적 구조를 자기의 증상이라고 느끼게 되는 것입니다. 따라서 내부의 갈등이 해결되거나 수정되게 되면, 심리적으로 볼 때 증상을 가질 필요성은 그만큼 감소될 것인 만큼, 그러면 이차적으로 환자가 여태껏 경험했던 증상이 제거된다는 것입니다.

7. 증상 제거의 이차성

일반적으로 말해서 치료의 목표를 더 높게 설정하면 할수록, 또 좀더 깊은 통찰을 이루려면 그럴수록, 치료자는 이상에서 논한 여러 가지 전략을 더 일관성 있게 또 더욱 끈기 있게 지켜 나가야 합니다. 반대로 통찰 달성의 범위나 심도를

· 목표 수준과 전략 적용의 정도

낮게 설정했다면 그럴수록 이상의 전략을 적용하는 데 있어서 엄격성을 지양하고 유연성을 더욱 발휘해야 합니다.

지지 치료의 전략

이제부터는 지지 치료의 전략 원리를 논하겠습니다. 지지 치료의 전략은 통찰 치료와 매우 다르고, 또 여러 가지 면에서 통찰 치료와 정반대입니다만, 그래도 역시 치료 과정에 대한 정신 역동적 이해를 바탕으로 하고 있습니다.

1. 의식적 문제

우선 지지 치료에서는 환자가 현재 의식하고 있지 않은 문제는 다루지 않습니다. 즉 의식되어 있는 문제만을 다루는 것이 지지 치료의 첫째 전략입니다. 여기에 포함될 수 있는 문제로는 고통스러운 여러 가지 갈등이나 관계나 경험 등이 있을 수 있는데, 이 같은 내부의 고통을 통기(通氣/ventilation)시키면, 즉 밖으로 표현되게 하면 그 환자로서는 그런 무거운 짐을 남과 나누어서 지게 되는 셈이 되고, 또 카타르시스와 제반응(除反應/abreaction)도 되는 것인 만큼, 치료 면에서 볼 때 매우 효과적이라고 말할 수 있습니다. 그러나 여하간 지지 치료의 기본 전략은 환자에게 의식되어 있는 것만을 다루는 것입니다.

그런데 경계선 환자(borderline patient)나 급성 정신병(acute psychosis)의 경우에는 보통 흔히 있는 신경증 환자라면 보통 억압되어 있는 자료가 본인에게 이미 의식되어 있는 예도 종종 있습니다. 또 치료를 받기 전에 환자의 방어 작용이 이미 실패하고 있는 경우에는 처음부터 매우 심층적인 자료를 제시하게 되는데, 이는 방어 작용이 아직 제 기능을 다하고 있는 사람인 경우에는 보통 장기간의 정신 치료를 해야만 의식화될 수 있는 자료를 환자가 처음부터 말하기 시작한다는 것입니다. 이와 같이 환자가 방어 작용의 실패로 말미암아 장애적인 심층적 자료를 이미 의식하고 있는 경우, 지지 치료에서 의식적 자료만을 다룬다는 원리는 그런 것도 다룬다는 의미를 내포합니다. 즉 치료자는 환자로 하여금 그런 생각이나 관념을 말하게 하고 표현하게끔 내버려 두어야 한다는 것입니다. 그러나 그 이상 환자를 재촉해서 그것을 더 탐색해 들어가도록은 하지 않고, 일단 환자가 그것을 표현하고 치료자가 수용하고 난 다음에는 환자의 역동 균형이 개선되는 데 따라서 그것을 억압하게 하거나 방어하게 합니다. 아무튼 자기 속에서 이미 의식되고 있는 것은 치료자에게 이야기할 수 있어야지 그렇지 않으면 치료자가 그냥 안심시키려고 들거나 또는 다른 어떤 개입 방법을 적용하더라도 효과를 낼 가능성이 희박합니다. 왜냐하면 자기를 괴롭히는 그런 생각을 치료자에게 이야기하지 못하고 있는 한에서는, 치료자가 그와 같이 안심시키려고 해도 환자는 그것을 공허하다고 느낄 것이고 곧이듣지 않을 것이기 때문입니다.

또 하나의 기본 전략은 지지 치료에서는 증상의 제거나 경감이 주된 관심거리가 된다는 원리입니다. 그래서 치료자는 그런 목표를 염두에 두고 여러 가지 개입 방법을 강구해야 합니다. 이것은 치료자가 환자의 불안이나 갈등을 불러일으키는 일을 삼가고 그리고 불안에 대한 심리적 방어를 그대로 내버려 두고 또 때로는 심지어 그런 방어를 강화하는 식의 개입을 하는 것을 말합니다. 이렇게 하는 배경의 원리는 심리적 방어 기제가 강화되면 좀더 안정된 역동 균형이 이룩될 수 있고, 따라서 그런 역동 균형은 깨질 가능성이 적어진다는 것입니다. 그러면 받아들일 수 없는 무의식적인 충동이나 공상이 분출될 위험성이 적어질 것이고, 따라서 불안이 감소된다는 것입니다. 불안이 감소되면 증상 형성에 있어서의 이차적 방어 구축을 할 필요성이 감퇴될 것이고, 그러면 증상이 제거되거나 경감된다는 것입니다. 이런 목적을 달성하기 위해서 우리는 우선 전이 관계를 형성시킵니다만, 환자에게 그것을 의식화시키지는 않고, 그 대신 환자의 그런 전이 반응을 역동적으로 잘 활용해야 합니다. 이것은 지지 치료의 또 하나의 전략과 관련된 말입니다.

2. 증상 제거의 일차성

· 방어의 유지 또는 강화로 역동 균형을 재확립하게 함

즉 지지 치료의 또 하나의 전략은, 일단 어떤 형태든 하나의 전이 관계가 형성됨에 따라 이번에는 환자가 그런 전이 관계로 말미암아 어떤 전이적 욕망이나 전이적 공상을 나타낼 때 치료자는 그것을 얼마간 충족시켜 주어야 한다는 원리입니다. 환자의 이 같은 전이 반응은 그 자신의 충동과 관련해서 일어날 때도 있고, 또는 자신의 초자아와 관련해서 일어날 때도 있습니다만, 여하간 이 같은 전이는 파생물의 형태로 나타날 것인 만큼 치료자는 그런 파생물을 충족시켜 주는 것이고 또 물론 치료 관계의 테두리에 알맞은 올바른 파생물만을 충족시켜 주는 것입니다. 이 원리는 치료자가 치료 관계의 테두리에 알맞은 어떤 적절한 행동을 하여 환자의 그 같은 욕망을 충족시켜 줌에 따라 그 욕망의 강도가 감퇴될 것이므로, 신경증성 불안을 야기시킬 자극이 그만큼 적어질 것이라는 이치에 입각한 것입니다. 하나의 비유를 예로 들자면 이런 것입니다. 지금 배가 고픈데 저녁 식사 때까지 먹지 않고 기다려야만 할 경우에는 시간이 지남에 따라 식욕이 증가하는 것에 반해 저녁 식사를 하기 전에 조금씩 무엇을 먹는 경우에는 식욕

3. 전이의 무의식화와 전이 충족

의 강도가 감퇴될 것이고 공복감도 그만큼 줄 것이라는 이치와 같다고 할 수 있습니다.

또 하나의 전략은, 어떤 것이든 환자가 어떤 압력을 받으면 그것은 역동 균형의 유지를 어렵게 하리라는 것입니다. 따라서 치료자는 이 같은 외부 압력의 강도나 영향을 줄이기 위해 심지어 환자의 주변 환경에 있는 사람들에게 개입하는 경우도 있습니다. 그리고 바라건대 이렇게 하면 환자가 갖고 있는 한정된 적응 능력이나마 좀더 제대로 발휘됐으면 하는 것입니다.

4. 압력 방어를 위한 현장 개입

지지 치료의 또 하나의 전략은 치료자가 환자에게 하나의 모델, 즉 모범이 되어 준다는 것입니다. 다시 말해서 환자가 자신의 현재 문제를 풀어 나갈 때 치료자를 모범으로 삼아 그와 동일화하고 그를 모방하도록 환자를 격려한다는 것입니다. 이것은 환자가 원래 순응과 동일화의 모델로 삼았던 사람보다 치료자가 보통 더 안정되고 적절한 모델이 될 수 있다는 생각에 그 기초를 두고 있습니다. 그래서 이런 모범을 보일 때는 환자가 과거에 사용했던 문제 접근 방식과는 다른 새로운 방식을 보여 주고, 환자가 그것을 모방하도록 조장하는 것입니다. 따라서 치료자는 중립성을 지키거나 자신의 신상을 불명(anonymity)으로 붙일 필요가 덜하며, 실제로 판단자의 입장에 서서 적극적으로 상이나 칭찬을 베풀 수도 있고, 벌이나 질책을 가할 수도 있는 것입니다. 이는 물론 치료 효과가 나타나도록 적절한 치료 관계의 테두리 내에서 그렇게 한다는 뜻입니다. 그리고 지지 치료의 목표는 보통 환자의 독립성을 발달시키거나 새로운 행동을 택할 때 자기 자신에게 의지하는 심리적 성숙을 도모하거나 권위적 인물로부터의 독립을 조성하려는 것은 아니기 때문에 치료자는 그 같은 상벌을 전략적으로 활용해서 치료자가 보기에 그 환자에 도움이 되고 적합하다고 생각되는 종류의 행동을 적극적으로 강화해 주거나 격려해 주는 것이 좋습니다.

5. 모범 제시

· 중립성과 신상 불명성이 필요 없고, 능동적으로 상벌을 사용함

요약

이상을 요약해 보면 지지적인 형태의 정신 치료와 통찰 지향적인 형태의 정신 치료는 그 전략에 상당한 차이가 나고, 따라서 치료자의 전반적인 접근 방식도 매우 달라야 합니다. 왜냐하면 지지 치료는 보통 목표가 한정되어 있고, 증상의 제거만을 주목적으로 하기 때문입니다. 지지 치료는 환자가 현재 의식하고 있는

1. 지지 치료

문제만을 취급합니다. 또 환자의 여러 가지 방어 기능이나 다른 여러 가지 순응 기능을 지지해 주고 강화해 주어서 치료 전에 비해서 좀더 안정된 역동 균형을 이룩할 수 있게 합니다. 지지 치료에서는 치료자가 좀더 적극적으로 결정을 내리고 환자의 행동에 관해서도 적극적으로 지시를 내립니다. 지지 치료를 하는 치료자는 환자가 자신의 신경증적인 성격 구조와 내적인 무의식적 갈등을 지닌 채 그 한계 내에서 좀더 편안하게 살 수 있게끔 도와주기는 하지만 그런 무의식적 갈등을 의식화시키거나 내적인 정신 병리를 해결하려고 들지는 않습니다.

2. 통찰 치료

이상과는 대조적으로 통찰 치료에서는 환자에 알맞도록 그 정도를 정하기는 하지만 여하간 환자의 무의식적 갈등을 노출시키고 상세하게 검색하고 마침내 해결하도록 하려고 듭니다. 그리고 최후에는 좀더 효율적인 성격 조직을 이루고 권위로부터 점차 독립해 나가는 심리적 성숙을 이루고 자신의 행동과 감정과 사고를 스스로 결정하는 능력이 증진되도록 합니다. 또 통찰 치료는 환자의 증상에 대해서는 이차적인 중요성만을 부여합니다. 즉 이것은 속에 깔려 있는 갈등이 해결되면 증상은 자연히 제거된다는 입장입니다. 그리고 통찰 치료를 할 때 치료자는 환자와 상호작용해 나가는 가운데 이 상호작용을 통해서 환자 속에 깔려 있는 갈등을 불러일으키고, 환자로 하여금 그 갈등이 어떤 식으로 자신의 기능에 지장을 주고 있는지를 의식하게 하고, 치료 시간 중의 자기의 반응이 치료 시간 외에 자기가 다른 사람들에게 보이는 반응과 어떤 점에서 유사한지를 의식하게 합니다. 그럼으로써 환자는 이런 문제들을 치료자와의 관계에서 해결할 수 있게 되고 따라서 바깥 세계에서 다른 사람들과도 그렇게 할 수 있는 것입니다.

임상 예

이제부터 몇 가지 임상 예를 들어 보겠습니다. 이것은 치료자의 전술이 그의 전반적인 전략에 의해서 결정되고 또 그 전략을 구현하는 것이라는 점을 명백히 하고, 또 치료의 심도나 치료의 접근 방식은 여러 가지가 있을 수 있는 만큼 그 차이를 명백히 하고 좀더 생생하게 부각시키기 위해서 제시하는 것입니다.

1. 부인과의 문제

지금 어떤 환자가 치료자에게 부인과 부부 갈등이 있다는 이야기를 하고 있다고 합시다. 그리고 최근에도 그런 어려운 일을 겪었는데 그 후에 매우 불안하고 긴장을 느끼고 우울하다는 이야기를 하고 난 다음에 자기의 부인에게 어떻게 대했으면 좋은지 직접 충고해 달라고 치료자에게 청하고 있습니다.

(1) 치료의 스펙트럼에 따른 각종 개입

이 환자가 병증이 매우 심하여 치료자가 극히 지지적인 치료를 하기로 작정하고 오로지 지금보다 더 악화되는 것만 방지하고 현재 수준의 기능을 유지하게 하는 것만을 치료 목표로 정했다고 합시다. 이는 말하자면 치료 스펙트럼의 한쪽 극단에 속하는 치료라고 말할 수 있습니다. 이럴 때는 치료자가 그 부인과 면담 시간을 가져 부인의 이러이러한 행동이 환자의 증상을 악화시키고 있다는 점을 설명하고, 환자에게 압력을 가하는 그와 같은 상호작용을 부인 편에서 피하거나 억제하도록 권고합니다.

이것보다 좀 덜한 수준의 지지 치료의 경우에는 환자가 충고해 달라고 하면 치료자는 그런 충고를 해 줍니다. 즉 부인과 그런 갈등 상태를 겪을 때 그것을 잘 다루거나 처리하기 위해서 그가 어떤 일을 할 수 있는지에 관해 충고해 줍니다.

이보다 좀 덜 지지적인 수준의 치료를 하는 경우에는 치료자가 환자를 격려해 가면서 그런 상황에서 어떤 반응을 할 것인지 여러 가지 방안을 생각하게 하고 논하게 합니다. 그러고 나서 그중에서 환자 자신은 어느 방안을 쓰기를 가장 원하는지 알아보고 그 방안을 결정 지을 수 있도록 적극적으로 도와줍니다.

이상에서 치료자가 각기 다른 수준의 개입을 하는 예를 들었습니다만, 이것은 전부 치료 스펙트럼에서 지지적인 치료 측면을 논한 것입니다. 또 치료자가 어느 만큼 지지적으로 치료할 것인지는 치료 전략의 심도에 따라서 결정되는 것이므로 그 전략의 심도에 따라서 이상에서 논한 여러 가지 개입 방식 중에서 하나를 선택해 적용해 나가야 합니다.

치료 스펙트럼의 다른 한편에는 표면적 통찰 치료(superficial insight directed therapy)가 있습니다. 이 치료를 할 때는 환자가 자기 부인에 대한 관계를 다룰 때 무력한 것 같다는 점을 치료자가 지적해 줄 수 있습니다. 그리고 결혼생활에서 상호작용할 때 왜 그런 불안함과 두려움을 느껴야 하는지 그 원인의 약간을 환자와 같이 탐색해 들어갈 수 있습니다.

이보다 약간 깊은 수준의 통찰 치료에서는 자기 부인에 대한 반응이 그가 어렸을 때 중요 인물(key figure)에게 느꼈던 반응과 여러 가지 면에서 비슷하다는 점을 보여 주려고 시도합니다. 즉 옛날에 그 사람을 대했을 때 심히 놀라고 두려워하고 자신을 억제했던 것처럼 지금 자기 부인에 대해서도 그렇게 느끼고 있다는 점, 또 그런 느낌은 옛날의 그런 관계와 부합되는 반응이지만 그런 반응을 지금 자기 부인에게 하고 있다는 점, 그리고 자기 부인과의 문제를 처리할 자기 능력에 대해서 두려움과 회의를 느끼고 있는 것 같다는 점을 보여 주려고 시도합니다.

좀더 깊은 수준의 통찰 치료에는 부인에 대한 그의 반응과 치료자에 대한 그의 반응을 연결시키는 해석이 포함됩니다. 즉 "환자 당신이 당신의 부인에 대해서 하는 행동은 당신이 치료자인 나에 대해서 하는 행동과 비슷하다"라는 식의 해석을 해 주려고 합니다. 이렇게 해서 두 곳에서 같은 제지(制止/inhibition)가 일어나고 있다는 점, 결혼 생활에서 자기 부인한테 지도와 지시를 바라고 있는 것처럼 지금은 치료자한테서 그런 지도와 지시를 바라고 있다는 점을 시범해 보여줍니다.

(2) 전이의 처리 방식

치료자가 환자의 전이 반응을 어떻게 다루느냐 하는 것도 치료 전략에 따라서 차이가 나는데, 이 점을 이상에서 예로 든 임상 예를 통해서 밝혀 보겠습니다.

우선 지지적인 수준의 치료라고 하면 치료자는 환자의 의존 전이 욕구를 충족시켜 줄 것입니다. 즉 환자는 어릴 때 부모에 한 것처럼 지금 치료자에게 의존하고 싶어 하는데, 그런 욕망을 치료자가 채워 준다는 것입니다. 그러기 위해서 치료자는 환자에게 하나의 부모 대상(parental object)이나 권위로서 대하고, 마치 그가 아직 부모의 지도와 충고를 필요로 하는 어린이인 양 그의 행동을 지시하고 방향을 잡아 줍니다. 그러나 자기가 그렇게 하고 있다는 점을 환자에게 알려 주지는 않습니다. 즉 환자에게는 의식되지 않게 하면서 그 의존 전이 욕구를 충족시켜 주고, 또 치료 관계와 양립할 수 있는 형태로서 치료에 도움이 되게끔 충족시켜 주는 것입니다.

그런데 이것이 통찰적인 수준의 치료라고 할 것 같으면 치료자는 환자의 의존 욕구를 이상과 같은 식으로 직접적으로 충족시켜 주는 일은 하지 않으므로 치료자는 환자의 그런 의존 전이 욕구를 좌절시키는 것이 됩니다. 그럼으로써 치료자는 환자의 마음속에서 그 욕구가 더 강렬해지도록 조성하고, 그리고 마침내는 환자로 하여금 자기 마음속에 권위나 부모 같은 사람과 그런 종류의 관계를 바라는 욕구가 있다는 점을 좀더 명백하게 의식할 수 있도록 도와줍니다.

(3) 강화

이번에는 같은 임상 예에서 치료자가 환자에게 충고를 주었다고 할 때 다음의 치료 시간에 와서 환자가 그동안 자기가 치료자의 충고를 어떤 식으로 실천에 옮겼는지 이야기하고 있다고 합시다. 이 경우에 지지 치료의 수준에서는 치료자가 그것을 직접적으로 찬성해 줄 수 있고, 환자가 그렇게 할 수 있었던 것에 대해서 치료자가 칭찬하고 격려하는 식으로 환자에게 보상과 강화를 줄 수 있습니다. 이런 식으로 치료자는 환자의 외부적 초자아로서 작용하기 시작하는데, 이는 치료자가 담당해야 할 전이 역할의 일부를 수행하는 것입니다. 그리고 이런 식의 강화를 받으면 환자는 앞으로도 같은 방법을 실천할 가능성이 많아질 것입니다.

이에 비해서 통찰 치료에서는 환자가 치료자에게 "그동안 제가 한 일에 대해서 선생은 어떻게 생각하십니까"라고 물을 때가 있습니다. 또 때로는 자기가 한 노력에 대해서 치료자가 찬성해 주지 않는다고 치료자에게 불평이나 호소를 할 때도 있습니다. 통찰 치료의 경우에는 이럴 때 치료자는 환자에게 다음과 같은 점을 인식시키도록 시도할 것입니다. 즉 그와 같이 외부의 찬동을 기대한다는 것은 아동기의 행동 형태의 잔재가 아직 남아 있는 징조라는 점, 그래서 아직도 외부 대상(external object)이 자기의 행동을 결정해 주기를 기대하고 있고 자기 대신 가치판단을 해 주기를 기대하고 있다는 점, 그리고 그것은 독립하는 것에 대한 두려움이라는 점, 즉 무엇이 옳고 무엇이 그른지 또 어떤 도덕적 가치를 지닐지 결정을 짓는 데 있어서 외부 대상으로부터 따로 떨어져서 독립적으로 결정 짓는 것이 아직 두려워서 그런다는 점을 해석해 주도록 애씁니다.

2. 자위행위에 대한 개입 방식

이번에는 다른 임상 예를 들어서 두 치료법 간의 차이점을 논해 보겠습니다. 이 환자는 지금 창피함과 죄책감을 느끼면서 상당히 망설인 끝에 자기의 성적 배출구로서 정기적으로 수음을 하고 있다는 이야기를 했습니다. 이런 경우에 치료 스펙트럼에 있어서 지지적인 극에서는 "수음은 신체적으로 보나 심리적으로 보나 해로운 것이 아니다, 또 그것은 일반적으로 하는 행위이다"라는 식의 적극적인 시사를 해 주고, 그리고 그것을 계속 죄악시하거나 죄책감을 느낄 현실적인 이유가 없는 것이라고 안심시켜 줍니다. 전과 같이 여기서도 이런 식으로 치료자는 환자의 초자아 인물(superego figure)로서 작용하며, 그리고 이런 식으로 환자에게 수음에 관해서 치료자의 가치관을 받아들이도록 권함으로써 적극적으로 그의 초자아의 압력을 줄이려는 것입니다.

반면에 이것이 통찰 치료의 경우에는 치료자는 그 수음에 대해서 어떤 특별한 적극적인 판단을 내리지 않고, 그 대신 환자의 보고를 중립적으로 수용하면서 그것에 대해서 찬성이나 불찬성의 표시를 하지 않습니다. 그러고는 그 수음이 환자에게 어떤 심리적 효용이 있는지 또 그 기원은 일찍이 언제부터인지를 묻기 시작해 성 전반에 대해서 그가 불안해하고 걱정하고 있다는 문제를 그 수음과 연결시킬 수 있습니다.

3. 감정에 대한 개입 방식

또 하나 다른 예로서는 환자가 자기의 심리적 문제나 자기 자신에 관해서 이야기할 때 자신의 감정을 경험하는 것을 피하기 위해서 여러 가지 격리(isolation) 기제나 이지화(理知化/intellectualization) 기제를 사용하는 경우입니다. 이런 경우에 지지 치료에서는 환자의 방어 조직을 그대로 유지시키거나 강화시키려고 하기 때문에 치료자는 환자의 그 같은 이지화를 그대로 수용해도 좋습니다. 또는 심지어 치료자 자신이 환자에게 이지적인 설명을 해 주어도 좋습니다. 즉 환자는 여태껏 자기 자신에 대해서나 남들에 대해서나 이지적인 접근을 해 온 것인 만큼 그와 잘 부합하고 또 그것을 한층 더 강화해 주는 이지적인 설명을 치료자가 해 주어도 무방하다는 말입니다. 심지어 이 이상으로 그것을 지지해 줄 수도 있는데, 그럴 때는 환자에게 "그것은 당신 성격의 본성입니다"라는 식의 지적을 해 줄 수도 있고, 인간의 성격이 사람마다 많은 차이가 있다는 점을 강조할 수도 있고, 환자 자신의 생각, 즉 감정주의나 감정의 자유로운 표현은 스스로를 난경(難境)에 빠뜨리는 경우가 있다는 환자 자신의 생각을 적극적으로 지지해 줄 수도 있습니다.

반면에 이것이 통찰 치료의 경우에는 감정의 회피는 속에 있는 감정을 느끼는 데 대한 방어라는 점에 치료의 초점을 맞춥니다. 그리고 치료자는 환자의 그 같은 제지를 시종일관 끈기 있게 탐색해 들어가면서, 그것은 환자가 만일 자신의 감정을 경험하고 표현하면 어떤 위험한 상황이 벌어질 것인가라는 데 관해서 여러 가지 공상을 하고 있기 때문에 그런 공상에 대한 방어로서 그런 금지가 일어난다는 점을 계속 파고들어 갈 것입니다. 다시 말해서 통찰 치료를 목표로 할수록 소기의 치료 결과를 얻으려면 감정의 표현이 필요한 것이고 또 마땅한 것입니다. 따라서 자신의 감정을 경험하는 데 대한 환자의 방어는 치료자에게는 치료에 대한 저항으로 간주되는 만큼, 감정 표현의 중요성을 환자에게 지적해 줌으로써 감정 표현이라는 생각에 대해서 그가 자발적으로 불안감을 덜 느끼기 시작하고 그다음에는 치료 시간 중에 더욱 그렇게 할 수 있기를 바라는 것입니다.

4. 면접 빈도에 관한 개입 방식

이상과 같은 처리 방식의 차이는 예컨대 환자가 치료 면접의 빈도를 점차로 줄여 달라고 청하는 경우에도 나타날 수 있습니다. 전반적으로 지지 치료의 전략을 사용하는 경우라면 치료자는 환자의 청에 기꺼이 응해 주고 "당신이 그런 청을 한다는 것은 당신의 상태가 좋아진 징조이다"라는 식의 적절한 찬성을 표시하고, 점점 혼자 힘으로 지낼 수 있게 된 데 대해서 적극적으로 칭찬해 줍니다.

반면에 원래의 치료 전략과 치료 목표가 통찰 지향적인 것이었고 내부의 심리 문제를 해결하는 것이었던 경우에는 치료자는 환자의 이 같은 요청을 저항의 한 형태로 간주하고, 자기 내부의 심리 문제의 더 깊은 탐색을 피하려고 하거나 치료 경험의 강도를 줄이려 한다고 간주합니다. 따라서 치료자는 해석을 통해서 청(請)에 내포된 저항과 관련된 문제점을 지적해 주고, 당초에 정한 목표를 달성하려면 그런 식으로 치료를 피하거나 덜 받으려고 해서는 안 된다고 말해야 합니다.

5. 약속 취소와 전이의 처리

전략에서 또 하나 차이가 나는 예로는 환자에게 전이가 일어났을 때 그것을 치료자가 처리하는 방식에 관한 것입니다. 때때로 환자와 미리 약속한 치료 시간을 취소하지 않으면 안 될 경우가 생깁니다. 이런 경우에 치료 전략이 지지적인 것이었다면 치료자는 환자에게 왜 그 치료 시간을 취소하지 않으면 안 되느냐 하는 이유를 설명해 주고, 그리고 만일 그렇게 하는 것이 옳고 또 그렇게 할 수 있다고 하면, 그 시간과 대신해서 다른 시간 약속을 할 수 있다고 환자에게 제안합니다. 이럴 때의 전략 목표는 환자로 하여금 되도록 현실에 바탕을 둔 반응을 할 수 있게끔 하고, 그의 전이 왜곡을 최소한으로 줄이려는 것입니다. 물론 이것은 전이를 무의식의 수준에 머물게 하는 것이 지지 치료의 전략이기 때문입니다.

반면에 통찰 치료의 경우에는 치료의 상호작용에 있어서 전이의 요인이 차지하는 중요도가 더 클수록 치료자는 단지 치료 시간의 약속을 취소하겠다는 이야기만 하고, 취소하는 이유에 대해서는 하등 설명을 해 주지 않습니다. 이와 같이 말하면 환자는 그 약속 취소에 대해서 자기 자신의 정신 구성, 공상, 욕망, 공포에 따라서 반응하게 됩니다. 그런데 그런 것은 치료자가 약속을 취소해야만 했던 현실적 이유에 비하면 상당히 왜곡되어 있는 경우가 있습니다. 그래서 그런 왜곡이 나타난 경우 치료자는 환자에게 그런 왜곡된 공상이나 감정을 표현하도록 권하고 그것을 의식할 수 있도록 합니다. 그리고 일단 이런 식으로 해서 환자의 그런 반응을 충분히 탐색한 다음에는 취소의 현실적 이유를 그에게 설명해 줄 수 있는데 환자를 야단친다든지 그 같은 곡해를 하지 말았어야 한다는 각도에서 이야기하는 것이 아니라, 환자에게 치료적으로 도움이 되게, 즉 약속 취소라는 외부 사건에 대한 그의 해석과 반응은 전부터 그의 내부에 존재하고 있었던 감정과 공상에 의해서 이미 결정되었다는 점을 의식화시키는 각도에서 설명해 주어야 합니다.

6. 긍정적 전이 감정에 대한 개입 방식

이상의 예는 전이의 처리 방식이 치료 전략에 따라서 각기 달라진다는 점을 설명한 것입니다. 또 하나 그 같은 예로서는 환자가 치료자나 치료 관계에 대해서 긍정적 감정이나 호감을 느낀다는 것을 말로 표현하기 시작하는 경우를 들 수 있습니다. 지지 치료를 하고 있고 그래서 내부의 전이 반응이 강하게 의식화되는 것을 가능하면 피하려고 하는 경우라면 치료자는 환자에게 정신 치료에서는 그런 감정이 일어난다는 것을 설명해 주고, 또 이런 상황에서는 그런 감정이 정상이라는 것, 또 그것은 일시적인 것이어서 치료가 끝나면 그렇게까지 느껴지지는 않을 것이라는 이야기를 해 주고 그를 안심시킵니다. 그리고 일단 그런 설명을 한 다음에는 환자의 주의를 다른 곳으로 돌리고, 그런 종류의 감정에 몰두하는 것을 억제하도록 합니다.

통찰 치료의 전략은 어떤 점에서는 전이 관계의 계속적인 전개를 요하는 것이고 그것을 환자에게 더욱 자세하게 의식화시켜야 하는 것이기 때문에 환자가 그런 감정을 표현하면 치료자는 거기에 대해 한층 더 관심을 쏟으면서 환자에게 그런 감정을 더 세세하게 표현하도록 권하고 또 더 깊은 감정의 표현에 대한 방어나 저항을 지적해 줍니다. 그런 감정을 즉각 설명해 준다든지 그런 감정을 가진 데 대해서 환자를 당장 안심시킨다든지 하지 않기 때문에 그 결과로 그 같은 전이 반응은 더욱더 강렬해집니다. 그러면 마지막에 가서 치료의 상호작용의 일부로서 그 전이 반응을 관찰할 수 있게 되고 통합할 수 있게 됩니다.

7. 부정적 전이 감정에 대한 개입 방식

환자가 부정적인 전이 반응을 하는 경우도 마찬가지입니다. 즉 환자가 신경질을 부린다든지 화를 낸다든지 적개심이나 공격 충동을 표현하는 것과 같은 부정적 전이 반응을 보일 때 치료자가 그것을 달리 인정하고 그것에 관해서 환자에게 설명해 주면 그 반응의 강도는 줄어들 것입니다. 이것은 물론 지지 치료의 전략과 보조를 같이하는 일이 됩니다. 이와는 반대로 통찰 지향적으로 치료하려면 그럴수록 부정적인 전이 반응도 역시 치료자의 관심의 대상이 되고 치료 작업의 주제가 되는 것이 전략상 마땅합니다. 따라서 치료자는 그런 반응이 환자에게 좀 더 확실하게 의식될 때까지 그 반응에 대해서 개입하거나 설명해 주는 일을 미룰 것입니다. 그리고 마침내 개입한다고 할 때는 그 같은 감정을 직접적으로 표현하는 것에 대해서 환자가 보이고 있는 방어나 저항을 밝히는 데 중점을 두고, 그리고 현재든 과거든 간에 치료 시간 외에 다른 사람들에게 느꼈던 감정과 치료 시간에 치료자에게 느끼는 그런 감정 사이에는 어떤 면에서 유사점이 있는가에 관해 더욱 자세하게 표현하게 할 것입니다. 이상과 같은 임상 예는 무한정으로 들 수가 있습니다만, 여하튼 제가 여태까지 든 몇 가지 예로 전술과 전략과 치료 목표 간의 관계가 충분히 밝혀졌으리라 믿습니다. 다시 말하면 치료자의 개입과 반응이라고 하는 구체적인 전술은 치료자의 전략에 따라서 결정되는 것이고, 또 이 전략은 치료 목표에 따라서 결정된다는 것입니다. 즉 일단 어떤 전략을 정하면 그 전략에 알맞은 전술을 논리적으로 선택할 수 있게 되는바, 이런 식으로 해서 치료자는 치료의 일관성을 기할 수 있습니다.

전략의 변경

1. 의도적 변경

대체적으로, 어떤 환자를 치료한다고 할 때 그 전략은 처음부터 끝까지 변함없이 일정해야 합니다. 그러나 그렇다고 해서 치료를 하는 동안에 그것과 반대되는 임상적인 증거가 나타났는데도 당초의 전략을 기어코 고수하라는 뜻은 아닙니다. 어떤 환자의 경우에는 처음에 치료 목표를 세울 때 그 목표 달성을 위해서 통찰 치료를 시작했는데 그 후의 경과를 보니 통찰 치료가 가능하지 않다든지 또는 이런저런 이유로 그것이 그 환자의 필요에 잘 맞지 않는 경우가 생길 수도 있습니다. 이럴 때는 치료의 목표를 변경해도 좋고, 따라서 치료의 전략을 변경해도 좋습니다. 그러나 그와 같은 변경을 할 때는 환자의 치료적 잠재성을 현시점에서 다시 잘 평가하여 그것을 토대로 의식적 · 의도적으로 변경해야 합니다.

2. 무차별적 전략의 결과

치료가 극히 복잡해져서 심각한 사태를 맞게 된다든지 치료를 도무지 끝낼 수 없는 처지에 빠지게 되는 경우의 대부분은 치료자 자신이 애당초 명확한 치료 목표를 가지고 있지 않은 것은 물론 목표 달성을 위한 전략도 명백히 정의되거나 이해되지 않은 경우에 일어납니다. 치료자가 통찰적인 전략과 지지적인 전략을 번갈아 사용하면서 두 전략 사이를 재빨리 왔다 갔다 하는 경우에는 자기도 모르는 사이 환자에게 복잡다단하고 처치 곤란한 영향을 끼치게 될지도 모릅니다. 예를 들면 환자의 기능이 제대로 잘 돌아가고 있는 동안에는 통찰 치료의 전략과 전술을 줄곧 사용하다가 환자가 불안해지거나 증상이 심해진다 하여 당돌하게 적극적으로 지지해 주고 충족시켜 주는 전략으로 전환한다면, 치료자는 자기도 모르는 사이에 환자의 퇴행적인 행동이나 신경증 증상을 강화하고 있을지도 모르는 일입니다. 왜냐하면 이런 경우에는 환자의 증상이 가장 심할 때는 치료자가 그에게 더 직접적인 관심을 보이고 그의 욕구를 더 많이 충족시켜 주고 있는 반면에 그의 기능이 제대로 돌아가고 있는 동안에는 그의 욕구를 거의 충족시켜 주지 않거나 매우 적게밖에 충족시켜 주지 않고 있기 때문입니다. 그리고 또 만일 이 같은 치료를 하고 있을 때 지지적인 국면에서 치료자가 자신의 태도나 판단이나 가치관이나 기타 자기에 관한 사항을 말했거나 드러냈다면, 이것은 전이 전개의 최적 조건인 치료자의 신상 불명성(anonymity)을 깨뜨리는 것이므로 환자의 기능이 안정되었거나 개선되어 다시 통찰 치료로 전환하려 할 때 이에 필요한 조건을 상실한 것이 됩니다. 이상과 같은 현상이 환자의 방어와 저항에 있어서도 일어날 수 있습니다. 즉 만일 치료자가 치료의 어느 국면에서는 환자의 방어 작용을 지지하거나 격려하다가 다른 국면에 가서는 그런 방어를 치료 과정에 대한 저항으로 보고 그렇게 해석해 준다면 이것은 모순이 아닐 수 없습니다.

3. 전략 확정이 어려울 때는 통찰 치료로 시작

보통은 치료 초기에 임상 진단과 역동 진단과 치료 진단을 하고 그것을 토대로 치료 전략을 세웁니다. 그러나 예컨대 명확한 역동적 이해를 이룩하려 하고 그럼으로써 전략의 수립에 필요한 자료를 얻고자 세심한 주의와 노력을 기울였는데도 그다지 명확하게 하지 못하는 경우도 생깁니다. 이런 경우에는 서둘러서 결정 지으려 하지 말고 시간을 충분히 할애해 환자를 잘 이해하고 난 다음에 결정하는 것이 상책입니다. 그러려면 진단 기간이 상당히 오래 지속되어야 할 때가 있습니다.

일반적으로 말하자면 아마 이런 경우 치료자로서 선택의 여지가 가장 많은 상황을 조성하는 것이 좋을 것입니다. 즉 이제부터 탐색적인 종류의 정신 치료에 착수하는 양 비교적 비지시적인 방식으로 치료를 개시하는 것이 좋다는 말입니다. 왜냐하면 치료 전략을 변경한다고 할 때는 통찰 치료에서 지지 치료로 변경하는 것이 그 반대의 경우보다 용이하기 때문입니다. 일단 치료자가 환자에게 충고해 주고 욕구를 충족시켜 주고 약물을 처방해 주고 치료자 자신의 의견이나 태도를 드러내고 자신에 관한 사항을 말해 주는 식의 적극적인 개입을 하고 난 다음에는 통찰 치료의 전략에 소요되는 중립성을 형성하고 유지하는 것이 어렵습니다. 이에 비해서 확실한 진단을 할 수 있을 때까지 처음에는 중립성을 지키고 있다가 진단의 결과로 미루어 보아서 필요하다면 적극적인 치료 형식인 지지 치료로 바꾸는 것이 용이합니다.

결어

치료자로서 자기가 지금 어디로 가고 있고 또 어떤 식으로 거기에 도달하기를 바라는가에 관해 생각을 정립해 두는 것이 치료의 궁극적 결과에 중대한 영향을 미친다는 점을 여기서 재삼 강조하는 바입니다. 치료 자체가 진행되고 있는 동안에는 환자와 치료자 두 사람이 다 혼동 상태에 빠지게 되는 때도 간혹 있고, 또 어느 한 사람이나 두 사람 다 당초에 정한 길을 고수하는 데 어려움을 느끼는 시기를 맞이할 때도 있습니다. 이럴 때 만일 치료자가 처음부터 명확한 생각을 갖고 있다면 이런 사태를 헤쳐 나가는 데 큰 도움이 됩니다. 그리고 사실 환자는 이런 문제를 알 수 있는 것도 아니고 또 전략과 전술 간의 여러 가지 관계를 인식할 수 있는 것도 아니기 때문에 그렇게 한다는 것은 치료자의 책임이 되는 것입니다.

또 나중에 치료 과정 자체에 관한 논의에서 자세하게 설명하겠습니다만, 특히 통찰 치료에서는 전이의 전개 과정에서 치료자의 행동을 변화시키려는 환자의 전이 욕구가 나타나는 경우가 적지 않습니다. 이런 경우에 만일 자기가 무엇을 하고 있고 어디로 가려는지를 치료자가 확실히 알고 있지 않다면 전이 전개에서 환자가 경험하고 표현하게 되는 그와 같은 기대나 요구에 대해 치료자가 버티기 힘들 것입니다. 반면에 이런 경우 만일 치료자가 자기의 기본 전략에 대해서 명확한 생각을 갖고 있었다면 그 전략을 확고하게 지켜 나갈 테니 궁극적으로 보아 환자에게 혜택을 줄 수 있을 것입니다.

제5장

치료법의 적응증

서론

1. 적응증과 치료 전략
2. 통찰 치료의 전략
3. 지지 치료의 전략
4. 적응증에 입각한 치료법의 선정
5. 여러 적응증의 종합 평가

질환의 일반적 특징

1. 퇴행 대 고정
2. 외적·환경적 요인 대 내적·심리적 요인
3. 무능화의 정도와 만연성
4. 환경의 성질
5. 피학증
6. 이차 이득

환자의 일반적 기능

1. 승자 대 패자
2. 장기 목표를 향해서 일하는 역량
3. 증상을 갖고도 기능을 유지하는 역량
   · 적응증의 상대성

환자의 특수적 기능

1. 자아 기능
   (1) 대상 관계성
   (2) 동기
   · 의식적 동기
   · 무의식적 동기
   (3) 심리적 심성
   (4) 감정과 정서
   (5) 언어 표현
   (6) 통찰의 정도
   (7) 지능
   (8) 불안과 좌절
   (9) 자기성형 대 타성형
   (10) 자이동조 대 자아이양
2. 초자아 기능
   (1) 경직도, 비융통성
   (2) 자책, 자살
   (3) 반사회적 행동, 무도덕적 행동
3. 본능
   (1) 갈등이 야기된 시기
   (2) 고착 대 퇴행
   · 이원적 관계 대 삼원적 관계

연령

이전의 치료 결과

현실 문제

치료자 : 역전이

결어

서론

1. 적응증과 치료 전략

어떤 치료법에 대한 적응증(indication for treatment)은, 실은 전술한 바와 같은 그 치료법의 전략으로부터 논리적으로 전개되고, 그 치료법의 여러 가지 전략이 환자에게 무엇을 요구하느냐에 따라서 논리적으로 결정됩니다. 따라서 개개의 치료법에 대한 적응증을 고찰하려면 우선 개개의 치료법의 전략이 환자에게 요구하는 것이 무엇인가 하는 것을 잘 알아야 합니다. 그리고 실제로 어떤 환자를 맞아서 그 환자에게 적합한 치료법을 결정하기 위해 그를 평가하고 있는 동안에는 그와 같은 전략적 요구 사항을 염두에 두어야 합니다. 실제로 임상 상황에서 환자를 진단하고 평가하는 과정에 관해서는 다음 시간에 논하겠습니다.

2. 통찰 치료의 전략

여기서 다시 한 번 치료의 전략을 요약해 봅시다. 통찰 치료의 기본 전략은 가능한 심도나 수준까지 내부 갈등을 해결하도록 환자를 도와주려는 것입니다. 그 심도는 치료 형식에 따라서 상당한 차이가 날 것입니다. 어느 정도의 심도까지 갈 수 있는가 하는 것은 환자의 역량에 대한 평가에 따라 정해집니다. 그러나 어쨌든 환자의 정신 내부적 명제에 대한 해결을 유도하기 위해서는 이제껏 그에게 의식되지 않았던 내부 자료를 동원시켜야만 합니다. 따라서 통찰 요법이 다른 요법보다 대체로 치료의 진전이 느리고 오랜 시일을 요한다는 것을 예상할 수 있습니다.

이 모든 점을 감안해 관련된 말을 하자면, 환자가 제시하는 증상을 제거하는 것은 어떤 의미에서는 이차적으로밖에 중요하지 않습니다. 증상이 내적 · 심리적 갈등에 대한 방어적 · 적응적 기능을 하는 것이므로 갈등 자체가 해결되면 증상은 존재 이유가 없고 따라서 가라앉게 되리라는 가정을 하기 때문입니다. 여하튼 통찰 치료에서는 어떤 의미에서 본다면 증상의 제거는 갈등의 해결에 비해 이차적인 것입니다.

그리고 갈등의 해결을 위해서는 환자의 불안을 어느 정도 동원해야만 한다는 것을 예상할 수 있습니다. 즉 환자는 그 불안으로 말미암아 여태껏 갈등을 의식하지 못했거나 해결하지 못한 것인 만큼 그가 이제 그 같은 갈등을 직면하기 시작하는 과정에서 우리는 그의 불안을 동원해야만 합니다.

또 예상할 수 있는 것은, 그러기 위해 또한 전이 관계를 형성하고 전개시켜야 하리라는 것입니다. 이 전이 관계를 통해서 환자는 과거 자기 속에 잠복하고 있었던 갈등을 치료 시간 중에 치료자로 말미암아 재경험하게 되거나, 현재 자기 주변 사람에게 느끼는 갈등을 치료자에게 반복하게 될 것입니다. 통찰 치료에서 이것을 다룰 때는 치료자는 환자의 전이에 대해서 중립성을 지키고 환자에 대해서 중립적 태도를 견지해야 합니다. 그리고 치료가 진행되는 데 따라 환자의 전이 욕구를 어느 정도 좌절시키게 되리라는 점, 즉 그에게 그런 욕구를 의식하도록 하기 위해서는 그 전이 욕구를 좌절시켜야 하리라는 점도 예상할 수 있습니다.

그리고 대체적으로, 통찰 치료에서는 설사 치료자가 환자의 현재의 현실 상황이나 대인 관계, 현재의 활동이나 감정, 반응에 늘 관심을 두고 있다 하더라도, 역시 주된 관심은 그 환자의 내적 정신 생활에 두게 마련입니다. 또 그런 내적 정신적 경험이 외부 환경에 대한 그의 적응에는 어떻게 반영되는가, 또는 그런 내적 경험이 외부 환경에 의해서는 어떤 영향을 받는가에 주로 관심을 기울입니다.

3. 지지 치료의 전략

그런데 이와는 대조적으로 지지 치료의 전략에서 우리의 관심은 절대적은 아니더라도 주로 환자가 이미 의식하고 있는 자료에 대해서만 초점을 맞추게 됩니다. 따라서 잠복하고 있는 갈등을 불러일으키거나 동원하려고 하지 않고, 또 여태 무의식적이었거나 전의식적이었던 자료를 의식화시키려고 하지 않습니다.

지지 치료의 주목표는 증상의 제거에 있습니다. 그리고 우리는 가능한 수단을 다 동원하여 될 수 있는 대로 빨리 이 목표를 달성하고자 합니다.

그러기 위해서 치료자는 환자의 전이 욕구를 충족시켜 줄 때가 많습니다. 특히 그 전이 욕구가 치료적인 관계로 미루어 보아 적합한 것일 때는 대개 충족시켜 줍니다. 그리고 그런 전이 욕구를 좌절시키는 일은 될 수 있는 대로 삼갑니다.

그러려면 치료자는 통찰 치료의 경우보다 훨씬 적극성을 띠어야 할 것임을 짐작할 수 있습니다. 또 통찰 치료의 경우에는 치료자가 중립성을 지키고 비교적 적극성을 덜 띠는 것이 적절했지만 지지 치료의 경우에 그렇게 하는 것은 대개 효과적이지 않습니다. 따라서, 물론 치료자는 환자의 필요성을 잘 이해해서 그런 이해의 기반 위에서 해야 할 활동을 정하지만, 지지 치료의 경우 그 활동 방식이 통찰 치료에서보다 훨씬 적극적이고 즉각적이고 직접적입니다. 또 환자가 지금 어떤 상황에 처해 있고 어떤 사람과 어떤 상호작용을 하고 있는가 하는 현재 상황의 현실과 현재 관계의 현실에 강조점을 두고, 치료 목표가 그 현실에 환자가 안심하고 효과적으로 적응할 수 있도록 하려는 것인 만큼 치료자는 가능한 모든 수단을 동원해서 될 수 있는 대로 빨리 환자의 그 같은 현실 적응을 조장하려 합니다.

요약하건대 이 모든 것이 뜻하는 것은 지지 치료의 목표는 제한적이라는 것입니다. 그래서 우리는 치료의 결과로 환자가 발병 전의 기능 상태로 다시 돌아갈 수 있는 정도만 되어도 만족해하는 경우가 많습니다. 또 때로는 우리가 환자의 행동을 수정할 수 있어서 그 결과로 과거보다 좀더 만족스러운 생활을 할 수 있게 되는 정도로만 치료되어도 족한 것으로 간주하는 경우도 적지 않습니다. 또 어떤 경우에는 매우 한정된 치료 목표를 세워 지금의 붕괴 상태 이상으로 붕괴되는 것만 방지하는 것을 목표로 하는 경우도 있습니다. 심지어는 입원하지 않고 병원 밖에서 살아갈 수 있는 정도로만 치료하는 것을 목표로 삼을 때도 있습니다.

4. 적응증에 입각한 치료법의 선정

이상과 같이 치료법에 따라 그 전략에 차이가 나기 때문에 개개 환자의 요구와 역량에 맞는 치료법을 정하려면 우선 개개 치료법에 대한 환자의 적응증을 미리 잘 파악하고 있어야 합니다. 이것을 계획하는 데 있어서는, 이상적으로 말하면, 치료자가 여러 가지 치료법에 대해서 어떤 선입견을 가지는 일이 없어야 하고, 관심의 초점을 주로 어떤 것이 지금 이 환자를 위해서 최선의 것이 되는가 하는 데 두는 것이 좋습니다. 즉 흔히 보는 바와 같이 치료자의 선입견에 맞는 치료법을 미리 정해 놓고 나서 환자가 거기에 응해 주기를 바라는 식으로 하지 말고, 환자를 미리 생각하고 그에게 맞는 치료법을 택하는 것이 좋다는 말입니다.

약간 다르게 설명해 보면 환자를 옳게 선택해서 통찰 치료를 하면 환자나 치료자나 치료에 쏟는 시간과 노력과 비용이 값어치가 있다고 느낄 정도로 영구적이고 의의 있는 변화를 가져올 수 있습니다. 반면에 환자가 통찰 치료에 적합하지 않고 또 사실 이 치료를 잘 활용할 수 있는 입장이 못 되는 경우나, 또는 이 치료를 어떤 환자에게 권할 때는 피해야 할 약간의 함정이 있는데 그것을 피하지 않은 경우에는, 흔히 그 치료는 진퇴양난의 처지에 빠지거나 치료의 효과가 거의 나지 않거나 또는 심지어 처음 치료받으러 왔을 때보다 더 악화되기도 합니다.

지지 치료의 경우에도 그것이 환자에게 적합한 것일 때는 그 치료 결과가 환자와 치료자 두 사람에게 다 극히 만족스러울 때가 많습니다. 그러나 좀더 깊고 넓은 변화가 가능한 환자인데도 치료에서 그 기회가 주어지지 않았다면 그 환자의 정서적 성장과 성숙의 가능성을 제한하는 치료 결과로 귀착하는 수가 있습니다.

5. 여러 적응증의 종합 평가

어떤 치료법을 쓰느냐 하는 적응증을 찾기 위해서 환자를 평가할 때 명심해야 할 것은 어느 치료법을 반드시 사용해야 한다는, 절대적인 의미에서의 적응증이나 금기는 없다는 것입니다. 즉 이제부터 논할 여러 가지 적응증은 그 하나하나가 다 상대적이라는 것입니다. 물론 그중에서 어떤 것은 다른 것보다 좀더 중요하기는 합니다만 근본적으로 다 상대적이라는 말입니다. 따라서 이 모든 적응증을 모아 하나의 전체상을 이루어 내서 그 환자가 갖고 있는 강점과 약점, 건강한 면과 병리적인 면을 다 볼 수 있어야 합니다. 그리고 이 모든 적응증과 금기의 전체상을 토대로 해서 어떤 치료법을 택할 것인지 최후 결정을 내려야 합니다.

어떤 경우에는 이 같은 적응증을 전부 규명하지 못할 때도 있고, 또 어떤 것은 처음에는 그대로 두었다가 후에 가서 환자에 관한 정보를 더 수집한 다음에 평가할 수밖에 없는 경우도 있습니다. 그러나 일반적으로 말해서 어떤 치료법이 환자에게 적합한가라는 것은 처음 진단할 때나 그 직후에 결정 짓는 것이 가장 손쉽고 또 효과적입니다. 그리고 또 치료 초기에는 환자의 일반적 경향이나 총체적 형태에 관해서 많은 것을 알아낼 수 있는 경우가 많습니다만, 일단 치료를 시작하고 나면 그날그날 치료적 상호작용을 해야 하고, 또 하나하나 치료 개입을 해야 하기 때문에 전체 상황에 관한 넓은 전망을 갖기가 힘들 때가 많습니다.

질환의 일반적 특징

이제부터 치료법에 대한 적응증을 하나하나 논해 보겠습니다.

1. 퇴행 대 고정

첫째로는 질환의 일반적 성질이 어떤 것이냐 하는 것입니다. 환자가 현재 급성적으로 붕괴하는 도중에 있거나 현재 그 기능이 퇴행하는 도중에 있는 경우에는, 대체적으로 말해서 통찰 치료는 적합하지 않을 때가 많습니다. 그 붕괴나 퇴행이 어디까지 갈 것인지 알 길이 없기 때문입니다. 그래서 환자가 치료에 대해 어떻게 응할 것인가 하는 치료에 대한 환자의 기능 역량을 평가하기가 매우 힘들어집니다. 즉 같은 환자라 할지라도 붕괴 과정의 지점에 따라서 그 진단이 매우 달라질 수 있는 것입니다. 따라서 보통 이런 환자에 대해서는 증상 중심적으로 즉각 치료 개입을 할 필요가 있고, 지금 진행 중에 있는 퇴행을 될 수 있는 대로 빨리 정지시키고 어느 정도나마 안정을 되찾게 하거나 또는 심지어 그 퇴행을 역전시키기 시작하는 것을 치료의 목표로 삼는 것이 좋습니다.

이에 비해서 환자가 이미 일정한 균형 상태에 도달했기 때문에 더 이상 붕괴나 퇴행이 일어나지 않고 있고 상당 기간 동안 어느 정도 안정 상태를 유지하고 있는 경우에는, 더욱 올바른 평가를 할 수 있습니다. 즉 이런 환자의 경우에는 지금 붕괴하는 도중에 있는 환자의 경우보다 그 평가가 환자의 특징을 더 잘 나타낼 가능성이 많다는 것입니다. 따라서 통찰 치료를 시도해 볼 생각을 가져도 무방합니다만, 물론 그렇다고 해서 환자의 상태가 안정되어 있다고 하는 한 가지 사실만이 그 자체로서 통찰 치료의 절대적인 적응증은 아닙니다.

2. 외적·환경적 요인 대 내적·심리적 요인

둘째로 평가해야 할 것은 환자의 내적 · 심리적 요인과 현재의 외적 상황이 상대적으로 어떤 비중을 차지하는가입니다. 환자의 생활에 있어서 현재 외적 압력이 차지하는 비중이 크면 클수록 보통 이것은 좀더 지지적으로 치료해야 할 적응증을 가리킨다고 말할 수 있습니다. 그러나 이 역시 어느 방향으로 보나 절대적인 것은 아닙니다.

3. 무능화의 정도와 만연성

환자가 얼마나 무능력(disability)하게 되고 또 그것이 얼마나 만연되어 있는가 하는 정도와 또 그가 지금 얼마나 괴로워하고 있는가 하는 정도도 평가해야 할 문제입니다. 만일 통찰 치료를 하려 한다면 그 문제를 해결하는 데 들이는 시간과 노력과 비용이 합당할 만큼 그 문제의 비중이 커야 할 것입니다. 따라서 장애의 정도가 경미하다거나 일시적인 경우에는 지지 치료를 하는 편이 경제적으로나 심리적으로나 좀더 적합합니다. 그러나 환자가 '정신병 에피소드'(psychotic episode)를 자꾸 일으키는 경우처럼 장애가 매우 심할 때에는 갈등을 동원하는 통찰 치료를 한다는 것은 환자의 포용 능력의 한계를 넘는 것이기 때문에 정신병적 사건을 더욱 촉발할지도 모른다는 점을 치료자는 유의해야 합니다. 따라서 이런 환자의 경우에는 보통 지지적인 치료를 하는 것이 최선의 방책이라 할 수 있습니다.

4. 환경의 성질

또 하나의 요인은 환자를 둘러싸고 있는 상황과 환경입니다. 예를 들면 외부 환경의 어떤 세력이 환자의 병을 계속 지속시키고 있는 경우가 있습니다. 반면에 어떤 환경 세력은 이와 같은 유형의 치료에 대해 긍정적이고 고무적인 경우도 있습니다. 이런 세력이 작용하는 경우에는 치료의 적합성을 총체적으로 평가하는 과정에서 어느 정도 양호한 요인이 되어 줍니다.

5. 피학증

또 어떤 경우에는 환자의 성격이나 행동이 변화하면 그 가정(家庭)의 구조나 기능에 역효과를 가져오리라는 것을 비교적 쉽게 예측할 수 있을 때가 있습니다.

이것을 보여 주는 좋은 예로는 가학적인 배우자를 가진 피학적인 환자를 들 수 있습니다. 이런 경우에 환자의 피학적 성격 구조가 수정되면 배우자와의 관계가 중대한 변화를 일으킬 것이라는 점, 또 때로 환자는 배우자가 이제 자기의 요구를 충족시켜 주지 못하리라는 것을 알게 될 것이라는 점을 상당한 자신을 가지고 예언할 수 있습니다. 이런 경우에는 때로 배우자 또한 치료를 받아서 자기의 성격을 수정할 필요가 있습니다. 그렇지 않으면 환자의 성공적인 치료 결과로 말미암아 심한 가정 파탄이 일어날 때도 있습니다.

6. 이차 이득

이것과 밀접히 연관되어 있는 문제는 질환의 이차 이득(secondary gain)에 관한 문제입니다. 이차 이득은 일차 이득(primary gain)과는 명백히 달리 정의되고 구별되어야 합니다. 일차 이득이란 환자가 타협 형성(compromise formation)을 이룩함으로써 자기 내부에 있는 미해결의 갈등을 해결했다는 것을 뜻합니다. 그리고 이 타협 형성이 환자의 증상이나 환자의 성격의 형태로서 표현되는 것입니다. 그런데 일단 이 같은 일차 목표가 달성되면 환자는 자기의 병이 자기에게 추가적인 혜택을 가져다준다는 사실을 발견할 때가 있습니다. 예를 들면 특별한 대우를 받는다든가, 맡은 일을 안 해도 된다든가, 괴로운 상황을 모면할 수 있게 된다든가, 또는 그 외의 형태로 충족되는 경우입니다. 이 같은 혜택이나 이득은 신경증의 결과로 말미암아 얻게 된 부산물이지, 신경증을 애당초 일으키게 한 일차적 원인은 아닙니다. 그러나 병에서 얻은 이차 이득이 크면 클수록 그것을 포기하라고 환자를 설득하기가 힘들어지고, 따라서 그가 당면하고 있는 갈등을 성숙한 사람답게 해결하도록 유도하기가 어려워집니다. 그래서 많은 치료자들은 환자가 병으로 말미암아 많은 이차 이득을 얻고 있는 경우에는 통찰 치료를 하기가 극히 힘들고, 따라서 더욱 지지적으로 치료하는 편이 적절하다고 느끼고 있습니다.

환자의 여러 속성에 대해 이제부터 우리가 평가할 것은 치료 과정에서 환자의 반면(半面)과 관련된 것들입니다. 앞에서 설명한 바와 같이 정신 치료는 치료 동맹이 이루어지기 때문에 가능한 것입니다. 즉 치료자는 환자의 성격 가운데서 신경증적이 아닌, 성인으로서 비교적 건강한 의식적 부분과 일종의 동업관계(partnership)를 맺고, 그 공동의 노력으로써 환자의 성격이나 환자의 생활 가운데서 신경증적이고 비적응적인 증상을 야기하는 부분을 수정시키거나 변화시키려고 하는 것입니다. 그렇기 때문에 우리가 지금부터 평가하고자 하는 환자의 속성이란 병에 대한 그 같은 공동 노력에서 치료자가 손잡고 일해 나가야 할, 그런 속성입니다. 이는 두 가지 차원에서 평가할 수 있습니다. 하나는 환자의 일반적인 기능을 거시적 차원에서 평가하는 것이고, 하나는 특수적인 기능을 미시적 차원에서 하나하나 평가하는 것입니다.

환자의 일반적 기능

1. 승자 대 패자

일반적인 기능으로 볼 때 어떤 사람은 인생의 승자이고 어떤 사람은 패자입니다. 여태까지 살아오는 동안 일반적으로 말해서 능률적이었고 성공을 거두었고 착수한 일은 무엇이든 잘 처리한 사람이면 치료에 임할 때 그런 특징과 자질을 가지고 올 가능성이 많을 것인 만큼, 이런 환자에게 통찰 치료를 잘 활용하게 되면 예후가 좋습니다. 반면에 여태까지 무능했거나 실패를 거듭했거나 착수한 일을 성공시키지 못했던 사람이면 치료 시에 그런 특징을 제시할 것이므로, 이런 환자는 통찰 치료를 했을 경우 그 예후가 좋지 않을 것입니다. 따라서 이런 환자에 대해서는 대개 지지적으로 치료하는 편이 효과적입니다. 그러나 유념해 두어야 할 점은 이 후자에 속하는 환자들 가운데에는 자기 내부의 정신적 갈등 때문에 그런 무능과 무력과 실패를 거듭하는 경우가 있을 수 있다는 사실입니다. 그래서 이런 경우에는 그 같은 무능을 탈피하게 하자면 내부의 정신적 갈등을 해결시켜야 할 필요가 있을지도 모릅니다. 그러나 그렇다고 해서 만일 이런 유형의 환자에게 통찰 치료를 시도한다고 하는 경우에는 전자에 속하는 환자의 경우보다 그 치료가 훨씬 오래 걸리고, 치료의 진전도 느리고, 치료하기도 더 힘들고, 또 치료의 결과도 의심스러울 때가 많다는 것을 치료자는 예상하고 있어야 합니다.

2. 장기 목표를 향해서 일하는 역량

또 하나의 일반적인 특징은 즉각적인 만족이나 즉각적인 해소를 유보하고 장기적인 목표를 향해서 꾸준히 일해 나가는 역량입니다. 대체적으로 말해서 우리는 통찰 치료가 장시일을 요할 가능성이 크다는 것을 알고 있고, 그리고 또 비록 통찰 치료의 최종 성과는 지지 치료의 경우보다 훨씬 크기는 하지만, 한편 그것을 달성하려면 지지 치료보다 훨씬 많은 시간과 노력을 요한다는 것도 알고 있습니다. 따라서 환자의 생활사를 볼 때 장기 목표를 고수하고 도중에 난관이 나타나면 그것을 끈질기게 해결해 나가는 역량이 엿보이면 그럴수록 통찰 치료의 예후는 좋습니다. 반면에 장기 목표를 향해서 꾸준한 동기를 가지고 계속 노력하기 힘들어 하고, 당장 욕구 충족이 되어야 하고, 그렇게 안 되면 하던 일을 집어치우고 당장 다른 것에 손을 대는 환자의 경우에는 통찰 치료의 예후가 좋지 않습니다.

또 하나의 일반적 기능은 어떤 증상이든 그 증상을 지니고 있으면서도 자기를 유지하고 그 나머지 기능을 다하는 역량입니다. 자신의 증상이나 장애나 제지(inhibition)에도 불구하고 생활에 있어서 그 나머지 기능을 능률적으로 다하고 있는 환자는 통찰 치료에 적합한 환자입니다. 반대로 환자의 장애가 그의 전체 생활 영역에 침투되어 있는 경우나, 그 장애와 직접 관련이 없는 영역에서도 그의 기능 역량이 심히 손상되어 있는 경우에 통찰 치료를 시도하는 것은 모험입니다.

3. 증상을 갖고도 기능을 유지하는 역량

지금까지 논한 것은 다 상대적이라는 것을 여기서 다시 한 번 강조해야겠습니다. 그러나 치료의 적응증을 고려할 때 치료자가 명심해야 할 점은, 혹시 이 같은 적응증으로 미루어 덜 좋은 집단에 속하는 환자에 대해 통찰 치료를 적용하고자 하는 경우에는 치료의 목표와 예후를 상당히 조심스럽게 잡아야 한다는 것입니다. 뿐만 아니라 그런 치료는 장시일을 요할 경우가 많다는 것과 또 때로는 치료하기가 어렵고 복잡해질 경우도 생긴다는 점을 사전에 예상하고 있어야 합니다.

· 적응증의 상대성

환자의 특수적 기능

여태까지 우리는 치료의 적응증과 관련해서 환자의 일반적인 기능을 논했습니다만, 이제 환자의 특수적인 기능을 살펴보겠습니다. 이것도 또한 치료적 동업관계 중 환자 몫에 속하는 요소인 것이고, 환자가 치료에 임해서 가지고 오는 자질입니다. 치료법의 적응증은 이 같은 요소나 자질의 평가를 또한 바탕으로 합니다. 그중 가장 중요한 것은 환자의 여러 가지 자아 기능을 평가하는 것입니다.

1. 자아 기능

(1) 대상 관계성

이 자아 기능의 하나는 대상 관계성(object relatedness)입니다. 즉 환자가 다른 인간을 신뢰하고 그들과 의미 있는 관계를 맺을 수 있는 역량을 갖고 있느냐 하는 것입니다. 앞서 말씀드린 것처럼 정신 치료의 과정은 환자와 치료자라는 두 사람이 서로 상호작용을 하는 가운데서 일어나는 것입니다. 이는 지지 치료나 통찰 치료나 마찬가지입니다. 그런데 이 같은 상호작용을 비교적 쉽게 이룩할 수 있는 사람이 있는가 하면, 사람에 따라서는 그렇게 못하는 사람도 있습니다. 근본적으로 인간을 신뢰하고 그들로부터 정당한 반응을 기대하고 그들과 깊이 사귄 경험을 가질 수 있었던 환자에게는, 치료 동맹의 수립에 필수적인 그 같은 관계를 형성하는 것이 훨씬 용이할 것이고, 비록 치료자 편에서 비교적 중립적인 태도를 견지한다고 해도 그런 관계가 맺어질 수 있을 것입니다. 그러나 사람을 믿지 않거나 의심이 많거나 사람과 간격을 두고 대하거나 사람과 멀리 떨어져 있거나 사람과 뜻깊은 관계를 맺어 본 적이 없는 환자의 경우에는 치료자 편에서 훨씬 적극적으로 나와야 하고, 치료자가 긍정적인 사람이고 도와주려는 사람이라는 것을 실천을 통해서 환자에게 증명해 보여야 합니다. 환자가 그렇게 느끼려면 치료자 편에서 상당히 공개적으로 상호작용을 주도해야 할 때가 많고, 그럼으로써 환자가 치료자를 정말 진짜 사람으로, 즉 하나의 실상(a real figure)으로 느낄 수 있어야만 비로소 신뢰감과 소통(rapport)이 이루어질 수 있습니다.

또한 환자가 사람들에 상당한 정서적 투자를 했고 사람들과 깊은 관련을 맺었던 경험이 있으면 그럴수록 치료자가 비교적 중립성을 지킨다고 해도 그것이 치료 과정이나 치료 관계에서 전이의 형태를 빌려서 나타날 공산이 커집니다. 반대로 극단적인 경우에는 그와 같은 투자가 가능하다는 것을 보여 주기 위해서 치료자가 환자를 매우 적극적으로 격려하거나 지지해 주면 중립성을 너무 이탈하게 되어서, 전이 관계를 사용하는 통찰 치료를 하기가 매우 어려울 때가 있습니다.

이상을 요약하면 대상 관계를 맺는 역량이 크면 클수록, 또 기본적 신뢰감을 가지고 사람에게 정서적으로 투자하는 역량이 크면 클수록 통찰 치료에 적합한 적응증이라 할 수 있습니다. 반대로 대상 관계를 맺기를 어려워하거나 회의나 불신이나 의심이 많으면 많을수록 지지 치료에 적합한 적응증이라 할 수 있습니다.

(2) 동기

· 의식적 동기

또 하나 평가해야 할 자아 기능은 환자의 동기입니다. 이것은 두 가지 수준의 동기, 즉 의식적 동기와 무의식적 동기를 고려해야 합니다. 통찰 치료를 해서 효과를 보려면 적어도 환자는 의식적으로 자신을 더 잘 이해하려 하고, 자기 문제의 뿌리를 캐려고 들며, 자기 내부의 문제를 해결하고자 하고, 자기 문제 중 많은 문제가 자기 자신 속에서 우러나온다는 사실을 의식하고, 따라서 자신의 내적 변화가 필요하다는 점을 인식하고 있어야 합니다. 맨 처음 치료가 시작될 때는 때로 환자가 이상과 같은 점을 모두 각성하고 있지 않은 경우도 있습니다만, 그럴 때는 이 같은 동기를 치료의 초기 기간 동안에 길러야 하고, 또 그것은 길러질 수 있습니다. 그러나 만일 이 같은 동기를 형성하는 것이 불가능한 경우 통찰 치료는 매우 힘듭니다. 환자가 자신의 문제나 갈등을 외재화(外在化/externalize)하거나, 남을 비난하거나 자기 자신이 자기의 문제와 관련되어 있다는 점을 이해하지 못하거나, 자기의 장애를 신체적인 원인으로 돌리거나, 즉각적인 결과만을 바라고 장기적인 목표를 향해 일해 나가기를 싫어하거나, 도움을 받아 가면서 자기 주변 사람이나 환경을 조정하려 하고 지배하려 드는 경향 등등이 엿보이는 경우는, 통찰 치료가 적합하지 않고 좀더 적극적이고 지지적인 치료가 적합합니다.

· 무의식적 동기

앞서 일반 임상 이론을 논할 때 설명한 것처럼 환자의 신경증 증상이나 성격 특성은 그가 자신의 내적 갈등을 해결하기 위해서 하나의 타협 형성(compromise formation)을 이룩한 상태를 말하는 것으로서, 이것은 또한 그가 혼자의 힘으로 다할 수 있었던 최선의 시도를 표시하고 있는 것입니다. 그렇기 때문에 모든 환자는 변화하지 않으려고 하거나 자신과 자기 문제를 의식하지 않으려고 하는 무의식적 동기를 가지고 있습니다. 따라서 자기의 증상을 방패 삼아서 막고 있었던 자신의 갈등을 치료자가 치료 과정에서 끄집어내려고 하면 거기에 대해서 일종의 회피나 저항을 나타내게 됩니다. 그러나 치료 과정에 역행하는 이 같은 무의식적 동기는 치료 과정에 대한 긍정적인 의식적 동기와 서로 균형을 이룹니다. 그리고 이 같은 긍정적인 의식적 동기가 치료를 전진시키는 것입니다. 즉 환자의 무의식적 동기가 정신 치료에 대한 여러 가지 저항의 형태를 빌려서 나타날 때에 그래도 치료를 진행시키는 것은 바로 이 같은 긍정적인 의식적 동기가 환자에게 있기 때문이고, 또 자기의 기능을 개선하려고 하고 자기의 문제를 좀더 깊이 이해하고 해결하려고 하는 의식적 욕구가 환자 속에서 작용하고 있기 때문입니다.

(3) 심리적 심성

치료의 적응증으로 중요한 또다른 요인은 심리적 심성(psychological mindedness)입니다. 이것은 자신의 정신적 경험을 자각하는 능력, 또 다른 사람의 정신적 경험을 의식하는 능력을 말하고, 이런 일에 대해 관심을 갖고 있고 주의를 기울이고 있음을 의미합니다. 통찰 치료의 전반적 전략으로 미루어 볼 때 환자가 풍부한 심리적 심성의 소유자이고 자타(自他)의 정신 작용을 의식하는 역량이 크면 클수록 통찰 치료의 예후는 좋을 것입니다. 반대로 이와 같은 능력이 결여된 환자에게 통찰 치료를 적용하면 매우 지루하고 어렵고 실망스러워 좌절하는 경우가 많습니다. 따라서 그런 환자에게는 내관이나 심리적 자각을 덜 필요로 하는 지지 치료를 하는 편이 좋을 때가 많습니다.

(4) 감정과 정서

그러나 자타의 정신 작용을 의식할 때는 의식의 중요한 요소인 감정 또한 경험할 수 있어야 합니다. 만일 그런 의식에 알맞은 감정 상태나 정서 반응이 수반되지 않은 채 순전히 지적 · 인지적으로만 자타의 정신 작용이 의식되는 경우에는 대개 치료적 변화가 거의 나타나지 않습니다. 그래서 자타의 정신을 의식하는 것은 물론이고 거기에 수반하는 여러 가지 감정 상태나 정서 반응에도 쉽사리 접근할 수 있는 환자는 대개 통찰 치료를 더욱 효과적으로 활용할 수가 있습니다. 반면에 감정을 별로 경험하지 않는다든가 감정을 자기 나름의 특유한 방법으로 회피한다든가 하는 환자는 통찰 치료에 잘 반응하지 못하는 경향이 있습니다.

(5) 언어 표현

또 하나 평가해야 할 자아 기능은 말로 의사소통을 하는 능력입니다. 정신 치료에서 환자와 치료자 간에 일어나는 작용이라는 것은 어느 편에서나 간에 주로 말을 토대로 하는 것이기 때문에, 환자의 언어 능력이 높고 자유로운 언어 구사가 가능할수록, 또 자기의 생각이나 반응이나 감정 상태 등등을 입체적으로 묘사하는 능력이 클수록 통찰 치료를 더욱 유효하게 활용할 수 있을 것입니다. 반대로 그의 의사소통 능력이 한정되어 있을수록, 또 그의 이야기가 단조롭고 반복적이고 판에 박은 듯 고정적일수록 통찰 치료를 하기가 힘들 것이므로 다른 방법으로 치료하는 것이 최선책이 됩니다.

(6) 통찰의 정도

또 하나의 요인은 자신에 대한 통찰의 정도 문제입니다. 환자에 따라서는 자기 자신이나 자기 문제에 대해서 비교적 통찰이 있고, 그런 문제가 자기 자신으로부터 비롯한다는 것을 인식할 수 있는 사람이 있는가 하면, 반면에 자기의 어려움을 한사코 외재화(externalize)하려 들거나 남의 책임으로 돌리고 남을 비방하거나 자신의 장애를 비심리적인 원인 때문이라고 생각하는 사람이 있습니다. 그러나 또한 통찰을 한다고 하는 환자 중에도 정신 치료의 실패를 목적으로 통찰을 사용하는 사람이 있습니다. 특히 심리적으로 매우 복잡미묘하게 얽힌(psychologically sophisticated) 사람의 경우에 그렇고, 또 정신 건강과 관련된 직업에 종사하는 사람의 경우에 매우 흔히 있는 일입니다. 이런 사람들은 치료받으러 오기는 하지만 자신의 통찰과 자각을 치료를 실패시키기 위해 무의식적으로 꾸며진 그런 방식으로 사용하는 예가 많습니다. 그래서 다른 모든 조건이 동일한 경우에는 비교적 복잡하지 않은 사람이거나 때로는 심지어 심리적으로 순진한 사람들이 통찰 치료의 가장 좋은 사례가 됩니다. 이것은 물론 우리가 검토하고 있는 다른 특징들이 긍정적이라는 것을 전제로 하는 말입니다.

(7) 지능

지능도 또한 하나의 요인이 됩니다만, 이것은 우리가 지금 검토하고 있는 다른 요인들에 비교하면 상대적으로 그 중요성이 덜합니다. 지능이 높은 사람들은 대개 정신 치료를 잘 활용하는 경우가 많지만, 그중 어떤 사람은 때로는 무의식적으로 자기 패배를 위해 높은 지능을 사용하는 경우도 있습니다. 환자의 지능이 평균에 속하거나 평균을 약간 상회하고 있는 경우에는 지능에 관한 한 통찰 치료를 받을 능력을 의심할 이유는 없습니다. 그러나 지능이 낮다거나 여러 가지 유형의 정신박약이 있는 경우에는 통찰 치료의 효과가 없기 때문에 더욱 적극적이고 지지적인 치료법이 대개 적합합니다.

(8) 불안과 좌절

앞서 말했듯 통찰 치료에서는 환자의 불안을 동원해야 하고 그의 전이 욕구를 좌절시켜야 합니다. 따라서 치료의 적응증을 고려할 때는 환자가 불안이나 좌절을 얼마나 잘 참는가, 즉 불안과 좌절에 대한 환자의 내성(tolerance)도 평가해야 할 또 하나의 중요한 요인입니다. 그런 내성이 강한 환자는 통찰 치료를 꾸준히 고수하고 그것을 잘 활용할 가능성이 많을 것입니다. 반면에 그런 역량이 잘 발달되지 않았거나 환자가 불안이나 전이 좌절을 참지 못하는 경우에는 치료를 중단하거나 치료를 유효적절하게 활용할 수 없는 가능성이 훨씬 많아질 것이므로, 그런 환자에게는 불안을 되도록 적게 일으키고 전이 욕구의 좌절도 되도록 줄이는 지지 치료를 하는 편이 좋습니다. 단, 여기에는 예외가 하나 있습니다. 그것은 즉 피학적인 성격의 소유자입니다. 이런 사람은 고통이나 고민이나 좌절 등등을 무의식적으로 필요로 하고 있고 또 그 같은 고통이나 좌절을 피학적인 만족을 얻기 위해서 이용하고 있습니다. 그렇기 때문에 만일 통찰 치료에서 환자가 좌절에 대해 과도한 내성을 나타내고, 그런 좌절을 일으킨 상황을 적절하게 처리하는 능력이 결핍되어 있는 경우에는, 그 환자는 지금 통찰 치료라는 상황 자체를 자신의 피학적 만족을 위해서 이용하고 있는지도 모릅니다. 물론 이것도 역시 통찰 치료에 대한 절대적인 금기(contraindication)는 아닙니다만, 이런 경우 치료자는 그것을 사전에 잘 인식하고 있어야 하고, 그럼으로써 치료 중에 이 문제를 적절히 처리할 수 있어야 합니다.

(9) 자기성형 대 타성형

사실 이것은 자기성형적 행동과 타성형적 행동 간의 비율 문제에 속하는 일부 문제입니다. 자기성형(autoplastic)은 사람이 갈등이나 스트레스에 반응할 때 자신이나 자기의 내적 · 심리적 작용을 수정하려는 성격 경향을 말하고, 타성형(alloplastic)은 갈등이나 스트레스에 반응할 때 자기 자신을 수정하려 하지 않고, 외부 환경을 수정하려고 하거나 외부 환경에서 자기를 떼어 놓으려고 하는 경향을 말합니다. 통찰 치료에 이상적으로 알맞은 환자는 이 두 가지 요소를 골고루 다 가지고 있는 사람입니다. 다시 말해서 그런 사람은 모든 일을 자기 내부의 정신적 수준에서 처리하려고 하고, 내부의 심리적 반응을 수정함으로써 순응을 이룩하려고 합니다만, 한편 이와 동시에 일단 심사숙고한 후에 자기가 옳다고 생각하면 외적 환경에도 영향을 가하고 변화를 일으키게 할 수 있는 성격의 소유자입니다. 이 비율이 어느 한편으로든 너무 기울어지면 지지적으로 치료하는 것이 적합하고, 그런 환자에게 통찰 치료를 적용하려면 그만큼 노력을 더 요합니다.

(10) 자아동조 대 자아이양

치료에 대한 적응증의 척도에서 또 하나 고려해야 할 비율은 환자의 행동 형태가 자아동조적이냐 자아이양적이냐 하는 문제입니다. 자아이양적(ego-alien)이라는 것은 환자 자신이 자기의 어떤 행동을 이상하다, 받아들일 수 없다, 고쳐야 한다, 간직하고 싶지 않다라고 생각하거나 느끼는 경우를 말합니다. 반면에 자아동조적(ego-syntonic)이라는 것은 환자가 자신의 어떤 성격 특성이나 증상을 자신의 불가분한 요소로 보고, 간직해야 할 것으로 생각하고, 값어치가 있는 것으로 간주하고, 변화시키지 않고 계속 간직하고자 하는 경향을 말합니다. 통찰 치료는 성격의 재편성을 목표로 하는 것인 만큼 자신이 경험하고 있는 어려움이나 증상을 자아이양적인 것으로 지각하는 정도가 높으면 높을수록 변화의 가능성이 많을 것이고, 반대로 그런 것을 자아동조적인 것으로 보는 정도가 높으면 높을수록 변화하기가 그만큼 어려울 것입니다.

2. 초자아 기능

(1) 경직도, 비융통성

여태까지 환자의 자아 기능을 논해 왔습니다만, 환자의 초자아와 도덕적 가치 체계도 또한 관찰할 필요가 있습니다. 이럴 때 환자에게 경직성이라든가 비융통성이라든가 하는 문제가 있는지 관찰해야 합니다. 만일 그런 문제가 있는 경우에는 통찰 치료를 하기가 그만큼 어렵습니다.

(2) 자책, 자살

자기 자신을 벌하는 경향이 있는 환자의 경우도 마찬가지입니다. 이런 자책의 극단은 자살할 위험성이 높은 환자입니다. 이런 환자의 경우에는 통찰 치료를 하면 너무 고통스러운 심한 갈등을 불러일으킬 가능성이 상당하기 때문에 이런 환자에 대해서는 지지적으로 치료하는 편이 최선책이 될 때가 많습니다.

(3) 반사회적 행동, 무도덕적 행동

이와 정반대가 되는 편에는 가치 체계의 내재화가 잘 이룩되지 않은 사람으로서, 반사회적 행동이나 무도덕적 행동을 하는 사람들이 있습니다. 이런 사람은 자기의 당면 문제를 자기 자신의 내적 · 정신적 갈등으로 경험하지 못하고 자기와 자기 환경 간의 갈등으로서 경험합니다. 따라서 이런 사람에게도 역시 정신내부적인 갈등을 주로 다루고 그 해결을 주목적으로 하는 치료법은 적합하지 않고, 그 대신 상당한 기간 동안 지지적으로 치료해서 그의 정신 안에 좀더 안정된 가치관이 이룩되도록 해야 합니다. 그래서 이런 사람에게는 통찰 치료보다 지지 치료에서 더 잘 할 수 있는 현실적인 상호작용과 현실적인 개입이 필요한 것입니다. 예컨대 이는 특히 비행에 물든 이들의 경우에 그럴 필요가 있다는 사실이 알려져 있습니다. 흔히 이들의 도덕체계나 가치규범은 아직도 외적인 것이기 때문에 치료자가 적극적인 영향력을 행사해야만 올바른 정신 내부적인 통제를 기를 수 있습니다. 따라서 이들에게는 일반적으로 지지 치료가 더 효과적입니다.

3.본능

치료의 적응증으로서 또 하나 평가해야 할 것은 본능(id)의 기능과 충동의 조직과 충동 파생물의 조직입니다.

(1)갈등이 야기된 시기

치료적인 각도에서 환자를 평가할 때 그의 갈등이나 심리적 장애가 발달 단계에서 일찍 일어났으면 그럴수록 그것을 변화시키기 어려울 것입니다. 반대로 그 같은 갈등이나 장애가 시기적으로 보아 나중에 일어났으면 그런 만큼 변화의 예후는 좋습니다. 따라서 이런 경우에는 통찰 치료의 예후도 그만큼 좋습니다.

(2) 고착 대 퇴행

한 가지 결정 짓기 어려운 문제는 환자의 어느 하나의 행동이 그의 발달 단계에서 하나의 고착 지점(fixatoin point)을 표시하느냐, 또는 좀더 전진된 발달 단계에서 갈등을 겪었기 때문에 그 단계에서 그 전 단계로 퇴행한 상태를 표시하느냐 하는 문제입니다. 어릴 때의 고착으로 말미암아 일어난 일이면 대체적으로 지지 치료가 적합하고, 반면에 좀더 나이 들어서 갈등을 겪었으면 그럴수록, 또 그 수준부터 퇴행이 일어났다는 것이 엿보이면 그럴수록 통찰 치료의 예후가 좋습니다.

·이원적 관계 대 삼원적 관계

이것을 평가하고 판단할 수 있는 한 가지 방법은 환자가 어떤 식으로 사람들과 상호작용하는지를 관찰하는 것입니다. 이 상호작용이 주로 이원적(dyadic)인 경우에는 보통 지지 치료가 좋습니다. 이원적 관계란 인간관계가 주로 두 사람만으로 이루어진다는 뜻인데, 특히 이 두 사람 사이에 어머니 같은 돌봄(mothering)이나 양육이나 보호와 같은 작용이 내포되어 있는 경우나, 또는 이런 것을 과거에 갖지 못한 데 대한 실망이나 좌절이 내포되어 있는 경우를 말합니다. 환자가 다른 사람들과 주로 이와 같은 이원적 관계를 맺고 있는 경우, 그것은 지지 치료의 적응증이 되고 통찰 치료의 예후는 좋지 않습니다. 환자의 대상 관계나 상호작용이 주로 삼원적인 경우에는 대체적으로 통찰 치료가 적합합니다. 삼원적(triadic)이란 어떤 사람이 다른 사람들과 삼각적으로 상호작용하고 있는 경우를 말합니다. 즉 남들과 경쟁하고 자신의 성적 분화를 이루고 여러 가지 대인 관계를 동시적으로 맺을 수 있는 사람을 말합니다. 이런 사람은 통찰 치료의 예후가 좋습니다. 물론 이것도 다른 모든 조건이 같다는 전제하에서 그렇다는 것입니다.

연령

치료법에 대한 또 하나의 적응증은 환자의 연령에 관한 것입니다. 아동의 정신 치료는 그 자체로서 하나의 전문 분야를 이루고 있습니다만, 그것을 제외하면 대부분의 사람들은 통찰 치료에 가장 알맞은 연령은 젊은 성인(young adult)이라고 생각하고 있습니다. 왜냐하면 이 시기에 이르러 비로소 성격 구조가 그런 치료를 견디어 낼 만큼 충분히 짜여지고, 치료받기에 필요한 자격도 갖추게 되기 때문입니다. 또한 이 시기는 아직은 신경증적 행동 형태가 완전히 자리 잡아 고착된 것은 아닌 만큼 비교적 변화가 쉽다고 판단되기 때문입니다. 이보다 나이 든 사람은 그 생활양식이 이미 고정되어 있고 책임도 무거우며 인생의 길은 이미 선택됐고 장래에 대한 기회도 한정되어 있는 데 비해서, 젊은 성인은 미래에 대한 투자라든가, 앞으로 살 수 있는 기간이나 잠재능력의 개발 가능성으로 미루어 볼 때 흔히 치료에서 얻는 바가 더 많을 것이기 때문입니다. 그러나 이것도 절대적인 것은 아닙니다. 초기 중년기(early middle years)에는 여러 가지 책임에 짓눌려 있었기 때문에 자신을 변화시키지 못했던 사람들도 나이가 들면 그렇게 할 수 있는 일종의 융통성과 능력을 지니게 되는 경우가 많습니다. 또 이제는 자기 앞에 무한정 시간이 남아 있지 않다는 것을 깨닫기 때문에 정신 치료를 더 잘 활용할 수 있게 되는 경우도 많습니다. 그러나 일반적으로 치료의 적응증을 평가하는 데 환자의 연령은 특별히 중요한 문제가 되지 않습니다. 여태까지 논한 다른 적응증의 문제보다는 그 중요성이 훨씬 덜하다는 것은 확실합니다.

이전의 치료 결과

또 하나의 요인으로서 치료법을 선택하는 데 매우 도움이 되는 기준은 과거의 치료 효과를 알아보는 일입니다. 우리에게 오는 환자들 가운데는 전에 여러 가지 종류의 치료를 시도해 본 사람들이 있습니다. (반드시 본격적인 정신 치료일 필요는 없습니다.) 이럴 때 우리가 알아보고자 하는 점은 환자가 과거에 어떤 종류의 치료를 받았든 간에 그 치료법이 의도한 목표나 그 치료법이 지니는 한계로 미루어 볼 때 어떤 긍정적인 결과를 거둘 수 있었느냐라는 것입니다. 환자가 과거에 어떤 형태의 치료를 받았든 간에 그 결과가 어느 정도 성공적이었다면 지금의 치료에서도 성공할 확률이 높을 것인 만큼 이는 통찰 치료에 대한 좋은 적응증이 됩니다. 반면 환자가 종전의 치료에서 어떤 형태의 실패를 겪었던 경우에는, 또 특히 여러 가지 치료에서 여러 번 그런 형태의 실패를 되풀이한 경우에는 지금의 치료에서도 그런 형태의 실패를 되풀이할 소지를 가지고 임하리라는 것을 예상할 수 있는 만큼 만일 이런 경우에 통찰 치료를 적용하려면 사전에 그 환자의 다른 모든 특징을 면밀하게 검토해 보아야 합니다.

현실 문제

이제 환자 편의 마지막 요인으로 현실에 관한 문제를 알아보겠습니다. 예를 들면 우리는 통찰 치료를 성공시키기 위해서는 보통 상당한 기간이 필요하다는 것을 알고 있습니다. 연속성을 기할 수 있을 만큼 치료 횟수를 늘려야 하고, 또 정규적인 치료 시간을 정해야 하며, 중단이나 결석을 최소한으로 줄여야 하고, 또 치료 효과를 낼 수 있을 만큼 치료 시간도 충분해야 합니다. 특히 이 마지막 문제, 즉 치료 시간당 시간의 길이가 길어야 한다는 조건 때문에 1회 치료당 환자가 담당해야 할 비용이 다른 치료법보다 비싸집니다. 이에 비하면 지지 치료에서는 치료를 정규적으로 하지 않아도 좋고, 연속성이 그렇게 중요한 문제가 안 되며, 치료 시간 자체도 짧아도 좋은 경우가 흔히 있기 때문에 지지 치료를 환자에게 권할 때는 이런 것이 별로 크게 문제시되지 않습니다. 그러나 통찰 치료에서는 이런 현실 문제가 때로 절대적인 비중을 차지할 때가 있고, 그럴 때 이것은 때로 통찰 치료를 절대적으로 금기하는 요인이 됩니다.

치료자 : 역전이

여태까지 우리는 환자의 적응증을 고찰했습니다만, 여기서 치료자의 적응증을 살피는 것도 또한 중요한 일입니다. 즉 치료자는 환자를 평가하고 나서 어떤 형태의 치료를 권하게 되는데 그러는 동안 치료자가 그 환자에게 어떤 생각이나 감정을 갖게 되는가라는 것입니다. 치료자에 따라서는 어떤 종류의 환자에 대해 특별한 감정을 느끼는 경우가 있습니다. 즉 지나치게 긍정적인 감정을 느끼는 경우가 있는가 하면, 반대로 매우 부정적인 감정을 느낄 때도 있습니다. 또 어떤 종류의 정신 병리에 대해서 마음 놓고 대할 수 있는 치료자가 있는가 하면, 그런 정신 병리에 대해서 불안해하는 치료자도 있습니다. 또 어떤 치료자는 어느 한 종류의 환자를 치료하는 데만 관심을 두는 경우가 있고, 또한 어느 한 종류의 환자를 치료할 수 있는 능력밖에 없는 치료자도 있습니다.

이 같은 소위 역전이(逆轉移/countertransference)를 치료자는 잘 의식해야 하고, 또 치료법을 택할 때는 그 역전이를 충분히 감안해서 정해야 합니다.

대체적으로 긍정적이거나 부정적이거나 간에 환자에 대한 치료자의 감정이 한 극단에 치우치는 경우에는 그것을 하나의 경고 신호로 받아들여야 하고, 그런 경우에는 자기가 그 환자를 치료하는 데 과연 적합한 사람인지, 또는 지금 생각하고 있는 치료법이 적절한 것인지를 면밀하게 검토해 보아야 합니다.

때로는 환자에게 어떤 치료법을 권하는 과정에서 치료자가 자기의 역전이 때문에 장기적으로 보아 환자에게 최선이 못 되는 치료법을 권할 때도 있습니다. 즉 치료자의 역전이가 치료법의 처방이나 선택에 큰 영향을 미치는 경우가 있다는 말입니다. 예를 들면 치료자가 어떤 환자에게 지나치게 마음이 끌리면 사실 그 환자의 성격 조직으로 미루어 볼 때 적합하지 않은데도 집중적인 장기 치료를 권하게 될 때가 있습니다. 반대로 치료자가 그 환자를 싫어하는 경우에는 그 환자의 성격으로 미루어 볼 때 더욱 철저한 치료가 마땅한데도 가능한 한 잦은 접촉이 필요 없는 치료법을 권할 때도 있습니다. 그렇기 때문에 적어도 치료자가 자기의 환자들에게 최대의 혜택과 최선의 도움을 주기를 바란다면 이 같은 자신의 반응에 대해서 예의 주의를 기울이고 있어야 하고, 그런 반응을 직면할 수 있을 만큼 자신에 대해 솔직해야 합니다. 그리고 만일 이 같은 역전이가 실제로 일어난 경우에는 재삼 심사숙고해서 그것이 치료자로서의 객관성과 임상적 판단에 지장을 끼치는 일이 없도록 다짐해야 합니다.

결어

이제까지 우리가 논한 것을 요약하자면, 어느 하나의 치료법이 효과적으로 적용될 수 있는지 여부를 가리키는 바로서의 적응증과 금기는 그 하나하나가 다만 상대적인 중요성을 지닐 뿐이며, 또한 환자의 자질과 역량은 물론 치료자의 자질과 역량과도 연관되어 있습니다. 임상에서 실제로 이것을 평가해 보면 긍정적인 면과 부정적인 면이 혼합되어 나타나는 것이 보통입니다. 그래서 이것을 다 종합해서 하나의 전체상을 만들고, 이 전체상에 나타난 전반적인 형태나 경향을 토대로 최종 평가를 하고 그것을 토대로 선택한 치료법을 환자에게 권하게 됩니다. 때로 좋지 않은 예후 지침(prognostic indicator)이 엿보이는데도 더욱 철저한 치료법을 택할 때도 있습니다만, 그럴 때는 그것을 잘 알고서 치료에 임해야 하고, 또한 그런 선택이 초래할 문제와 난관과 제한점을 사전에 인식하고 있어야 합니다.

환자 또한 평가가 진행되는 동안 거기에 적극적으로 참여하고 치료 목표를 정할 때도 적극적으로 참여해야 하지만, 어떤 치료법을 택하여 환자에게 권하는가 하는 최종 책임은 임상 경험을 쌓은 치료자가 져야 하는 일이고, 그런 경험이 없는 환자에게 맡길 수는 없습니다. 따라서 치료자의 책임과 임무는 개개의 적응증과 금기를 바탕으로 해서 환자를 되도록 객관적으로 평가하고, 그리고 그의 장단점을 종합적으로 볼 수 있는 하나의 전체상을 만들어 그 토대 위에서 그 환자의 필요와 역량에 가장 알맞은 치료법을 처방해 주는 일이 되겠습니다.

제6장

진단과 평가

서론

1. 적응증의 평가
2. 평가 도구
3. 평가 기간

세 가지 진단

1. 임상 진단
2. 역동 진단
3. 치료 진단

면접법

1. 표준화 면접법
(1) 약간의 이점
(2) 두드러진 제한점
2. 연상적 회상법
(1) 자유롭게 표현시킴
(2) 자연적 표현 중에서 다룰 영역을 탐색
(3) 연상적 경청
(4) 정신 상태 검사를 하려면 자유 표현 중에 하거나, 면접 후기에 할 것
· 불안에 유의, 그 근원을 밝힐 것
· 불안을 일으키는 자료의 계층을 참작

일반적인 관찰

1. 말한 것과 말하지 않은 것
2. 비언어적 행동
3. 관계 지음의 양식
4. 자기 반응의 내관에 의해서 환자를 이해
5. 모순점의 관찰
· 모순은 갈등의 제 요소를 표현
· 모순은 신경증의 본질
6. 환자의 기능 수준에 맞출 것
· 최소 활동으로 시작

질환의 일반적 특징의 평가

1. 기여
· 장기간이면 고정적, 최근이면 퇴행 중
2. 만성 대 기복
· 기복이 있으면 촉진 요인을 조사해서 갈등을 파악
· 현 시점을 택한 이유를 묻고 갈등을 파악

환자의 일반적 기능의 평가

1. 일반 기능의 평가 : 직업 선택, 군 복무, 승진 등
2. 장기 목표의 평가 : 학력, 금전 취급, 오락 등

환자의 특수적 기능의 평가

1. 자아 기능의 평가
(1) 대상 관계성의 평가
· 가족이나 친구와의 관계를 알아봄
· 같은 관계를 되풀이하는지 알아봄
(2) 심리적 심성의 평가
· 자기가 남을 어떤 식으로 생각하는지 알아봄
· 주제를 하나 택해서 말하게 함
(3) 감정의 평가
(4) 언어 표현의 평가
(5) 통찰의 평가
· 장애의 설명 방식을 알아봄
(6) 치료 동기의 평가
· 단순한 대답보다 나중의 언동을 살필 것
(7) 지능의 평가
· 학교 성적, 어휘 사용, 독서 경향
(8) 불안과 좌절의 평가
· 불안 상황에서의 반응을 알아봄
· 피학 유무
(9) 자기성형 대 타성형의 평가
(10) 자아동조 대 자아이양의 평가
2. 충동의 평가
(1) 성 충동의 평가
(2) 공격 충동의 평가
3. 초자아의 평가
(1) 경직성의 평가
(2) 자실의 평가

과거의 치료 결과의 평가

· 양자에 대한 공감
· 정신 치료는 사적 경험
· 조사의 필요성과 곤란성

가족 면접에 의한 평가

· 긍정적인 면
· 부정적인 면
· 면접하려면 환자를 동석시킬 것
· 환자의 동의하에 자료를 수집할 것

심리 검사

· 진단 기간에 실시할 것
· 결과를 그대로 제시하지 말 것

최종 평가와 치료 제안

1. 전문적 결정
2. 문제의 설명과 치료안의 설명 : 환자의 말을 빌려서 문제를 부각, 몇 가지 치료안을 설명
3. 결정에 있어서의 환자의 참여 : 평가 과정 및 치료안의 결정 과정에 환자를 참여시킬 것

서론

앞에서 우리는 개개의 치료법에 대한 여러 가지 적응증과 금기를 논했습니다. **1. 적응증의 평가**
이번에는 치료자가 실제 임상 장면에서 환자를 평가할 때 그런 적응증과 금기를 어떤 방법으로 알아낼 수 있는가에 관해 논하고자 합니다. 물론 이것은 유효 적절한 치료 계획을 얻어 내기 위해서입니다.

그러한 평가를 하기 위해 정신치료자가 동원할 수 있는 수단이나 도구는 비교 **2. 평가 도구**
적 그 수가 한정되어 있습니다. 우선 환자와의 임상 면접을 들 수 있고, 또 환자의 가족이나 친구와의 면접이 있습니다. 또 환자가 과거에 받았던 치료에 관한 보고서도 수집할 수 있는데, 이는 의학적 치료나 심리학적 치료나 정신의학적 치료의 보고서 등이 해당됩니다. 여기에 더해서 치료자는 여러 가지 종류의 심리 검사를 사용할 수도 있고 안 할 수도 있습니다. 그중 어떤 심리 검사는 실시하기가 비교적 쉽기 때문에 치료자가 직접 실시할 수 있는 경우도 있습니다만, 대개 이 방면에 숙련된 사람의 도움을 요할 때가 많습니다.

평가에 필요한 시간은 짧아도 되는 경우가 때때로 있습니다. 그럴 때는 1회 면 **3. 평가 기간**
접만으로도 비교적 적절한 치료 처방을 내릴 수 있습니다. 그러나 대충의 기준으로 친다면 올바른 평가를 하고 적절한 치료법을 권하기 위해서 시간과 면접 횟수를 거기에 필요한 만큼 충분히 잡는 편이 좋은 반면 될 수 있는 대로 빨리 그렇게 해야 하고, 부당하게 시간을 끌어서는 안 됩니다.

세 가지 진단

이 진단 평가 기간에 치료자는 여러 가지 목표를 염두에 두고 있습니다.

첫째로 치료자는 되도록 정확한 임상 진단(clinical diagnosis)을 내리기를 바랍 **1. 임상 진단**

니다. 이것은 나중에 정하게 될 치료법의 최종 선정과 밀접한 연관성을 갖지 않을지도 모릅니다. 왜냐하면 똑같은 임상 진단이 내려진 환자들이라 할지라도 개인차가 많기 때문에 어떤 환자에게는 어느 치료법이 적합해도 다른 환자에게는 그렇지 않을 때도 있기 때문입니다. 그럼에도 불구하고 환자의 정신 병리를 임상 진단에 의해 이해하는 것은 도움이 됩니다. 또한 치료자들 간에 임상 진단이 대체로 같은 의미를 지니고 있다고 가정하면, 여러 치료자들의 치료 결과나 치료 계획을 진단 분류별로 비교해 보는 것도 유익한 일입니다.

2. 역동 진단

그러나 이 같은 기술적 임상 진단 외에 치료자는 역동 진단(dynamic diagnosis)을 내릴 필요가 있습니다. 이것은 환자를 역동적으로 이해하는 일, 즉 환자의 주된 갈등을 파악하는 일, 기존의 심리적 갈등을 활성화시킨 현재의 외적 상황이나 정신 내부적 상황을 파악하는 일, 성격 조직과 통합적 · 방어적 기능을 전반적으로 평가하는 일 등등을 말합니다. 이 모든 일들은 환자 내부의 정신 역동을 진단하는 일의 일부라고 볼 수 있는데, 이것은 치료자의 추리에 의존하는 것이기는 하나, 반드시 임상 장면에서 관찰할 수 있었던 현상이나 자료가 뒷받침되어야 합니다.

3. 치료 진단

역동 진단 이외에도 치료자는 또한 치료 진단(therapeutic diagnosis)과 예후(prognosis)를 평가해야 합니다. 여기에 대해서는 바로 전(前) 장에서 논했습니다만, 요컨대 이것은 전 장에서 논한 여러 가지 기능을 평가함으로써 치료 면에서 볼 때 환자가 지니는 강점은 무엇인가, 또 치료하는 동안 곤란을 야기할 성격적 약점이나 기능은 무엇인가, 또 장차 치료에 영향을 끼치게 될 환자의 성격 조직은 무엇인가 하는 것 등에 관해서 그 윤곽을 잡기 시작하는 것입니다.

그러나 여기서 기억해 두어야 할 점은 이 임상 진단과 역동 진단과 치료 진단을 실시하고 있는 동안에 치료자는 우선적으로 환자와의 관계 형성, 즉 나중에 개시될 본격적 치료에 도움이 되는 관계를 환자와 형성하는 것에 항상 유의하고 있어야 한다는 점입니다. 즉 이 세 가지 진단은 그 같은 관계를 형성하는 한계 내에서 이루어져야 한다는 말입니다. 따라서 심지어 어떤 때는 이런 진단을 하기 위해서 여러 가지 자료를 수집하는 일보다 치료자와 환자 간에 마음 놓고 서로 소통(rapport)할 수 있는 분위기를 만드는 일이 우선적인 과업이 되는 경우도 있습니다. 따라서 임상 장면에서 이런 진단 자료를 수집하고 있는 동안 치료자는 자기가 하고 있는 일이 치료의 성공 가능성에 어떤 영향을 미치고 있을까, 또 환자와의 치료 관계에는 어떤 영향을 미치고 있을까에 항상 유의해야 합니다.

면접법

이렇게 되면 이제 면접 기술을 논할 차례입니다. 즉 치료하기 위해서 환자를 평가할 때 치료자가 어떤 면접 기술을 사용할 것인가라는 문제입니다.

1. 표준화 면접법

개중에는 표준화된 면접(standardized interview)을 사용할 것을 권하는 사람들이 있습니다. 이것은 근본적으로 말해서, 치료자가 환자에게 묻고자 하는 여러 가지 질문을 머릿속에 간직해 두었다가 알아보아야 할 모든 영역을 하나도 빠뜨리지 않고 다 물어보는 것을 말합니다. 또 때로는 여러 환자들을 서로 비교하기 위해서 모든 환자에게 똑같은 순서와 방식으로 질문하는 경우도 있습니다.

(1) 약간의 이점

이 면접법은 다른 면접법보다 환자에 관해서 완전한 자료를 얻을 수 있다는 점에서, 특히 그의 여러 가지 증상과 기능 영역에 관해서 완전한 자료를 얻을 수 있다는 점에서 약간의 이점이 있습니다. 또 이 면접법은 사실 어느 정도는 진단의 표준화를 가능하게 합니다. 그리고 이 방법을 사용하면 상당히 자세한 정신 상태 검사(mental status examination)를 할 수 있는 가능성도 많습니다.

(2) 두드러진 제한점

반면에 이 면접법에는 두드러진 제한점이 많습니다. 우선 환자는 보통 이런 면접에서는 자기를 괴롭히고 있는 문제를 오랫동안 자세하게 이야기하지 못합니다. 또 이런 면접으로는 치료자가 중요시하는 문제는 이야기할 수 있을지 몰라도 환자 자신이 중요시하는 문제는 자세하게 이야기하지 못하는 것이 보통입니다. 많은 경우에 환자들은 치료자와 상당한 신뢰와 소통(rapport)이 이루어져야만 비로소 자기 마음속에 간직해 두었던 일들을 이야기할 수 있는 것입니다. 이런 일들을 치료자가 면접 초기에 직접 물어보면 환자들은 대개 피해 버리거나 매우 간단한 답밖에 하지 않는 경우가 많습니다.

그리고 이와 같은 구성적 면접(structured interview)으로는 환자의 자연발생적인 연상의 흐름을 따라가기 어렵고, 마음속에서 어느 하나의 화제가 다른 화제와 어떤 연결을 갖고 있는지를 알아내기도 힘듭니다. 또한 환자가 자신이나 자기 문제에 관해서 이야기할 때 의식적 · 무의식적으로 빠뜨리는 생활 영역이나 생활 경험을 알아내기도 힘듭니다. 환자가 어떤 중요한 기능 영역이나 대인 관계를 빼먹는다고 할 때 그것이 사실 얼마나 중요한지를 규명하는 것이 쉽지만은 않습니다. 때로 그것은 사실 환자에게 그다지 중요한 문제가 아닌 경우도 있습니다만, 그보다 더 자주 일어나는 현상은 그것이 그에게 제일 중요한 문제였다는 것입니다. 즉 환자가 쉽게 말할 수 있었던 다른 문제보다 그것이 제일 말하기 어려운 문제였고, 그것이 본인에게 제일 중요한 문제였을 가능성이 크다는 말입니다.

그리고 마지막으로 이런 구성적 면접은 어떤 의미에서 볼 때 그다음에 어떤 식의 치료가 전개될 것인지를 좌우합니다. 다시 말해서 환자가 처음부터 "주도하는 사람은 치료자이고 치료자가 질문하면 나는 대답만 하면 된다"라고 느끼게 된다면, 또 치료자가 환자로 하여금 자기 생각을 자연스럽게 적극적으로 표현할 수 있도록 격려해 주지 않는다면, 다음 치료 과정에서도 환자는 치료자에게 의지하게 되고 환자 자신의 자연적인 의사표현과 활동은 매우 줄어들 것입니다.

2. 연상적 회상법

(1) 자유롭게 표현시킴

면접 기술을 이루고 있는 스펙트럼의 다른 극에는 연상적 회상법(associative anamnesis)이 있습니다. 이것은 폐쇄적이지 않은, 일종의 개방적인 면접 상태를 말하는 것인데, 여기서 치료자는 사실을 알아내기 위해서라기보다 주로 환자의 표현을 촉진시키기 위한 질문을 합니다. 그리고 치료자는 환자의 사고의 흐름을 그대로 따라가고, 가끔 거기에 개입해서 그 흐름을 지도하기도 하지만, 근본적으로 말해서 환자 스스로 자신의 문제나 증상이나 인생 경험을 자유롭게 표현할 수 있도록 격려하는 것이 주가 됩니다.

(2) 자연적 표현 중에서 다룰 영역을 탐색

얼핏 피상적으로 보면 이 면접법은 비교적 엉성하고 짜임새가 없고 비구성적(unstructured)인 것처럼 보일지 모릅니다만, 사실 치료자는 어떤 영역을 다룰 것인지 사전에 알고 면접을 시작하는 것입니다. 다만 다루게 될 그 영역의 순서가 환자의 자연적 표현의 흐름에 따라서 달라지는 것뿐이고, 표준화된 면접같이 일정한 계획에 따라서 그 질문의 순서가 미리 정해지는 것이 아닐 뿐입니다. 이 면접에서는 환자의 이야기가 약간 단편적일 때도 있고, 치료 시간의 첫부분에서 말한 이야기가 그 시간의 끝부분에 가서야 완성될 때도 있습니다만, 대체로 이 면접은 환자에게 자유롭고 자연스럽게 표현할 수 있는 기회를 부여하고, 환자 스스로가 가장 중요하다고 생각하는 일을 표현할 수 있게 합니다. 일단 환자가 자연발생적으로 표현하고 난 다음에는 치료자가 좀더 깊은 질문이나 자세한 질문을 할 수도 있고, 때로는 치료자가 보기에 좀더 적절하다고 느끼는 영역에 대해서 이야기의 초점을 맞출 수도 있습니다. 그러나 이럴 때도 역시 치료자는 환자의 자연발생적인 연상의 테두리 안에서 그렇게 하는 것입니다.

(3) 연상적 경청

요컨대 이 면접에서는 치료자가 주로 연상적 경청(associative istening)을 해야 합니다. 그래서 치료자는 환자가 여러 가지 자료를 제시하는 동안 그 자료들이 서로 어떤 연관이 있는지 그 연관을 찾기 위해서 경청해야 합니다. 즉 환자 자신은 그런 연관성을 모르고 있으나 그의 정신 병리와 치료 가능성을 이해하기 위해서는 중요한 의미를 지니는 연관을 찾으려고 경청하고 있어야 합니다.

이 같은 연상적 회상법(associative anamnesis)의 제한점은 치료자가 많은 중요 영역을 탐색하지 않고 넘기기 쉽다는 점입니다만, 반드시 그렇게 되라는 법은 없습니다. 즉 치료자가 여태까지 빠뜨린 영역을 알고 있고 거기에 대처하면 그런 제한점은 극복될 수 있는 성질의 것입니다.

(4) 정신 상태 검사를 하려면 자유 표현 중에서 하거나, 면접 후기에 할 것

또 하나의 제한점은 흔히 이 방법으로는 완전하고 본격적인 정신 상태 검사(mental status examination)를 완결 짓지 못한 채 면접 시간이 끝나는 경우가 있다는 것입니다. 그래서 이런 정신 상태 검사가 필요하다고 판단되는 환자의 경우에는 그와 같은 미완결이 중대하고 심각한 문제를 빠뜨렸다는 것을 의미할 수도 있습니다. 반면에 치료자가 환자의 기억을 검사하거나 망상이나 환각의 유무를 검사하기 위해서 질문을 하면, 많은 환자들은 그것을 모욕적이거나 멸시적인 것으로 느끼게 됩니다. 또 때로는 그런 질문을 한다는 것은 치료자나 자기가 당초에 생각했던 것보다 자기의 병이 심각하다는 뜻이 아니겠는가라고 느낄 때도 있습니다. 따라서 이런 식의 접근 방식은 치료자와 환자 간의 전반적인 상호작용에 '마이너스' 효과를 초래할 가능성이 있습니다. 그러므로 만일 임상 면접을 하고 있는 동안 환자의 기억에 장애가 있는 것같이 보이거나, 또는 남을 비난하거나 의심하거나 또 기타 망상증적 경향이 엿보일 경우에는 거기에 알맞은 정신 상태 질문을 해서 그런 경향을 좀더 확실하게 평가해야 합니다. 그러나 그런 질문은 보통 면접의 마지막에 가서 하는 것이 좋습니다. 반면에 환자가 자유롭게 이야기하는 가운데서 수시로 정신 상태 검사를 실시하는 경우도 많습니다. 즉 환자가 자연발생적으로 이야기하는 중에 정신 병리적 현상이 있나 없나 하는 것을 하나하나 그때그때 체크하는 식으로 정신 상태 검사를 실시할 수 있을 때도 많으며, 반드시 직접 질문해서 답을 얻어 내는 식으로 하지 않아도 되는 경우가 많습니다.

· 불안에 유의, 그 근원을 밝힐 것

앞서 말씀드린 바와 같이 어떤 의미에서 정신 치료는 환자와 치료자가 처음 만났을 때부터 시작됩니다. 그래서 신뢰감과 소통을 형성하기 위해서는 치료자가 면접 상황에서 환자가 얼마나 불안을 느끼는지 그의 불안 수준에 대해서 예의 주시하고 있어야 하고, 항상 이 점을 의식하고 있어야 합니다. 정신의에 의뢰되는 환자들이 이 방면에 관해서 별로 지식을 갖고 있지 않는 경우가 많고, 따라서 자기가 정신의에 의뢰되었다는 것이 무엇을 뜻하는지 여러 가지로 왜곡된 공상을 품고 있는 경우가 많습니다. 그래서 이런 환자들은 잘 알지도 못하는 사람에게 또 도움이 될지도 확실히 모르는 상황에서 자기 내부의 가장 깊은 생각이나 감정이나 인생 경험을 상세히 말하는 데 대해 깊은 불안을 느끼고 있을 때가 많습니다. 그렇기 때문에 환자에게 이런 불안이 있는지 여부를 탐지하는 것이 치료자의 중요한 과업이 될 때가 많습니다. 그러기 위해서는 조직적인 진단 면접 방식을 벗어나서, 그 대신 정신의에 의뢰된 데 대해서 어떻게 느끼고 있는가라는 문제에 초점을 맞출 필요가 있을 때가 많습니다. 그럼으로써 이 첫 면접에서 이 점을 캐낼 수 있고 탐색할 수 있고 또 설명까지 해 줄 수 있는 경우에, 흔히 면접의 초기에 말이 막히거나 주저하던 환자가 그 후에는 안심하고 자연스럽게 표현하게 되고 따라서 좀더 뜻 깊고 중요한 이야기를 할 수 있게 될 때가 많습니다.

· 불안을 일으키는 자료의 계층을 참작

치료자는 또한 많은 환자에 있어서 어려움을 느끼게 하는 영역이나 불안감을 야기하게 하는 자료에는 일종의 계층이 있다는 것을 알고 있어야 합니다. 따라서 환자가 자발적으로 먼저 그런 말을 끄집어내지 않는 이상, 그의 성생활의 세부 상황이나 공상 생활의 문제나 또 여러 가지 종류의 반사회적 행동 등등과 같은 문제는 환자와 소통(rapport)을 이룰 수 있게 될 면접의 뒷부분에 가서 다루는 것이 좋습니다.

일반적인 관찰

그러면 이제부터 실제 임상 장면에서 치료자가 관찰해야 할 일반 영역은 무엇이고 그것을 관찰할 때는 어떤 점을 유의해야 하는지에 관해서 논하겠습니다.

1. 말한 것과 말하지 않은 것

치료자가 관찰의 초점을 맞출 일반 영역은 환자가 자기의 현재 생활 상황이나 과거 생활사에 관해서 말로써 표현하는 이야기들입니다. 그러나 치료자는 또한 환자가 무엇을 말하지 않았는가 하는 것도 관찰하고 있고, 이런저런 이유로 해서 환자의 이야기에서 빠진 것처럼 보이는 영역도 관찰하고 있습니다. 이것은 다시 세분해서, 환자가 자연발생적으로 빠뜨렸는가, 그렇지 않으면 치료자가 질문했는데도 그것을 피하고 그것이 탐색되기를 회피했는가로 구분될 수 있습니다.

2. 비언어적 행동

이와 동시적으로 치료자는 환자의 비언어적 행동(non-verbal behavior)도 관찰하고 있습니다. 이것은 비단 환자의 행동 방식, 얼굴 표정, 면접에 대한 대체적 반응뿐만 아니라 또 환자가 어떤 의자를 골라서 앉는가, 코트를 입었으면 그것을 벗는가 안 벗는가, 그리고 또 그의 감정 표현은 어떤가라는 매우 중요한 영역 등을 포함합니다. 즉 치료자는 환자가 어느 정도로 강하게 감정이나 정서를 느끼고 있는가, 그런 정서와 연관된 화제는 무엇인가, 환자가 그런 감정을 통제할 수 있는가, 또 감정을 경험하고 난 다음에 거기서 회복되는 정도는 어떤가 등등을 관찰합니다. 또 치료자는 이것과 반대편에 있는 감정이나 정서도 관찰합니다. 즉 환자의 감정이나 기가 꺾여 있는 것 같은가 또는 심지어 감정이 없는 것처럼 보이는가 등도 관찰합니다.

3. 관계 지음의 양식

이에 더해서 이 최초의 진단 면접이란 어떤 의미에서 보면 환자가 낯선 사람과 처음 대면할 때 어떻게 대하느냐라는 것을 테스트할 수 있는 상황이기도 합니다. 따라서 치료자는 환자가 자기와 어떤 식으로 상호작용하는지, 처음에 주저하고 망설이다가 나중에 좀더 자연스럽고 자유롭게 상호작용하는지, 환자가 의심을 품고 대하는지, 환자가 치료자와 눈을 마주칠 수 있는지, 또 그렇다면 얼마 동안 그럴 수 있는지, 환자가 믿는 투로 대하는지, 믿지 않는 투로 대하는지 등등을 관찰합니다. 이 문제와 관련해서 환자가 너무 일찍, 너무 믿는 식으로 대하는 것도 주의해야 합니다. 즉 환자가 치료자를 너무 믿는 식으로 나온다든가, 평소에 혼자 마음속에 간직하고 있을 일들을 너무 빨리 말하기 시작한다든가, 평소에 불쾌하거나 불안하다고 여겨지는 일들로 이야기의 방향을 돌린다든가, 또는 묻지도 않았는데 먼저 그런 이야기를 꺼낸다든가 하는 경우에는 치료자는 이것이 환자의 적응적 방어적 구조의 결함을 나타내는 것은 아닌가, 또 처음부터 이 같은 극단적인 개방성을 보인다는 것은 환자의 정신 병리로 말미암아 나타난 병적 행동의 징조는 아닌가라는 가능성에 대해서 주의를 기울이고 있어야 합니다.

4. 자기 반응의 내관(內觀)에 의해 환자를 이해

이상과 같이 환자를 관찰하면서 이와 동시적으로 치료자는 또한 자신을 관찰하고 있고, 자신의 생각이나 연상(聯想)을 관찰하고 있고, 환자에 대한 자신의 감정이나 정서 반응을 관찰하고 있습니다. 그리고 치료자가 상당한 정도의 치료 경험을 갖고 있고 또 안정감과 중립성도 상당한 정도로 유지할 수 있는 경우에는 환자에 대한 치료자 자신의 이 같은 반응을 하나의 지침으로 삼아서 환자가 치료자 자신에게뿐만 아니라 다른 사람에게도 그와 같은 반응이나 기분을 자아내게 할 것이라는 점을 이해할 수 있습니다. 그리고 이 점을 이해하게 되면 환자의 정신 병리의 성질을 파악하는 데 도움이 될 뿐만 아니라 치료의 전망이 어떨 것이라는 데 대해서도 귀중한 통찰을 할 수 있는 경우가 많습니다.

5. 모순점의 관찰

이 면접 시간 전체에 걸쳐 환자가 제시하는 자료에 여러 가지 모순(contradiction)이 있다는 것을 치료자는 의식하게 될지도 모릅니다. 이 모순은 환자의 언어적 연상의 여러 요소 간에 나타날 수도 있고, 그의 언어적 행동과 비언어적 행동 간에 나타날 수도 있습니다. 즉 말과 말 간의 모순일 수도 있고, 말과 기타 행동 간의 모순일 수도 있습니다. 이 같은 모순에 유의하면 그것은 환자의 갈등이 어떤 것인지 그 갈등의 성질을 이해하는 데 중요한 지침이 됩니다.

· 모순은 갈등의 제 요소를 표현

왜냐하면 이 같은 모순점들이 그 환자의 특정한 갈등의 여러 가지 요소를 표시하고 있을 때가 많기 때문입니다. 그런데 이 같은 모순점을 치료자가 환자에게 직면(confront)시키는 것은 보통 권하지 않습니다. 최소한 치료 초기에는 그렇게 하지 않는 것이 좋습니다. 왜냐하면 직면시켜 보아도 환자가 그런 모순점들 가운데서 어느 하나의 선택을 할 수 있는 경우는 드물고, 또 강제로 선택하게 하면 보통 일종의 합리화를 하는 말밖에 하지 않기 때문입니다. 그렇지만 실제로 있었던 어떤 사건이나 사실이나 날짜 같은 것을 이야기할 때 이와 같은 모순이 엿보이는 경우에는, 그리고 그것이 어떤 기질적인 장애의 소산이 아닌가 염려될 때는, 유연하게 부드럽게 물어보아서 확실하게 규명해 두어야 합니다.

· 모순은 신경증의 본질

그러나 대부분의 환자의 경우에 신경증에 걸리면 대체로 자신의 행동을 잘 설명하지 못하는 것이 보통이고, 그들의 모순이나 비합리성이라는 것이 바로 그들의 신경증 경험의 본질이기 때문에, 환자의 언동을 통해서 이 같은 모순점이 면접 장면에서 나타나는 것을 치료자는 수용할 줄 알아야 하고, 그것을 비평한다든지 환자에게 좀더 합리적인 사고를 은연중에 기대한다든지 하는 따위의 요구를 해서는 안 됩니다. 이와 같이 하면 환자와 소통을 훨씬 잘 할 수 있고, 또 환자에게 치료자가 이해성이 있고 도움이 되는 사람이라는 감을 심어 줄 수 있습니다.

6. 환자의 기능 수준에 맞출 것

다시 말하면 이 첫 진단 면접에서 지켜야 할 대체적인 규칙으로서 환자의 현 상태의 기능 수준에 알맞게 우리의 행동을 조절하겠다는 태도와 그와 같은 면접 분위기를 조성하겠다는 태도를 갖추고 있어야 하며, 환자에게 우리가 미리 정한 수준의 사고나 기능을 다하라는 식의 요구는 하지 말아야 합니다. 치료자가 환자에게 가능하지 않은 기능 수준을 요구하거나 기대하면 환자는 보통 우리와 더 멀어지거나 이해받지 못했다고 느끼거나 무력감을 느끼게 될 따름입니다.

· 최소 활동으로 시작

이상과 같은 대체적인 규칙의 일부로서, 면접 시작 시 치료자 편에서는 최소한의 활동을 하고 있다가, 그 면접이 어떻게 전개되느냐에 따라서 진단의 목표를 달성하는 데 필요한 만큼만 치료자의 활동을 증가시키는 것이 좋다는 규칙이 있습니다.

질환의 일반적 특징의 평가

이제부터 여러 치료법에 대한 적응증이나 금기와 관계가 있는 질환과 기능의 여러 영역을 평가하기 위해서 치료자가 어떤 식으로 면접을 해야 할 것인가라는 문제를 다루어 보겠습니다.

환자의 병이 변하지 않고 그 상태를 유지하고 있느냐, 아니면 환자가 지금 계속 퇴행하고 있느냐라는 점을 판단할 때 한 가지 참고로 삼을 수 있는 것은 그 병의 기간입니다. 만일 그 병이 오랫동안 대체로 같은 상태를 유지하고 있는 경우에는 그 환자에게 현재 퇴행이 일어나고 있지 않다는 결론을 내릴 수 있습니다. 이와 반대로 만일 그 병이 비교적 근래에 발생했고, 환자가 보기에도 병이 점점 더 심해지거나 악화되고 있다고 느끼고 있는 경우에는 퇴행이 진행 중에 있다고 추리할 수 있고, 따라서 퇴행의 최종 수준이 어디로 종착할는지 판단하기 어렵습니다.

1. 기여

· 장기간이면 고정적, 최근이면 퇴행 중

이 점에 관해서 또 하나 참고로 삼을 수 있는 것은 그 병이 근본적으로 보아서 변하지 않고 일정한 상태를 줄곧 유지해 왔었느냐, 아니면 그 증상이나 장애의 강도가 심해졌다 경해졌다는 식의 성질의 것이냐라는 점을 알아보는 일입니다. 환자가 자기의 병이나 장애를 만성적인 것으로 보는가, 즉 때로는 그동안 세월이 흐르고 경험을 쌓았기 때문에 약간은 변했는지 몰라도 그래도 근본적으로 볼 때 일생 동안 변치 않았던 것으로 보는가, 아니면 종전에는 높은 수준의 적응 기능을 유지할 수 있었는데 그러다가 비교적 급성적으로 눈에 띄게 심리적 붕괴가 개시됨을 경험했는가라는 문제입니다.

2. 만성 대 기복

이럴 때 만일 병의 강도에 기복이 있는 경우나 병의 시작이 갑작스러운 경우에는 발병이나 증상을 촉진시킨 사건들이 어떤 성질의 것인지를 자세하게 알아보는 것이 도움이 될 때가 많습니다. 이것은 다음과 같은 이론에 그 근거를 두고 있습니다. 즉 증상이 격화한다는 것은 여태까지 억압에 의해서 무의식화되어 있던 갈등이 이제 막 되돌아오려고 위협하고 있기 때문이라는 것으로서, 이 같은 갈등의 분출 위험은 현재의 외적 생활 상황이나 대인 관계 때문에 촉발될 때도 있고

· 기복이 있으면 촉진 요인을 조사해서 갈등을 파악

또는 어느 특정한 정신 내부적 세력의 무리들이 속에서 치밀어 올라오기 때문에 촉발될 때도 있습니다. 그중 어떤 경우라도 그것은 바로 그 순간에 환자의 방어가 약화되어 있다는 것을 뜻하는 것이고, 또 따라서 속에 잠겨 있었던 갈등이 환자의 의식선상에 가깝게 다가와 있다는 것을 뜻합니다. 비록 환자 자신은 그런 갈등이 어떤 것인지를 인식하지 못할지 모르지만, 치료자는 그 갈등을 촉발한 상황이나 요인을 관찰하고 평가하고 있기 때문에 그 환자의 정신 병리를 이해할 수 있는 단서를 얻을 수 있을 때가 많습니다. 흔히 있는 일입니다만, 환자가 발병이나 증상의 급증에 관해서 이야기할 때 치료자가 직접 물어보면 환자는 무엇이 그런 증상을 촉발시켰는지 도무지 떠올릴 수 없지만, 나중에 가서 다른 이야기를 하는 중에 환자 자신은 그런 인과관계를 의식하지 못하면서 발병 시에 있었던 여러 가지 사건이나 대인 관계나 자기 경험을 이야기할 때가 많습니다. 그런데 치료자는 전술한바, 연상적 경청(associative listening)을 하고 있기 때문에, 그 같은 인과관계나 연결을 마음속에서 지을 수가 있습니다. 여러 가지 이유 때문에 이것을 환자에게 당장 말해 주지는 않습니다만, 여하간 치료자로서는 환자가 지금 해결하려고 노력하고 있는 갈등이나 문제의 성질이 어떤 것인지에 대해서 귀중한 통찰을 할 수 있습니다.

또 이 점과 관련해서 매우 도움이 되는 방법은 환자에게 왜 지금 치료를 받으려고 하느냐고 물어보는 것입니다. 즉 좀더 일찍이 오든지 좀더 나중에 오든지 하지 않고, 왜 바로 이 시점을 택해서 치료를 받으려고 하느냐고 물어보는 것입니다. 이 질문에 대한 대답을 들어 보면 그 환자의 갈등이 무엇인지를 잘 이해할 수 있을 때가 많습니다. 또 아울러 그의 치료 동기를 알 수 있는 경우도 있습니다.

· 현 시점을 택한 이유를 묻고 갈등을 파악

지금까지 환자의 병적 부분을 논했습니다만, 이제 치료 동맹에 있어서 그것이 차지할 부분인, 그것의 특정적인 속성과 기능을 일반적인 면과 특수적인 면으로 나누어서 차례로 논해 보겠습니다.

환자의 일반적 기능의 평가

우선 환자가 여태까지 일반적으로 어떤 기능 수준을 유지했는가라는 점을 평가해야 하는데, 이것은 과거의 생활사를 조사해 보면 가장 잘 평가할 수 있습니다.

1. 일반 기능의 평가: 직업 선택, 군 복무, 승진 등

이럴 때 환자가 직업 선택의 면에서는 얼마나 성공하였는지도 알아보고, 또 자의로 택하지 않았을지도 모르는 상황에서는 어떤 행동을 취했는지도 알아봅니다. 예를 들면 많은 사람의 경우에 군 복무는 그들이 원치 않았던 생활의 중단을 의미합니다. 그렇지만 환자가 복무 중에 진급은 어느 정도로 했는지, 입대 시 계급은 무엇이고 제대 시 계급은 무엇인지를 알아보면 그의 전반적 기능 상태를 잘 파악할 수 있습니다. 또 직장에서 승진한 경력을 알아본다든지, 대학에 다닐 때 학생 단체나 동아리에서는 어떤 자리를 차지했는지, 또 사회에 나와서 여러 단체 활동에서는 어떤 위치를 차지했는지를 알아보는 것도 마찬가지로 그 환자의 일반적 기능 수준을 평가하는 데 도움이 됩니다.

2. 장기 목표의 평가 : 학력, 금전 취급, 오락 등

환자의 교육 경력은 어떠했는지, 돈을 다루는 방식은 어떤지, 큰 물건이나 재산이 될 만한 것을 사들이려고 할 때는 어떤 식으로 그 문제를 다루는지, 취미나 오락은 어떤 성질의 것인지 등등을 조사해 보면 그 환자가 장기 목표를 세울 수 있는지, 또 장기 활동을 실천해 나갈 수 있는지, 그렇지 않으면 좀더 즉각적인 만족을 필요로 하는 사람이어서 무엇이든 즉시 성공할 수 없으면 금세 실망하고 포기해 버리는지를 평가할 때 좋은 자료가 됩니다.

환자의 특수적 기능의 평가

1. 자아 기능의 평가

이제부터 좀더 특수적인 자아 기능을 평가하는 문제를 논하겠습니다만, 여기서도 역시 주로 환자의 생활사를 참고합니다. 즉 어제까지 지내 왔던 생활과 인생 경험과 감정 등등이 어떤 것인지를 알아봄으로써 그의 자아 기능을 평가합니다.

(1) 대상 관계성의 평가

· 가족이나 친구와의 관계를 알아봄

그중에서 우선 그의 대상 관계는 가족 내의 관계와 가족 외의 관계를 보고 평가합니다. 가족 내의 관계에 있어서는 가족의 핵심 인물들에 대해서 환자가 어떤 관계를 갖고 있는지 알아볼 수 있는데, 이것은 현재의 관계는 물론이고 과거의 관계도 알아보는 것이 됩니다. 또 이것 이외에 친구와는 어떤 성질의 관계를 맺고 있는지 물어볼 수 있습니다. 이 점에 있어서는 어떤 한 명의 친구와의 관계를 잡아서 그것을 자세하게 이야기하도록 하는 것이 좋을 때가 많습니다. 그렇지 않고 환자가 그저 자기는 친구가 많다든지, 그저 이 사람 저 사람과 좋게 지낸다든지 하는 따위의 일방적인 이야기를 하는 것을 단순히 받아들이는 것은 별로 도움이 안 됩니다. 그러므로 가장 친한 친구는 누구냐고 묻고, 그리고 그것이 어떤 성질의 관계인지를 말하게 하는 것이 좋습니다. 또 때로는 친구나 친척이 환자를 실망시키면 어떻게 되느냐, 그리고 그것이 그들의 관계에 어떤 영향을 미치느냐를 물어볼 수도 있고, 그리고 좋을 때뿐만 아니라 곤란할 때나 불쾌할 때도 그것을 참고 견딜 수 있는지 없는지도 알아볼 수 있습니다.

·같은 관계를 되풀이하는지 알아봄

또 환자가 어떤 공통점을 갖고 있는 사람들만을 찾고 있는지 알아보는 것도 중요합니다. 예를 들면 여자 환자의 경우에 결혼한 남자에게는 매력을 느끼는데 결혼하지 않은 남자에게는 매력을 느끼지 못한다든가, 또 이 환자가 언제나 남에게 이용만 당하고 있는 것같이 보인다든가, 또 사람들과 깊은 관계나 심리적으로 의미 있는 관계를 맺기 시작하면 그 관계를 끊는 경향이 있어 보인다든가 하는 것 등등을 알아보는 것도 중요합니다.

(2) 심리적 심성의 평가

·자기나 남을 어떤 식으로 생각하는지 알아봄

심리적 심성(psychological mindedness)은 환자가 남과 자기와의 관계를 어떤 식으로 이야기하는지를 들어 보면 보통 평가될 수 있습니다. 즉 그런 이야기를 할 때 겉으로 눈에 띄는 사실적인 상황이나 상호작용에 대해서 주로 관심을 보이는지, 또는 자신의 동기나 남의 동기에 관심을 보이는지를 평가합니다. 또 사람들이 어떻게 서로 관계를 맺고 어떻게 서로 행동하는지 궁금해하고, 그런 일에 대해서 알고자 하는 호기심을 갖고 있는 사람인가 아닌가를 평가하기도 합니다.

·주제를 하나 택해서 말하게 함

이 심리적 심성을 진단 면접 시에 평가할 수 있는 또 하나의 방법은 치료자가 환자의 어떤 이야기나 행동을 택해, 환자로 하여금 그것에 대해서 잠깐 생각하게 해서, 과연 그가 어떤 생각을 하는지를 알아보는 것입니다. 이럴 때 치료자의 관심은 환자의 그 같은 생각이 옳고 그름을 판별하려는 데 있는 것이 아니고, 그 점에 대해서 환자가 어떻게 생각하는지, 또는 심지어 생각해 보려고조차 하지 않는지를 알아보려는 것입니다.

(3) 감정의 평가

감정에 관한 평가는 환자에게 감정이 엿보이는가, 또 그렇다면 그것이 적절한 감정인가 하는 것을 면접 장면에서 관찰함으로써 평가합니다. 또 하나의 방법은 환자가 어떤 상황을 이야기하고 있을 때, 우리가 보기에 그런 상황이면 보통 어떤 감정을 느꼈을 것이라고 생각되는 경우에는, 환자에게 과연 그런 감정을 느꼈는지 안 느꼈는지 물어보는 것입니다. 이것과 관련해서 또 하나 사용할 수 있는 방법은 어떤 감정을 유발하리라고 예상되는 어떤 가상적 상황을 치료자가 정해서, 그런 상황에서 환자는 어떤 감정을 느낄 것인지 질문해 보는 것입니다.

(4) 언어 표현의 평가

언어소통 능력은 진단 면접에서 환자가 어떤 식으로 자기 이야기를 하는지를 관찰함으로써 평가합니다. 즉 다채롭고도 개성이 강하게 풍기는 말씨를 사용하는지, 아니면 단조롭고 판에 박은 듯한 상투적인 말씨인지, 그의 이야기를 들을 때 입체적인 한 인간의 모습이 떠오르는지, 또는 그저 사실에만 치우친 납작하고 평면적인 인간의 모습만 떠오르지나 않는지, 아니면 그의 말이 불투명하고 모호하고 도무지 알아듣기 힘든 것인지 등등입니다.

(5) 통찰의 평가

· 장애의 설명 방식을 알아봄

통찰의 수준을 평가하는 데 있어서, 우리는 환자가 자기의 장애를 어떤 성질의 것으로 이해하고 있는지, 또 그 장애의 기원을 무엇으로 생각하고 있는지에 초점을 맞추게 됩니다. 여기서도 역시 우리의 주된 관심은 환자의 생각의 옳고 그름에 있다기보다 환자가 그것을 생각하고 설명하려고 할 때 어떤 식의 사고 방향을 취하는지를 알아보려는 것입니다. 환자가 자기 문제를 외재화(externalize)하고 환경의 탓이라고 느끼고 환경만 바꾸면 된다고 생각하는 경우나, 환자가 자기의 장애나 문제를 신체적 원인으로 설명하려고 들거나 주술적 설명을 고집하는 경우는 통찰 치료의 사례로는 보통 좋지 않습니다. 그러나 그 정반대의 경우도 잘 알고 있어야 합니다. 다시 말해서 환자가 이지화(intellectualization)를 과용하고 지적인 통찰만을 보인다든가, 또는 모든 곤란을 전부 자기의 책임으로 받아들인다든가 하는 경우에는 이것도 역시 그 자세가 적합하지 않을 수 있기 때문에 나중에 치료할 때 큰 어려움을 일으키는 원인이 될 수 있습니다.

(6) 치료 동기의 평가

치료 동기를 평가하려면 환자가 치료에서 달성하려는 것이 무엇인가, 또 그것을 달성하기 위해서 무엇을 기꺼이 할 수 있는가를 알아봅니다. 이것은 통찰과 일부 관련이 있고 또 문제의 소재(所在)에 대한 환자의 인식의 정도와도 관련이 있습니다. 그러나 이것은 또한 환자가 자기의 문제와 장애를 어느 정도 심각하게 생각하고 있느냐, 그것을 바꾸기 위해서 어느 정도 노력할 용의를 갖추고 있느냐, 자기를 변화시킬 필요성을 얼마나 느끼고 있느냐, 자기 문제를 확실하게 이해하고 해결하려는 욕망은 어느 정도로 강렬한가 하는 것에 달려 있습니다. 환자에게 이상과 같은 점이 보이지 않는 경우에는 통찰 치료는 힘들 때가 많습니다. 여기서 한 가지 유념해야 할 것은 어떤 환자는 지적으로는 그런 동기를 표명하는데 행동상으로는 그와 다른 동기가 있다는 것을 엿보일 때가 있다는 점입니다.

· 단순한 대답보다 나중의 언동을 살필 것

환자가 말로는 자기의 장애와 문제의 뿌리를 캐서 그것을 해결하고 싶다, 또 그러려면 장기 목표를 향해서 꾸준히 일할 필요가 있다는 것을 인식한다고 말할지 모르나, 그러다가 면접이 끝나갈 무렵에 와서 자기 문제에 관해서 직접 충고해 달라고 치료자에게 청한다든지, 아직 자기 문제에 대해서 치료자가 아무 말도

해 주지 않았다고 불평한다든지, 자신에 관해서 이야기하지 않으면 안 되었던 것에 대해서 불만을 표시할 때가 있습니다. 이럴 때는 이 나중의 언동이 전의 대답보다, 즉 치료에서 바라는 것이 무엇인가라는 질문에 대해서 환자가 전에 했던 세밀한 지적 대답보다 환자 마음속의 동기를 잘 나타내고 있을 때가 많습니다.

(7) 지능의 평가

· 학교 성적, 어휘 사용, 독서 경향

환자의 지능은 학교 성적이나 기타 지적 과업의 업적, 또 그런 데서 어느 수준의 기능을 유지할 수 있었는가 하는 것을 알아보면 평가될 수 있을 때가 많습니다. 그리고 면접 시에 환자가 사용하는 어휘나 단어를 보면 그의 지능을 알 수 있을 때가 많습니다. 특히 단어나 어휘를 어떤 식으로 사용하는지, 그 사용 방식을 관찰하면 그의 지능을 평가할 수 있습니다. 또 하나 그의 지능을 간단하게 알아볼 수 있는 방법은 독서를 하는지 안 하는지, 또 한다면 무슨 책을 읽는지 등과 같은 방면을 조사해 보는 일입니다.

(8) 불안과 좌절의 평가

· 불안 상황에서의 반응을 알아봄

불안이나 좌절을 견디어 내는 능력을 가장 잘 평가할 수 있는 방법은 그런 불안을 일으킨 현재 상황이나 과거 상황을 찾아내서, 그럴 때 환자가 어떤 반응을 하였는지, 또 어떤 식으로 그 상황을 처리하였는지를 알아보는 것입니다. 그의 해결 방식은 충동적인 것이었나, 아니면 면밀히 생각해서 한 것인가? 그는 그 상황을 회피했는가, 아니면 솔직하게 대면했는가? 그런 상황임에도 불구하고 다른 기능은 계속 유지할 수 있었는가, 아니면 모든 영역에서 완전히 기능할 수 없게 되었는가 등등과 같은 평가를 해 보면 환자가 치료 장면에서 어떤 식으로 반응할 것인가, 특히 통찰 치료에서 불안이나 좌절에 직면해서 어떤 반응을 보일 것인가 하는 것에 대해서 많은 것을 알아낼 수 있습니다.

· 피학 유무

그러나 여기서 환자가 불안이나 좌절을 지나치게 오래 견디는 성격의 소유자인지, 즉 불안을 통제하기 위한 적절한 대책은 전혀 시도하지 않고 그저 불안이나 좌절을 지나치게 오래 견디기만 하는 사람인지 아닌지를 관찰하고 있어야 합니다. 왜냐하면 이런 사람은 피학적 만족을 얻기 위해서 그런 상황을 찾고 있는 사람일 수 있고, 따라서 치료 상황에서도 그렇게 할 가능성이 많기 때문입니다.

(9) 자기성형 대 타성형의 평가

자기성형(autoplastic)과 타성형(alloplastic) 간의 비율을 평가할 때도 환자의 과거 생활이나 현재 생활 중에서 이상과 같은 갈등 상황을 찾아내서 그가 그런 갈등을 어떤 식으로 처리하였는지를 평가합니다. 이럴 때 그의 처리 방식이 주로 환경을 변화시키는 것이고 자신을 변화시키려는 시도는 없었는가, 아니면 전적으로 내적으로만 변화하고 불안하거나 좌절적인 환경 상태를 변화시키려는 외적 시도는 없었는가 하는 것을 알아봅니다.

(10) 자아동조 대 자아이양의 평가

어떤 증상이 자아동조적(ego-syntonic)인 것인가 자아이양적(ego-alien)인 것인가라는 문제를 평가하려면 그 증상을 가진 데 대해서 환자가 어떤 반응을 보이는가 하는 점을 관찰합니다. 예를 들면 환자가 여러 가지 종류의 강박적 세수 의식(洗手儀式)을 이야기한다고 할 때 그것을 이상한 것으로 보고 원치 않는 것으로 본다면 그것은 자아이양적인 증상입니다. 반대로 그것을 오로지 청결을 유지하는 적절한 방식이라고 간주하고 자기처럼 하지 않는 사람은 단정하지 못한 인간이라고 간주한다면 그것은 자아동조적인 신경증 증상입니다.

2. 충동의 평가

이제 환자의 충동(drive)과 이것이 그의 정신 생활에서 어떤 의의를 지니는가 하는 문제를 논할 것인데, 두 가지 주된 기능 영역을 살펴보겠습니다.

(1) 성 충동의 평가

우선 환자의 성(sexuality)과 성적 경험에 관해서 조사할 필요가 있습니다. 물론 이럴 때는 많은 환자들이 과민한 반응을 보이기 쉽고 이야기하기를 꺼리거나 수치감을 느낄 때가 많다는 점을 치료자는 잘 인식하고 있어야 합니다. 반면에 각 발달 단계에서 나타난 환자의 반응, 예컨대 월경, 사춘기의 시작, 중고등학교 시절의 데이트 경험, 결혼하기 전의 초기 성인기의 경험, 현재 결혼 생활의 적응 상태 등을 알아보면 성에 대한 그 환자의 태도를 이해하는 데 많은 도움이 되고, 또 나아가서 이런 자료를 이용해서 환자의 성적 고착(sexual fixation)이나 성적 갈등의 수준과 성질을 추리해 낼 수 있습니다.

(2) 공격 충동의 평가

그의 공격 충동과 그 강도를 평가할 때도 이상과 같은 종류의 상황을 찾아내서 알아봅니다. 다시 말하면 어떤 형태의 공격이든 공격 충동을 경험했던 상황을 찾아내서, 환자가 거기서 어떻게 반응하였는지, 예컨대 그 공격 충동을 처리하기 위해서 성숙한 기제를 사용하였는지 아니면 미성숙한 신경증 기제를 사용하였는지를 알아보는 것입니다.

3. 초자아의 평가

(1) 경직성의 평가

초자아의 작용을 평가하려면 환자가 지니고 있는 도덕적 가치를 찾아내서, 그것에 대해서 그가 어느 정도로 순응하고 있는지를 평가합니다. 그의 도덕적 규범은 매우 완고하고 불변적인 것인가, 아니면 그는 상황에 따라 적절하게 자기의 도덕규범을 수정할 수 있는 사람인가, 자기와 같은 도덕성을 다 가져야 한다고 남들에게도 기대할 만큼 완고한 도덕성을 지닌 사람인가, 자기 자신의 도덕률을 위반한 경우에는 어떤 종류의 반응이나 감정을 느끼는가, 경미한 죄책감이나 중간 정도의 죄책감을 자아낼 상황인데도 지나치게 심한 죄책감을 느끼는지 등등과 같은 점을 알아봅니다.

여기서 한 가지 중요한 사항은 환자가 자살할 생각이나 시도를 했는지를 조사하는 것입니다. 자살 공상을 한다면 어느 정도로 하는지, 즉 그와 같은 공상을 실천에 옮길 어떤 계획을 짰었는지, 아니면 다만 가끔 자살할 생각이 머리를 스쳐가는 정도이고 자살을 의도적으로 시도해 본 적은 없는지 알아봅니다. 많은 치료자들이 자살 행위를 촉발할까 봐 두려워서 환자에게 자살에 관해서 물어보는 것을 주저하는 경향이 있습니다. 그러나 우리의 경험에 의하면, 일반적으로, 환자에게 심각한 자살 문제가 없는 경우에는 자살에 관해서 조사하는 것은 별로 해를 끼치지 않습니다. 환자가 자살을 상당한 정도로 생각하고 있는 경우라도 치료자가 부드럽게 중립적으로 물어보면 그것이 도리어 그의 불안을 감소시키고, 그와 같은 걱정을 치료자와 나누어 가진 것이 되므로 실제로 자살할 위험성이 그만큼 줄어듭니다. 그러나 자살하려는 생각에 매우 심하게 몰두하고 있거나 과거에 실제로 중대한 자살 시도를 했던 환자에게 깊은 통찰 치료를 실시하면 자살 시도를 촉발할 위험성이 상당히 높기 때문에 그 점에 관해서 예의 유의하고 있어야 합니다.

(2) 자살의 평가

과거의 치료 결과의 평가

과거에 받았던 치료에 대한 환자의 반응을 평가하려면 그 치료 당시에 환자와 치료자 두 사람이 각기 어떠했는가 하는 것을 공감할 줄 알아야 합니다. 때로는 이 점에 관해 중립적인 입장에서 관찰하는 것이 어려운 경우가 있습니다. 즉 치료자가 환자의 편을 들어 예전의 치료자를 부정적으로 보는 경우가 있는가 하면, 그 반대의 경우도 있습니다. 특히 우리가 전 치료자를 알고 있는 경우에는 환자가 전의 치료에 대해서 부정적으로 이야기하면 어떻게든 잘못된 이야기일 것이라고 가정하기 쉽습니다.

· 양자에 대한 공감

정신 치료는 매우 사적인 경험입니다. 그래서 환자와 치료자 사이에 실제로 무엇이 일어났는가 하는 것을 제삼자로서는 알 도리가 없는 경우가 많습니다. 그럼에도 불구하고 거기에 대해서 어떤 형태든 평가를 해 볼 필요는 있습니다. 전의 치료에서 일어났던 일을 알아보는 것뿐만 아니라 환자가 그것을 어떻게 느꼈는지, 어떤 종류의 왜곡이 일어났는지, 환자나 치료자가 실제로 무슨 말을 했고 무슨 행동을 했는지 등등을 알아보는 것은 다 도움이 되는 일입니다. 그러나 이

· 정신 치료는 사적 경험

· 조사의 필요성과 곤란성

런 것은 확실하게 평가하기가 어려울 때가 많기 때문에 결국에는 그럴싸한 추측(educated guess)밖에 하지 못하게 됩니다. 물론 환자가 전의 치료에서 확실히 긍정적인 경험을 했고 또 이것이 환자의 행동의 여러 가지 변화에 의해서 뒷받침되는 경우도 있습니다. 그럴 때는 평가하는 데 별 문제가 없습니다.

가족 면접에 의한 평가

여태까지 직접 면접에 의해서 환자를 평가하는 방법을 논했습니다만 그 이외의 방법으로도 평가 자료를 수집할 수 있습니다. 그중 한 가지는 환자의 가족이나 친지를 면접하는 것으로 이 방법에는 긍정적인 면과 부정적인 면이 있습니다.

· 긍정적인 면

긍정적인 것으로는 가족이나 친지가 환자나 환자의 문제에 대해서 갖고 있는 견해가 환자 자신의 견해와는 매우 다를 때가 있다는 점입니다. 또 일어났던 사건들에 대한 기억도 환자의 기억과는 다를 때가 있습니다. 또한 환자로부터 직접 얻기 힘든 자료나 정보를 제공해 줄 수 있는 경우가 흔히 있습니다.

· 부정적인 면

그러나 다른 한편에 있어서 가족을 면접한다는 것은 환자와 치료자 간에 서로 터놓고 대할 수 있고 신뢰할 수 있는 관계를 형성하는 데 방해가 될 때가 있습니다. 즉 치료자가 환자의 가족을 만나 보면 많은 경우에 환자는 치료자가 자기를 믿지 않는다고 느끼게 되고, 치료자가 자기 편이 아니라 가족 편을 든다고 느끼게 됩니다. 또 어떤 경우에는 가족이 자기에 관해서 무슨 이야기를 치료자에게 했는지, 또는 치료자가 가족에게 무슨 말을 했는지 의문을 품게 될 때도 있습니다. 가족과의 면접은 특히 통찰 치료의 경우에는 문제가 됩니다. 왜냐하면 통찰 치료에서는 오로지 환자를 통해서만 정보를 얻는 치료 상황을 조성하려는 것이기 때문에 환자의 가족을 면접한다는 것은 그 같은 접근 방법에 중대한 방해 요소가 될 우려가 있기 때문입니다.

· 면접하려면 환자를 동석시킬 것

그러나 또 한편으로는 정신병 환자나 경계선 환자 또는 자살할 위험성이 높은 환자를 다룰 경우나, 환자의 가족이 치료의 전개에 있어서나 경제적 · 심리적으로 치료를 뒷받침하는 데 있어서 중요한 사람인 경우에는 그 가족을 면접하지 않으면 치료에 실패할 때가 있습니다. 이럴 때 두 가지 길이 있는데 하나는 가족을 면접할 때 환자와 같이 만나는 것이고, 하나는 가족만 만나는 것입니다. 환자와 같이 가족을 만나면 그 가족이 환자의 장애를 말할 때 그 말을 좀 억제할지 모릅니다만, 한편 치료자가 비밀을 준수하지 않는다든가 환자의 신임을 배신한다든가 가족 편을 든다든가 하는 여러 가지 문제를 상살(相殺)하는 효과가 있습니다. 그래서 특별한 이유가 있는 경우를 제외하고는 일반적으로 환자가 보는 가운데서 가족이나 친지와 면접하는 것이 좀더 효과적이라고 생각됩니다.

· 환자의 동의하에 자료를 수집할 것

다른 의사나 다른 치료자로부터 환자에 관한 보고를 수집할 때도 마찬가지입니다. 즉 일반적으로, 그런 일도 환자가 알게 하는 것이 좋고, 환자의 동의를 구하는 것이 현명한 처사입니다. 그렇지 않고 환자 모르게 하면, 환자는 치료자가 배후에서 일을 꾸미는 것을 서슴지 않는 사람이라고 생각하게 되기 때문에 환자와 치료자 간의 관계가 위태로워질 공산이 큽니다. 특히 환자가 그런 사실을 나중에 가서 알게 되는 경우에는 치료에 심각한 파탄이 초래될 수가 있습니다.

심리 검사

심리 검사를 사용하는 문제는 앞서 약간 설명했습니다. 어떤 치료자들은 심리 검사를 사용하는 것이 매우 편리하다고 생각합니다. 간단한 유형의 지능 검사나 MMPI와 같은 성격 검사는 치료자가 환자에게 실시할 수 있고, 그럼으로써 환자의 문제나 정신 병리에 대해서 새로운 접근을 기할 수 있습니다. 좀더 복잡한 심리 검사, 특히 투사법 검사는 훈련을 쌓은 임상심리 전문가의 봉사를 요하는 것이 보통입니다.

· 진단 기간에 실시할 것

여기서 한 가지 유의해야 할 점은 심리 검사는 가능하면 치료 초기, 즉 진단 기간 동안에 실시해야 한다는 점입니다. 즉 이 시기가 심리 검사에 합당한 시기라는 것입니다. 심리 검사의 실시는 또 하나의 평가 자료를 수집한다는 뜻이 되는데 이때가 그 검사를 치료 관계에 합리적으로 도입할 수 있는 시기이기 때문입니다.

· 결과를 그대로 제시하지 말 것

문제는 검사 결과를 환자에게 알려 줄 때 얼마만큼을 알려 주느냐 하는 것입니다. 흔히 임상심리가들은 투사법 검사에 의해서 환자의 여러 가지 갈등 영역이나 장애나 공상 체계 등을 심층적으로 관찰할 수 있는 경우가 많은데, 이런 것은 그 환자 자신에게는 깊이 무의식화되어 있는 것이고, 오로지 검사 자료에 의해서 추리적으로 밝혀지는 것입니다. 따라서 투사법의 검사에서 얻은 결과를 그대로 환자에게 알려 주면 그는 그것을 믿으려고 하지 않을 것이고, 또 때로는 불안이나 저항이나 적개심이나 분노가 촉발되어서 이 전체 분야를 경시하거나 얕보게 될지 모릅니다. 그러나 또 한편으로는 심리 검사를 해 놓고 거기에 대해서 아무 말을 하지 않는 것도 현명한 처사라고는 볼 수 없습니다. 따라서 치료자들은 각각 자기 나름대로 이 문제를 어떻게 다룰 것인지 생각해서 적절히 처리할 수 있어야 합니다. 그러나 한 가지 유의해야 할 것은 치료가 상당히 진전된 후에 심리 검사를 실시하려고 하는 경우에는 왜 지금 검사를 해야 하는지 환자에게 심각한 의구점을 불러일으킨다는 점입니다.

최종 평가와 치료 제안

1. 전문적 결정

일단 치료자가 평가를 전부 끝내고 그리고 어떤 치료 제안을 작정한 다음에는 그것을 얼마간 환자와 같이 나누어 가져야 합니다.

그런데 우선 치료자는 여태까지 논한 모든 진단 요인을 감안하고, 또 정신 치료의 일반 이론을 염두에 두고, 또 개개 치료법의 적응증과 금기를 다 참작하여, 과연 이 환자에게는 어떤 치료법들이 적합할 것인지 치료자로서 단독으로 결정을 내려야 하는 것인바, 이것은 치료자의 의무입니다. 즉 이것은 하나의 전문적인 결정이고 이런 결정은 치료자가 전체 상황에 대해서 최선의 판단과 평가를 해서 내려야 하는 것입니다. 그러나 치료자는 또한 자기의 당초 결정과 상반되는 자료가 장차 나타나는 경우에는 그런 자기의 결정을 차후에 변경시킬 수도 있다는 것을 인식하고 있기도 합니다.

2. 문제의 설명과 치료안의 설명 : 환자의 말을 빌려서 문제를 부각, 몇 가지 치료안을 설명

그런데 일단 이 같은 결정을 자기 마음속에서 혼자서 짓고 난 다음에는 최소한 그중의 얼마간은 환자에게 알려 주어야 합니다. 즉 치료자로서 가능하리라고 보는 몇 가지 선택의 길은 적어도 환자에게 설명해 주어야 합니다. 환자가 겪고 있는 문제의 성질을 환자 본인에게 설명해 줄 때는 임상 진단명을 알려 줄 필요는 없습니다. 이럴 때 환자 자신의 자료를 빌려서, 즉 자신의 증상과 장애에 대해서 본인이 말한 이야기를 빌려서 그 장애의 성질이 어떤 것인지를 인식하게 할 수 있을 때가 많습니다. 그리고 그다음에는 그 문제나 장애를 해결하려면 몇 가지 치료적 접근이 적합할 것이라는 것을 개략적으로 설명해 줍니다. 이럴 때는 그 몇 가지 치료적 접근이 각기 무엇을 요구하고 있는지를 간략하게 설명해 주고, 또 각각 어떤 치료 결과를 바라볼 수 있는지, 그리고 그 기간 · 비용 · 노력 · 효과는 각기 어떤 것인지를 간단하게 설명해 주는 것이 좋습니다.

일단 이런 식으로 몇 가지 치료안을 설명해 줌으로써 환자로 하여금 그것이 각기 무엇을 요구하는지를 초보적이나마 대충 이해하게 한 다음에는, 그중에서 그 자신의 동기에 가장 알맞은 치료안을 결정하는 데 그를 참여시켜야 합니다. 바로 이 문제를 토의하는 동안에 환자의 치료 동기를 가장 잘 평가할 수 있을 때가 많고, 흔히 이 시점에 와서야 환자는 여태까지 말하지 않던 치료 동기나 정신 치료에 대한 질문이나 걱정이나 회의를 하게 됩니다. 환자는 치료자가 자기를 어떻게 평가했는지 솔직하고도 합당한 요약을 들을 권리가 있고, 또 치료를 안 받으면 병이 어떻게 진행될 것인지, 또 치료를 받으면 치료법에 따라서 그 효과가 각기 어떻게 나타날 것인지에 관해서 치료자로서 내릴 수 있는 전문적인 추측에 관해서도 알 권리가 있습니다. 그런데 증상을 야기시킨 정신 내부적인 무의식적 갈등에 관해서 내린 전문적 추측은 환자에게 이야기하지 않는 것이 보통입니다. 그러나 증상 자체는 어떤 성질의 것인가, 또 그 증상이 어떤 식으로 생활에 지장을 주고 있는가 하는 점은 강조해서 이야기해 줄 수 있는 것인바, 이것은 다 환자로 하여금 그 자신의 평가에 참여하게 하고, 또 그 평가에 입각한 치료안의 결정에도 그를 참여하게 하는 과정의 일부라고 할 수 있습니다.

3. 결정에 있어서의 환자의 참여 : 평가 과정 및 치료안의 결정 과정에 환자를 참여시킬 것

제7장

치료 상황의 구성

구성에 관한 치료 계약

통찰 치료의 전략

통찰 치료의 구성

1. 환자의 질문
   - 전문 자격에 관한 질문은 답함
   - 사적 질문은 그 뒤의 의미를 밝힘
2. 치료의 빈도
   - 주2회 내지 3회
3. 치료 시간의 길이 : 45분 내지 50분
   - 시간을 지키는 의의
4. 치료비
5. 치료비의 청구
6. 불참한 시간과 치료비
7. 비밀 준수
8. 통상적인 예법
9. 중단
10. 주요 결정의 보류
11. 장의자
12. 치료 시간의 취소 : 전이를 밝히는 계기로 삼음

통찰 치료의 구성에 대한 불평과 구성 변경

지지 치료의 전략

지지 치료의 구성

1. 환자의 질문
   - 지지가 되는 답은 다 해 줌
2. 치료의 빈도
   - 병세에 따라 융통성 있게 정함
3. 진료 시간의 길이
   - 환자의 필요에 따라 융통성 있게 조절
   - 5-10분, 25-30분
4. 치료비
   - 환자의 요구와 성격에 따라서 함
5. 치료비의 청구
6. 불참과 치료비
   - 전이 충족을 위해서 용이함
7. 비밀 준수
   - 융통성 있게 함
8. 통상적인 예법
9. 장의자
10. 중단
11. 주요 결정의 보류
12. 치료 시간의 취소
    - 전이 충족을 위한 여러 방안을 강구함

융통적인 구성과 구성의 변경

구성 변경의 예

1. 약속 취소의 구성 변경
2. 통찰 치료에서의 불참과 구성 변경
3. 지지 치료에서의 불참과 구성 변경
4. 향정신 약물과 구성 변경
5. 과외 시간과 구성 변경

구성에 관한 치료 계약

바로 전의 녹음에서 설명한 방식대로 일단 치료의 전반적 계획과 전략을 정한 다음에는 치료에 관해서 환자와 여러 가지 치료 합의(treatment agreement)를 정해 놓을 필요가 있습니다. 이것을 가리켜 때로 치료 계약(treatment contract)이라고도 칭하는데, 이것은 치료 상황의 기본적인 테두리를 마련하는 것입니다. 치료자가 이 치료 상황을 어떻게 구성하고 유지하는가 하는 것은 장차 전개될 치료 과정의 성질을 크게 좌우합니다. 그리고 이 치료 상황의 구성 여하에 따라서, 설정된 치료 목표의 달성이 촉진될 때도 있고 지체될 때도 있는 것입니다.

통찰 치료의 전략

그러면 여기서 통찰 치료의 전략을 다시 한 번 요약해 보는 것이 좋겠습니다. 통찰 치료에 있어서 우리는 환자의 무의식적 갈등이나 깊은 전의식적 갈등을 불러일으키려고 합니다.

그리고 우리는 그 같은 정신 내부적 갈등이나 장애가 점차로 환자에게 의식화되는 동안에 그가 불안이나 기타 고통스러운 어려움을 경험할 것이라는 것을 예상합니다. 그리고 이 갈등을 불러일으키기 위해서는, 또 환자가 그 갈등을 생생하게 체험하기 위해서는 방편상 우리는 그와 치료적으로 상호작용하여 그와 치료 동맹을 맺어야 하고, 또 그로 하여금 여러 가지 전이 왜곡을 경험할 수 있도록 해야 한다는 것을 예상합니다.

우리는 또한 환자가 자신의 정신 작용의 성질이 어떻다는 것을 지적으로나 인지적으로 이해할 뿐만 아니라 감정적으로나 정서적으로도 체험하도록 하는 데 중점을 둡니다.

그리고 이상의 모든 일을 달성하기 위해서 우리의 작용 범위를 비교적 축소시켜 중립성을 견지하려고 합니다. 또 그러는 동안 우리와 환자와의 상호작용 중에서 우리의 작용은 비교적 변치 않게 일정하게 하려고 하고, 또 전이 충족에 대해서도 최선의 절제를 지키려고 할 것입니다. 치료자가 이 같은 절제와 일정성을 지키는 이유는 환자가 치료 중에 여러 가지 감정을 경험하는 경우에 그 감정이 치료자 편의 행동 변화 때문에 일어난 것이 아니라 환자 자신의 정신 내부적인 경험 때문에 일어났다는 점을 그에게 쉽사리 시범할 수 있기 때문입니다.

또 치료자가 이와 같이 절제하는 것은 우선 충동 파생물을 좌절시킴으로써 그 밑에 자리 잡고 있는 충동 자체를 격화시키려고 하기 때문이지만, 또한 나아가서 이 절제는 환자에게 어떤 부담 없이 전이를 자유롭게 표현할 수 있게 하는 안전한 상황을 마련해 주기 위한 것입니다. 즉 이것은 환자가 어떤 전이 감정이나 전이 반응을 의식하고 표현하든 간에 그것을 자기 개인의 책임으로 느낀다든지 또는 좋건 나쁘건 치료자의 대응 반응을 유발한다든지 하는 우려가 없는 안전한 상황을 마련해 주기 위한 것입니다.

통찰 치료의 구성

통찰 치료의 기본 전략이 이상과 같을진대, 치료자가 환자와 더불어 거기에 맞게 치료 상황을 구성하고 또 그러기 위해서 그의 이해와 협조를 구하는 것은 하나의 논리적 귀결이라고 할 수 있고, 또 설정된 목표 달성을 위해서는 당연히 그렇게 해야만 합니다.

1. 환자의 질문

환자가 초면의 치료자에게 자기에 관해서 모두 말해야 한다는 상황은 어떻게 보면 마치 우리가 어떤 사람을 처음 찾아갔는데 그 사람이 우리를 보고 "나를 믿고 나에게 속에 있는 것을 다 털어 놓으시오"라는 청을 해 오는 경우와 비슷하다고 볼 수 있습니다. 환자가 초면의 치료자에게 치료를 받을지 안 받을지를 결정하는 데 있어서 맹목적이 아닌 합리적인 결정을 내리기 위해서 그는 치료자의 전문적인 자격과 배경에 관해서 알 권리가 있는 것입니다.

· 전문 자격에 관한 질문은 답함

따라서 환자가 이 점에 관해서 물어보는 경우에는 치료자는 자기의 수련 과정, 치료 경험의 햇수, 이론적 배경, 가입한 전문 단체, 또 치료 능력의 평가와 관련이 있는 기타 사항에 관해서 솔직하게 대답해 주어야 합니다. 치료자는 이 같은 질문에 대해서 회피하지 않고 솔직하게 직접적으로 대답하는 데 최선을 다해야 하며, 특히 치료 초기에 환자가 물을 때는 더욱 그래야만 합니다. 만일 치료자가 이것보다 소극적으로 응한다면 그것은 환자에게 일종의 수동적 복종을 기대하고 있는 셈이고, 그런 기대를 환자에게 하는 치료자는 사태를 잘 파악하지 못하는 비현실적인 사람이라고 할 수 있습니다.

또 그뿐만 아니라 이런 질문에 대답하지 않거나, 회피적인 태도를 취하거나, 또는 그런 질문이 치료받는 데 있어 일종의 양가 감정을 표시하는 것이라고 그에게 시사한다거나 하면, 이 질문이 환자 머릿속에서 해결되지 않은 채 불분명한 상태로 그대로 남아 있게 되는 경우가 많습니다. 그래서 나중에 가서 그 문제가 다시 되살아나서 치료 도중에 큰 곤란을 야기할 가능성이 짙어집니다. 사실 치료자로서는 치료 계약이나 치료 합의를 정할 때 환자에게 자기의 자격이나 배경에 관해서 물어볼 것이 없느냐고 명확하게 말해 두는 편이 아마 더 좋은 방책이 된다고까지 말할 수도 있습니다. 또 치료자가 이렇게 나온다는 것은 환자에게 치료자가 솔직하고 정직하다는 느낌을 심어 주는 계기가 되는 것이고, 차후에 의사소통의 모범의 역할을 하게도 될 것입니다.

· 사적 질문은 그 뒤의 의미를 밝힘

그렇지만 치료자의 전문적 자격에 관한 질문은 치료자를 하나의 인간으로 보고 하는 질문, 즉 치료자의 개인적 경험이나 사생활에 관한 질문과는 구별되어야 합니다. 환자들은 흔히 자기들의 치료자에 대해서 호기심을 갖는 경우가 많은데, 특히 치료 초기에는 치료자의 종교나 결혼 여부라든지, 자식이 있나 없나, 어떤 도덕관을 갖고 있나, 여러 가지 문제에 대한 태도는 어떤가, 예를 들면 이혼, 간통, 피임, 낙태 등에 대해서 찬성하나 반대하나 하는 것 등에 관해서 알고 싶어 하는 경우가 많습니다. 그런데 환자는 잘 알고 있지 못하겠지만 일반적으로 말해서 이런 문제라는 것은 사실 치료자의 전문적 능력과는 별 관계가 없는 것입니다. 즉 자격을 갖춘 치료자라면 배경이나 가치관이 다른 사람들도 다 치료할 수 있기 때문입니다. 이런 사적 질문에 대답한다는 것은 환자의 안중에 치료자를 좀더 현실적인 인간으로 부각시키는 것이 되기 때문에 치료에 지장을 줄 공산이 큽니다. 그래서 이런 질문에 대해서 사실 그대로 대답하면 결국 나중에 가서 옳게 치료를 전개해 나가는 데 장애가 되는 것입니다.

그러나 한편으로는 치료자와 환자 간에 치료적 상호작용이 바야흐로 개시되려고 하는 이 시기에, 또 서로 간에 일하는 데 있어서 이제 막 합의를 보려고 하는 이 무렵에, 이런 질문에 대답하지 않는다든가 침묵을 지킨다든가 하면, 환자는 그것을 자기에 대한 무례나 적개심이나 관심의 결여로 간주하기 쉽습니다. 따라서 치료자는 환자가 그 같은 질문을 하면 그것을 잘 듣고 충분히 이해하였다는 표시를 해야 합니다만, 또 한편에 있어서 환자에게 다음과 같은 요지를 재치 있게 전해야 합니다. 즉 치료 시간 중에 질문하는 그 자체는 얼마든지 환영되는 바이지만, 정신 치료에서는 우선 질문 뒤에 개재하고 있을지도 모르는 다른 문제를 먼저 밝히고 난 다음에야 그 질문에 대해서 사실대로 대답할 수 있다는 것이 일반적인 견해라는 점을 환자에게 전해야 합니다. 그리고 지금 묻고 있는 질문 뒤에 다른 어떤 문제들이 개재하고 있는지를 탐색하고 이해하는 것이 그에게 도움이 될 것이라고 제안합니다. 이런 식으로 해서 치료자는 이 상황이 환자의 마음속을 탐구할 수 있는 계기가 되도록 이미 상황을 구성하기 시작한 것이고, 본인은 지금 의식하지 못하고 있을지도 모르는 그 질문의 의미나 거기에 깃든 감정을 밝히기 시작하는 것입니다.

2. 치료의 빈도

· 주 2회 내지 3회

치료 상황을 구성할 때 또 하나 생각해야 할 점은 치료 빈도에 관한 것입니다. 다른 조건이 같다고 가정하면, 환자를 치료 과정에 더욱 깊이 참여시키고자 하고 전이 관계의 전개와 그 의식화를 더욱 심화시키고자 하는 경우에는 치료 시간을 더욱 자주 가져야 합니다. 이것은 환자가 치료 시간 중에 제시하게 될 자료의 연속성을 기하기 위한 포석인 동시에 관계의 연속성을 유지하기 위한 포석도 되는 것입니다.

일반적으로 말해서 치료 시간이 주당 1회 이하인 경우에는 전이가 형성되는 정도가 한정되고, 따라서 전이를 탐색할 기회도 그만큼 한정됩니다. 주당 몇 번 치료 시간을 갖는 경우에는 전이의 전개와 그 탐색의 기회가 그만큼 증가합니다. 이렇게 해서 고전 정신 분석에서는 거기서 요구되는 전이 신경증을 완전히 형성하게 하려면 최소한 주당 4회의 치료 시간은 가져야 한다고 간주되고 있습니다. 그러나 지금 논하고 있는 정신 치료에서는 전이를 보통 그렇게 깊은 수준까지 형성하려고 하지 않기 때문에, 다른 조건이 동일한 경우에는 주당 2회 또는 때로 3회로서 우리가 바라는 전이 관계를 형성할 수 있습니다.

이 점에 관해서 환자와 치료 합의를 이룰 때 환자가 흔히 오해를 품는 수가 있습니다. 즉 주당 치료 횟수가 많을수록 자기의 병이 그만큼 심한 것을 뜻한다고 잘못 생각하는 수가 있는데, 사실은 그 반대의 경우가 많습니다. 즉 치료자가 보기에 그 환자가 좀더 높은 치료 목표를 향해서 견디고 일해 나갈 수 있을 만큼 심리적으로 강한 사람이라고 생각했기 때문에 치료 시간을 자주 갖기로 하는 경우가 많습니다. 따라서 치료자는 이 점을 잘 유념해 두고 있어야 하고, 환자 편에서 치료 횟수가 그렇게 잦은 데 대해서 혹시 오해하고 있지 않나 환자의 반응을 주의깊게 관찰하고 있어야 합니다. 흔히 환자에게 이것을 잘 설명해 주어야 할 경우가 많은데, 그럴 때는 당초에 서로 합의를 본 치료 목표가 무엇이었다는 것과 그리고 그 목표를 달성하기 위해서는 그만큼 자주 치료 시간을 가질 필요가 있다는 것을 설명해 주는 것이 좋습니다.

일주일에 두 번 치료 시간을 갖는다고 할 때 그것을 어떻게 배정하느냐에 따라서 환자가 제시할 자료가 달라지게 될 것입니다. 예를 들면 전이를 최대로 깊이 전개하고자 할 때는 그 두 번의 치료를 서로 가까운 날에 배정합니다. 예컨대 월요일과 화요일, 또는 목요일과 금요일과 같이 연이어서 치료 시간을 갖도록 합니다. 이것과 반대로 만일 치료 시간을 월요일과 목요일, 또는 화요일과 금요일과 같이 정하면, 자료의 연속성을 기하기에는 그사이에 시간이 너무 많이 경과해 버리고, 그사이에 일어났던 현실의 영향이 더 큰 비중을 차지하게 되어서 환자에게 이야기할 거리를 마련해 주는 것이 되기 때문에 환자가 그 이야기를 핑계 삼아서 자신의 정신 내부적인 문제를 경험하고 표현하는 것을 회피할 수 있게 할 때도 있습니다.

3. 치료 시간의 길이 : 45분 내지 50분

치료 상황의 구성에 있어서 또 하나 중요한 요인은 치료 시간의 길이에 관한 것입니다. 일반적으로 말해서 통찰 치료를 하려면 매 회마다 충분한 치료 시간을 요합니다. 즉 환자는 충분한 시간을 가져야만 통찰 치료의 치료 과정에 들어갈 수 있게 되는데, 다시 말해서 그것은 환자가 그 치료 시간에 오기 전에 사용했던 일상적이고 사회적인 이차 과정적 사고를 점차로 포기하고, 심리적으로 정서적으로 어느 정도 퇴행을 경험하는 가운데서 여태까지 무의식적이었던 자신의 내적인 감정이나 반응이나 공상이나 욕망을 체험하게 되고, 또 이 같은 욕망이 자기의 현재 생활 상황과는 어떤 상호작용을 하고 있는지를 어느 정도 이해하게 되고, 그리고 치료 시간이 끝날 무렵에 가서는 이 같은 치료 경험 자체로부터 회복될 수 있을 만큼 시간이 필요하다는 것입니다. 이 모든 과정을 치르려면 상당한 시간이 소요된다는 것은 분명할 것입니다. 그래서 내적 문제를 깊이 파고들고, 상당한 성격 변화를 이룰 것을 목적으로 하는 통찰 치료에서는 대체로 45분 내지 50분의 치료 시간이 필요합니다. 그러나 이보다 짧은 치료 시간이 유효하다고 말하는 치료자도 있습니다. 그러나 그런 치료의 강조점은 인지적 이해를 위주로 하는 것이고, 보통 통찰 치료의 경우와 같이 갈등의 정서적 발굴과 그 해결을 위주로 하는 것이 아닙니다.

이것과 관련해서 치료자로서 명심해야 할 점은 치료를 제시간에 시작하고 제시간에 끝맺어야 한다는 것입니다. 치료자가 치료를 언제나 또는 때때로라도 늦게 시작하면 그것은 그 환자보다 중요한 다른 일이 있다는 것을 그 환자에게 실제로 눈에 띄는 행동으로 보여 주는 것이 되고, 그렇게 되면 배척받고 있다는 느낌을 심어 주는 것이 됩니다. 물론 이럴 때 환자가 느끼는 배척감이 순전히 그 환자의 정신 내부적인 요소에서 유래했다고는 말할 수 없습니다. 치료자가 치료를 제시간보다 너무 일찍 끝내는 경우도 이상과 마찬가지 의미를 환자에게 전하는 것이 됩니다. 또는 그것은 환자가 제시하는 자료를 치료자가 들을 가치가 없다고 생각하고 있다는 의미로 전해질 수도 있습니다. 일면 끝날 무렵에 시간을 더 주면, 그것은 그 무렵에 환자가 말하고 있는 자료에 대한 치료자의 특별한 관심이나 호기심 또는 치료자의 가치 판단의 기준을 엿보이게 하는 것이 됩니다. 그렇다고 해서 이것은 치료자가 강박적으로 시간을 엄수해야 한다는 말은 아닙니다. 즉 여기서 제가 강조하고자 하는 점은 치료 상황의 일정성을 이와 같이 이탈하게 되면 그것은 환자에게 하나의 생각할 단서를 마련해 준다는 것으로서, 그 생각이 옳건 그르건 간에 그것은 다음번 치료 시간에 제시될 자료의 성질에 영향을 미친다는 사실입니다. · 시간을 지키는 의의

4. 치료비

치료 상황의 구성에 있어서 또 하나 중요한 요인은 환자가 지불할 치료비에 관한 것입니다. 우리의 치료가 통찰 지향적이면 그럴수록 우리는 치료비의 문제를 종국에 가서 치료적 상호작용의 일부로서 마땅히 취급해야 합니다. 그렇게 함으로써만 환자는 결국 자기가 치료자에게 치료비를 지불할 책임과 의무를 지고 있다는 것을 인식하게 될 것이고, 또 치료자가 무료로 봉사하고 있다는 그의 주술적 공상도 상살(相殺)될 것이고, 따라서 그 같은 전이 충족도 방지되는 것입니다.

환자를 한 성인으로서 존중하고 있다는 것을 표명하기 위해서 치료비의 금액을 정할 때는 비록 그 환자의 부모나 배우자가 치료비를 담당하게 될 경우라도 그 환자와 같이 상의해서 정하려고 노력하는 것이 보통입니다.

환자가 청소년(adolesent)인 경우에는 이 같은 약정을 할 수가 없는데, 그럴 때는 그 치료비를 책임지는 사람과 치료비에 관해서 이야기할 때 그 환자가 동석하는 것이 좋을 때가 많습니다. 그러면 자기의 치료를 위해서 가족이 짊어질 비용과 그 영향이 어떤 것인지, 또 가족이 실제로 어느 정도의 금액을 염출할 수 있는

지를 환자가 확실히 몸소 의식할 수 있기 때문입니다.

근년에 와서는 의료보험이 제삼자로 정신 치료의 비용을 지불하는 경우가 점점 많아졌습니다. 이 같은 제삼자와의 약정에 의해서 환자의 실질적인 자기 부담이 경감되는 경우라도, 환자가 치료비를 직접 보험에서 수령하고 치료자에게 직접 지불하는 데 최대한의 책임을 지도록 하는 것이 치료에 도움이 됩니다.

5. 치료비의 청구

치료비의 청구서를 보내는 문제에 있어서는 다른 사람이 실제 그 비용을 지불하는 경우라도 청구서는 환자에게 직접 보내는 편이 치료비에 대한 환자의 감정과 갈등을 치료 시간에 가장 효과적으로 나타내게 하는 방법이 됩니다. 만일 이 문제를 치료에서 강력하게 대두시킬 필요가 있는 경우에는 매달 첫 시간에 치료자가 직접 환자에게 청구서를 건네주고, 그 달 중 정한 날에 환자가 직접 치료자에게 치료비를 지불하도록 이야기를 해 둡니다. 이렇게 해 두면 적어도 한 달에 한 번은 환자가 자기와 치료자 간에 금전 거래가 있다는 것을 반드시 상기하게 되고, 또 그 환자의 신경증적인 금전 사용법에 관한 여러 가지 문제라든지, 치료비를 물기를 싫어하는 문제라든지, 또는 치료비에 관해서 표현하게 될 기타의 여러 가지 전이 감정을 직접 치료 시간에 나타내게 할 가능성이 많아집니다.

6. 불참한 시간과 치료비

여기서 또 하나 문제가 되는 것은 환자가 치료 시간에 오지 않았을 때 그 시간에 대한 치료비를 물게 하느냐 하지 않느냐 하는 방침을 어떻게 세우는가 하는 것입니다. 치료자는 통찰 지향적 전이 중심적 정신 치료에 있어서는 치료 과정에 대한 중대한 저항이 조만간에 동원되기 시작할 것이라는 것을 예상할 수 있고, 또 치료를 피하거나 치료 시간을 취소할 구실을 찾거나 해서 환자가 이 같은 저항을 표시할 가능성이 있다는 것을 예상할 수 있습니다. 때로 이것은 치료자에 대한 부정적 전이를 표현하는 하나의 방법이기도 한데, 만일 이 같은 환자의 행동에 의해서 치료자가 경제적으로 손실을 보면 여러 가지로 역전이 반응이 유발될 수가 있고, 그렇게 되면 결국 치료 과정에 대해서 해로운 결과를 조래하게 될 것입니다. 또한 만일 환자가 이것을 치료자에 대한 무기로 사용할 수 있다고 느끼는 경우에는 이 같은 시간의 오용이 치료자에게 아무런 부담을 주지 않는 경우에 비해서 그것을 실천에 옮길 가능성이 좀더 많아질 것입니다.

이 모든 이유로 말미암아 우리의 치료가 전이 반응을 수반하는 통찰 지향적인 치료이면 그럴수록 환자의 출석 여부와 상관없이 약속한 치료 시간에 대해서 전부 치료비를 물게 하는 방침을 좀더 굳게 세우고 지켜나가야 할 것입니다.

어떤 치료자들은 이것을 여러 가지 방법으로 타협하려고 하는데, 예컨대 환자가 얼마나 일찍 약속 시간의 취소를 미리 통고했느냐, 또 치료자가 그 시간에 다른 환자를 볼 수 있었느냐 하는 것을 참작하는 것 등입니다. 그러나 치료자의 중립성을 견지한다는 점에서 볼 때, 여하간 치료자가 어떤 취소는 받아들일 수 있고 어떤 취소는 받아들일 수 없다는 식의 판단자의 입장에 놓이게 되지 않도록 하는 것이 중요합니다. 왜냐하면 자기를 이런 판단자의 입장에 놓이게 하면, 치료자 자신도 모르는 사이에 환자의 행동에 대해서 상벌을 가하는 사람의 역할을 담당하기 시작할 것이기 때문입니다.

7. 비밀 준수

치료 상황의 구성에 있어서 또 하나의 문제는 그전에도 약간 언급한 바 있는 치료에 관해서 비밀을 유지하는 문제입니다. 환자는 이 점에 대해서 치료자의 언질을 받을 권리가 있습니다. 그리고 환자는 그것이 단지 치료자의 말에 불과한가, 아니면 치료자의 행동에 의해서 또한 뒷받침되는가를 예의 관찰하고 있을 것입니다.

긴급 환자로서 수용되는 경우라도 치료자가 그 환자의 허가나 요해(了解) 없이 그의 가족과 이야기를 하면 치료자에 대한 그의 신뢰감을 심히 손상시킬 수도 있습니다.

심지어 환자를 처음에 의뢰한 의사에게 치료의 진전 상태에 관해서 이야기하는 경우라도 그 의사가 비록 선의로 환자를 지지해 주기 위해서지만 그 이야기를 누설하는 경우가 많기 때문에 그것이 사적인 정보를 누설한 것이 아니더라도 환자 편에서는 치료자가 자기에게 관해서 또 무슨 정보를 제공했을까 하고 언제나 의문과 회의를 품게 될 것입니다. 이것은 의뢰한 사람들과의 관계를 유지하는 데 있어서 때로 곤란한 문제를 야기할 때가 있습니다만, 보통 이 점에 관해서 그 사람들에게 잘 설명하고 양해를 구하면 선의의 관계를 유지하는 데 도움이 됩니다.

8. 통상적인 예법

통찰 치료의 구성에 있어서 또 하나의 요인은 통상적인 예의범절이나 인사말을 치료 시간 중에는 생략한다는 것입니다. 치료자가 환자에게 앉으라고 의자를 갖다준다든가, 담뱃불을 붙여 준다든가, 떨어진 물건을 주워 준다든가, 올 때나 갈 때 사사로운 잡담을 한다든가, 어떤 호의를 베푼다든가, 베풀어 달라고 청한다든가 하는 것 등은 다 장차 전이 관계의 형성과 전개에 영향을 끼칠 가능성이 많습니다. 그러므로 전이를 좀더 깊게 형성하고자 하려면 그럴수록 치료 시간 중에 치료자는 환자와 이와 같은 종류의 상호작용에 참여하는 것은 그만큼 덜해야 합니다.

9. 중단

치료 시간 중에 어떤 일이 생겨서 치료가 중단될 때도 치료자는 이상과 같은 점을 유의하고 그 중단 상태에 대처해야 합니다. 물론 이럴 때 치료자는 그런 중단 상태를 최소한으로 한정하려고 노력해야 합니다. 그런데 그것은 환자의 이야기의 흐름을 단절시키지 않고, 치료자의 모든 주의를 그에게 쏟기 위해서이지만, 또 그뿐만 아니라 치료자가 다른 사람과 어떤 식으로 상호작용을 하는가를 환자에게 보이지 않게 하기 위해서이기도 합니다. 예를 들면 환자가 보고 듣고 있는 가운데서 다른 사람과 어떤 상의를 한다든지 전화로 어떤 의논을 하는 것을 최소한으로 줄여야 한다는 말입니다.

여기서 다시 한 번 강조합니다만 이것은 치료자의 신상 불명성(anonymity)을 지키기 위해서 취해지는 것이고, 그럼으로써 환자가 치료자에게 어떤 감정을 느끼든 간에 그것을 현실적 단서에 의해서 수정할 필요 없이 그대로 치료자에게 전치(轉置)하게 하기 위해서 취해지는 것입니다.

10. 주요 결정의 보류

대부분의 통찰 치료에서 또 하나의 중요한 요인은 치료를 받고 있는 동안에는 환자가 자신의 일신상에 중대한 변화를 가져오는 어떤 중요한 결정은 치료자와 같이 그것을 충분히 의논하고 두 사람이 다 그것을 명백히 이해할 수 있기 전까지는 결코 짓지 않는다는 조건입니다. 이것은 치료자가 먼저 제시하고 환자가 그것을 동의함으로써 하나의 약정을 맺는 것입니다.

이런 약정을 맺는 이유는 치료가 진행되고 있는 동안에는 전이 반응이 불러일으켜지리라고 예상할 수 있기 때문입니다. 그리고 환자는 흔히 그런 전이 관계의 영향과 압력하에서 자신의 일시적인 전이 감정을 여러 가지 형태를 빌려서 행동화(acting out)하려고 들거나 어렸을 때 가졌던 갈등을 표현하려고 드는 경우가 많기 때문입니다. 그런데 그것은 현재 진행되고 있는 치료에 대한 반응이지, 결코 신중히 고려된 합리적인 결정은 아닙니다. 내적인 압력이나 신경증적인 생각에 심히 사로잡혔을 때 그와 같은 결정을 하면, 때로 옳지 않은 파괴적인 결정을 하기 쉬우며 나중에 가서 신경증의 압력이 가셨을 때 그것을 후회할 경우가 많습니다.

그렇기 때문에 치료 시간 중에 신중한 평가와 검토를 거치지 않는 한 그와 같은 중대한 결정을 짓지 않기로 미리 약정한다는 것은 그 환자를 위한 하나의 보호책이 되는 것입니다. 뿐만 아니라 그렇게 함으로써 환자는 실지로 그것을 실천에 옮길 부담을 느낄 필요 없이 자신의 갈등에 대해서 가능한 여러 가지 반응과 해결책을 탐색할 기회를 또한 갖게 되는 것입니다.

11. 장의자

이 종류의 치료법을 사용하는 치료자 사이에는 통찰 치료를 할 때 환자가 눕고 기댈 수 있는 장의자를 사용하는 것이 좋은가 아닌가에 대해서 상당한 견해 차이가 있습니다. 사용을 권장하는 사람들은 장의자에 눕히면 그를 좀더 편안하게 할 수 있고 퇴행을 촉진시킬 수 있고 또 치료자로부터 시각적 단서를 얻지 못하게 할 수 있다는 점 등을 강조하는데, 이것은 다 전이 반응의 전개를 촉진시키는 요인들입니다. 저의 경우에는 고전 정신 분석을 할 때를 제외하고는 장의자를 사용하는 것을 피합니다. 그것은 저 자신의 경험으로는 환자와 면 대 면으로 대하면서 치료를 해도 전이 반응을 적절히 전개시킬 수 있고, 또한 퇴행의 수준을 통제하는 것이 좀더 용이하고 또 일어난 퇴행을 처리하는 것도 좀더 용이하기 때문입니다.

12. 치료 시간의 취소 : 전이를 밝히는 계기로 삼음

장기간에 걸쳐서 치료를 하는 동안에는 여러 가지 이유 때문에 치료자가 환자와 약속한 치료 시간을 취소하지 않으면 안 될 경우가 생길 것입니다. 우리의 치료가 통찰 지향적이고 전이 중심적일수록 이 같은 약속의 취소를 환자의 전이를 밝히는 계기로 활용하려고 합니다. 즉 환자에게 치료 시간을 취소한다고 말하면 그 환자의 마음속에서는 어떤 형태든 간에 어떤 전이 공상이 촉발될 것인데, 우리는 환자의 그 전이 공상을 우리에게 투사하도록 하는 것입니다.

따라서 통찰 치료에서는 환자에게 치료 시간을 취소한다는 말을 할 때 보통 그 이유를 당장 환자에게 설명해 주지는 않습니다. 왜냐하면 그렇게 해야만 환자는 자기가 어떤 전이 공상을 했든지 간에 그 전이 왜곡을 자유롭게 체험할 수 있게 되고, 또 자기와 치료자와의 현재 관계에 비추어 가면서 그 취소의 이유를 자기 나름대로 해석할 수 있게 되기 때문입니다.

그러나 일단 그 전이 공상을 탐색하고 밝히고 난 다음에는 취소해야 할 이유를 설명해 주는 편이 좋은 경우가 많습니다. 그런데 이럴 때는 환자가 그런 전이 왜곡을 했다고 해서 그 환자를 꾸짖는다는 의미에서 그런 말을 하는 것이 아니라, 그런 왜곡된 생각이 외부 자극이라기보다는 환자 자신의 내적 자극이나 자신의 심리적 문제 때문에 야기되었다는 점을 인식시키고자 해서 설명을 하는 것입니다.

통찰 치료의 구성에 대한 불평과 구성 변경

흔히 환자들은 자기와 치료자와의 관계가 불공평하다는 불평을 할 때가 많습니다. 두 사람의 관계가 치료자 쪽으로 유리하게 기울어져 있는 것 같고, 환자 편에서는 누리지 못하는 특권을 치료자 편에서는 누리고 있는 것 같다는 것입니다. 이런 불평은 때로 치료 초기에도 나오지만 그보다는 보통 치료가 진행되고 전개되어 나감에 따라 더 자주 나오는 말입니다. 그런데 이것은 환자가 사태를 옳게 관찰한 것입니다. 따라서 치료자는 그 말에 대해서 변명하려고 든다든지 또는 두 사람의 관계를 좀더 공평하게 하려고 든다든지 하지 말고, 그 말을 그대로 받아들여야 합니다. 다시 말해서 우리의 목표가 통찰 지향적이고 전이 중심적인 정신치료에 있는 한, 그것은 공평한 치료 상황을 이루기 위해서 구성되어 있는 것이 아니라, 통찰 치료의 전략을 논리적으로 전개하기 위해서 구성되어 있는 것이기 때문입니다. 즉 그것은 통찰 치료의 핵심을 이루고 있는 전이 반응의 체험과 탐색과 해결을 위한 최적 조건을 마련하기 위해서 구성되어 있는 것입니다.

그러나 만일 환자가 이와 같은 상황 구성을 견딜 수 없는 경우에는 치료자로서는 두 가지 가능한 길이 있습니다. 그중 하나는 치료 상황의 여러 구성 요소 중에서 어느 하나의 요소를 변경하는 방법인데, 이럴 때는 일정한 전술적 목표를 달성하기 위해서 환자가 그 시점에서 무엇을 필요로 하는지를 감안해서 그런 변경을 해야 합니다. 그러나 우리가 생각하는바 표준 기법으로부터의 이탈이기도 한 이런 변경을 했을 때는 나중에 이것을 치료 시간에서 탐색하고 밝히고 이해해야 한다는 부대조건이 붙습니다.

또 하나의 길은 치료법 자체를 바꾸는 것입니다. 즉 치료자는 환자가 지금 같은 상황 구성을 견딜 수 없는 것은 이 치료법이 그에게 적합하지 않는 증거라고 판단하고, 치료의 목표와 방법을 좀더 낮게 설정하고, 거기에 맞게 치료 상황을 재구성하는 것입니다.

지지 치료의 전략

이제부터 지지 요법의 치료 상황 구성에 대해서 논하기로 하겠습니다만, 먼저 지지 치료의 전략을 간단히 요약해 보는 것이 좋겠습니다.

앞서 설명한 것처럼 지지 치료의 전략은 환자의 갈등을 억누르는 대신 그 갈등에 대한 그의 방어를 강화하는 것이고, 또 그의 불안이나 스트레스를 되도록 줄이려는 것입니다. 또 치료자는 전이 관계를 이용해 치료상 적합하다고 보이는 경우에는 어떤 형태든 간에 환자의 그 전이 요구를 충족시켜 줍니다. 그러나 전이 요구 자체는 환자의 무의식에 머물도록 하고, 깊은 전이 감정이나 전이 공상이 동원되는 것은 피하도록 합니다. 그렇기 때문에 치료자는 중립성을 지킬 필요가 없어지고, 도리어 매우 능동적으로 환자에게 작용할 수 있게 됩니다. 치료 상황을 일정하게 유지할 필요도 없어지고, 절제의 규칙을 지킬 필요도 없습니다. 환자의 전이를 충족시켜 줄 수 있고, 또 치료자 자신을 하나의 모범으로 제시해서 환자가 자기의 자아나 초자아 면에서 그 모범과 동일화하도록 할 수 있는바, 이것은 다 지지 치료에서 마땅히 활용할 수 있는 무기들인 것입니다.

지지 치료의 구성

이상과 같은 점을 고려할 때 그 논리적 귀결로서 지지 치료의 상황 구성은 통찰 치료와는 매우 다를 것이라는 것을 예상할 수 있습니다.

1. 환자의 질문

· 지지가 되는 답은 다 해 줌

우선 지지 치료에서는 치료자가 자신을 환자가 동일화할 수 있는 모범으로 제시하려고 작정하고 있기 때문에 환자가 치료자의 신상에 관해서 질문할 때는 통찰 치료의 경우보다 그 질문에 대해서 더 잘 응해 주게 됩니다. 즉 환자가 직접 치료자의 과거의 경력이나 현재의 생활이나 관계를 물어보면 그것에 대해서 대답해 주고, 심지어 묻지 않아도 치료자 편에서 자진해서 그런 정보를 제공해 줄 때도 있습니다.

예를 들면 어떤 환자를 평가해 본 결과 표출적이건 잠재적이건 간에 동성애의 갈등을 갖고 있다는 진단이 내려졌다고 할 때는, 치료자가 결혼한 사람이고 이성애적인 사람이라는 사실을 그 환자에게 알려 주는 편이 그 환자가 치료 도중에 치료자에 대해서 어떤 동성애적 유혹을 시도할 위험성을 사전에 감소시키는 것이 되고, 따라서 그런 사실을 알려 주는 편이 그 환자를 치료적으로 지지해 주는 것이 됩니다. 또 환자의 정신 병리의 주된 문제가 자기의 자식과의 관계나 문제인 경우에는 치료자 자신이 자식을 갖고 있다는 사실, 그래서 그런 문제를 해결하는 데 필요한 경험을 갖고 있다는 사실을 알려 주는 편이 그 환자에게 도움이 될 것입니다. 또 환자가 심한 종교적 갈등을 갖고 있는 경우에는 치료자의 종교적 신앙이나 가치관을 알려 주는 편이 도움이 될 때가 있습니다.

그러나 또 한편 이상의 모든 경우에 있어서 치료자의 그런 면을 알리는 것이 환자에게 불안이나 곤란이나 불신을 촉발시킬 우려가 있는 경우에는 지지 치료의 일반 원칙, 즉 되도록 환자의 갈등을 불러일으키는 것을 피한다는 원칙에 따라서 그런 정보를 제공해 주지 말아야 합니다. 그렇기 때문에 이상의 세 가지 예에 있어서 만일 치료자가 독신이라든지, 자식이 없다든지, 무신론자인 경우에는 이 사실을 알리는 것은 환자에게 장애를 일으킬 공산이 크기 때문에 지지 치료를 하더라도 치료자는 이 같은 질문에 대해서는 직접 사실대로 대답하지 않는 편이 좋습니다.

2. 치료의 빈도

· 병세에 따라 융통성 있게 정함

지지 치료에서 치료 시간의 빈도를 정할 때는 환자의 증상의 강도나 장애의 정도를 봐 가면서 수시로 융통성 있게 그 빈도를 정하는 것입니다. 그래서 환자의 병세가 극심할 때는 일주일에 여러 번 치료 시간을 갖는 경우도 적지 않습니다만, 그러다가 그 병세가 호전되기 시작하면 거기에 맞추어서 환자의 기능이 최선으로 유지될 수 있는 수준까지 치료의 빈도를 줄이게 됩니다.

3. 진료 시간의 길이

· 환자의 필요에 따라 융통성 있게 조절

매 회 치료 시간의 길이도 또한 환자의 필요에 따라서 변경할 수 있습니다. 즉 여기서도 지지 치료에서는 융통성을 발휘해야 합니다.

만일 시간이 얼마 지나지 않았는데 환자가 더 이상 이야기하고 싶은 것이 없는 경우에는 그 시간을 일찍 종결하는 것은 전적으로 적절하고 타당한 일입니다. 특히 환자 편에서 끝내기를 원하는 경우에는 더욱 그래야 합니다. 왜냐하면 그렇게 일찍 시간을 끝내는 것이 환자의 방어, 즉 자신이 받아들일 수 없는 이야기나 감정이 일어나는 데 대해서 그가 방어하는 것을 우리가 존중하는 셈이 되기 때문입니다. 또 환자가 하던 이야기를 끝맺기 위해서, 또는 어떤 문제를 해결할 수 있었기에 치료자의 칭찬과 격려를 받기 위해서 과외로 시간이 더 필요한 경우에는 그렇게 해 주는 것이 또한 환자의 전이를 충족시켜 준다는 지지 치료의 원리에 부합합니다.

· 5-10분, 25-30분

많은 경우에 있어서 지지 치료를 받는 환자들은 자기들이 의식하고 있는 현재의 자료만이 다루어지기를 원하고 있고, 깊은 무의식적인 자료가 다루어지는 것은 원하지 않는데, 이런 것은 짧은 치료 시간으로 가장 효과적으로 치료될 수 있습니다. 그래서 아주 짧은 경우에는 5분이나 10분으로도 되고, 어떤 경우에는 25분이나 30분으로 치료됩니다. 통찰 치료에서는 충분한 길이의 표준화된 치료 시간이 필요하다고 하였습니다만, 이것을 지지 치료에 무차별하게 적용해서는 안 됩니다.

4. 치료비

치료비를 정하는 경우도 이상과 같은 융통성을 발휘해야 합니다. 예를 들면 죄책감이 매우 심한 환자의 경우나 의존심이 매우 강하고 주변 사람으로부터 사랑과 인정을 바라는 환자의 경우에, 치료비를 정할 때 의도적으로 그 환자를 거기에 개입시키지 않고, 그 대신 책임 있는 환자 가족과 그 문제를 상의하는 편이 좋습니다. 왜냐하면 이 문제에 환자를 개입시키면 환자의 마음속에 치료비의 문제가 크게 부각될 것인데 그렇게 되면 자기가 가족에게 경제적 부담을 끼친다는 점이 가족에 대한 그의 죄책감을 증가시킬지도 모르기 때문입니다. 그리고 또 환자가 치료비를 지불해야 한다는 점이 부각되면 이것은 환자의 전이 충족을 방해할 것이기 때문입니다. 즉 환자에 대한 치료자의 관심이 치료비를 받는다는 이기적 목적 때문이 아니라 인간적인 자비심 때문이라는 환자의 전이 요구를 충족시키는 데 방해가 되기 때문입니다.

· 환자의 요구와 성격에 따라서 함

이와는 반대로 환자가 극단적으로 독립적인 사람이고 자신의 의존 욕구에 대해서 반동 형성을 나타내고 있는 사람인 경우에는 환자 자신이 치료비 문제를 처리하도록 배려하는 편이 지지적인 치료가 되고, 그럼으로써 자신의 수동성과 의존성을 계속 부정하고 거기에 대해서 반동 형성을 계속 유지할 수 있는 현실적 근거를 마련해 주는 것이 됩니다.

5. 치료비의 청구

환자에게 치료비를 청구할 때도 이상과 같은 점을 감안해서 그 방안을 정해야 합니다. 편지로 청구하느냐 직접 청구하느냐, 환자에게 청구하느냐 책임 있는 환자 가족에게 청구하느냐, 지불할 날짜는 어떻게 정하느냐 하는 것과 같은 문제들에 대해서 치료자가 택하는 방안은 다 환자의 성격 조직의 역동을 이해하고, 치료자가 지지해야겠다고 생각하는 환자의 방어 작용이 어떤 것이냐를 잘 이해한 토대 위에서 선택되어야 합니다.

6. 불참과 치료비

· 전이 충족을 위해서 용인함

치료 시간에 환자가 오지 않았을 때 치료비를 물게 할 것인가 하는 문제를 처리할 때도 이상과 같은 점을 참작해서 처리해야 합니다. 보통 지지적 정신 치료에 있어서 우리는 환자의 전이 반응이 본인에게 의식화되는 것을 원치 않기 때문에 환자의 저항이 치료 시간에 오지 않는다는 형태로서 나타났을 때 환자의 그런 저항을 그대로 용인해야 합니다. 즉 환자는 치료 시간을 취소함으로써 우리에게 어느 정도의 불편과 경제적 손실을 끼치는데, 이것은 환자가 우리에 대해서 적개적 · 부정적 전이 감정을 무의식적으로 표현하고 있는 것인 만큼 지지 치료의 전략에 따라서 우리는 그것을 그대로 용인해야 하는 것입니다.

7. 비밀 준수

· 융통성 있게 함

환자의 비밀을 준수하는 문제도 통찰 치료의 경우와는 다르게 환자에게 현재 당장 필요한 것이 무엇인가, 또 환자의 증상이 어떤 성질의 것인가에 따라서 융통성 있게 취급될 수 있습니다. 비록 일반적으로는 보통 환자의 가족과 만날 때는 환자에게 알리겠다고 말하고, 그럼으로써 그와 소통(rapport)을 유지하려고 노력하기는 합니다만, 어떤 전술적 목표를 달성하기 위해서는 가족과 바로 그와 같은 접촉을 가져도 무방합니다. 이런 목표로서는 환자의 외부 환경을 수정하는 것이라든지, 여러 가지 대인 관계가 그에게 미치는 압력을 감소시킨다든지, 본인이 정확하게 보고하지 못하는 행동을 가족이 관찰한 것을 알아본다든지 하는 것 등이 있습니다.

8. 통상적인 예법

지지 치료의 전략은 환자가 의식할 수 있는 정도까지 강하게 전이 반응을 불러일으키지 않고 전이 자체는 환자의 무의식 속에 머물게 하고 전이파생물을 충족시키는 것이라고 하였습니다. 이것을 치료자의 통상적인 예법 문제에 논리적으로 적용시켜 보면 지지 치료에서는 치료자가 환자에 대해서 예의적으로 좀더 잘 응대할 수 있다는 것을 알 수 있습니다. 즉 치료자가 환자에게 예의적으로 응하면 환자의 눈에는 치료자가 좀더 현실적인 사람으로 보이게 될 것입니다. 이것은 전이 왜곡이 일어날 가능성을 줄이는 것이 되고, 또 그런 왜곡이 일어나면 치료자를 보고서 그것을 고칠 수 있는 현실적인 관찰의 기회를 제공하는 것이 됩니다.

9. 장의자

또 지지 치료의 전략의 하나는 환자에게 어떤 퇴행이 일어났든 간에 그것을 정지시키고 그 퇴행이 더 진전하는 것을 방지하는 것이었습니다. 따라서 지지 치료에서는 보통 장의자를 사용하지 않습니다.

10. 중단

치료의 중단 문제에 있어서는 지지 치료에 있어서도 치료자는 그와 같은 치료의 중단을 최소한으로 줄이려고 노력합니다. 이것은 물론 환자에게 자기가 치료자의 모든 관심을 받고 있다는 느낌을 심어 주기 위해서입니다. 그러나 치료 시간의 중단이 환자의 전이 왜곡에 미치는 영향은 통찰 치료의 경우와 같이 그렇게 크지는 않습니다.

11. 주요 결정의 보류

또 지지 치료에 있어서도 통찰 치료의 경우와 같이 우리는 환자가 자기 생활에 큰 변화를 가져올 어떤 중대한 결정을 하려고 할 때는 치료 시간에 그것을 철저히 밝히고 탐색하고 충분한 이해가 이루어지지 않는 한 함부로 결정하지 않기로 미리 환자와 약정을 맺어 두어야 합니다. 그러나 나중에 지지 치료의 전술에 관해서 설명할 때 자세히 논하겠습니다만, 지지 치료에서는 통찰 치료에서보다 치료자가 그 결정 과정에 더 적극적으로 참여하게 되는 것입니다. 즉 치료자는 적극적으로 찬성하거나 반대하면서 환자가 어떤 충동적이고 신경증적인 결정을 하지 않도록 적극적으로 지도하는 입장에 서게 되는 것입니다.

지지 치료에서는 치료자가 치료 시간을 취소해야 할 경우에 환자에게 그 이유를 말해 주는 것이 보통입니다. 취소해야 할 이유를 밝힌다는 것은 환자에게 현실을 보여 주는 것이 되기 때문에 그렇지 않을 경우에 촉발될지도 모르는 전이 왜곡을 당장 교정시킬 수 있고, 따라서 치료의 진전에 미칠 좋지 않은 영향을 방지하는 것이 됩니다.

12. 치료 시간의 취소

· 전이 충족을 위한 여러 방안을 강구함

또 경우에 따라서는 취소한 시간 대신에 다른 시간을 정해서 그 시간에 치료할 수 있다고 환자에게 제안할 수도 있습니다. 이것도 또한 취소의 영향을 줄이고 환자가 치료자의 관심을 확인하고 치료자를 믿을 수 있는 사람이라고 느끼게끔 하기 위한 것입니다.

또 치료자가 장기간 출장하려고 할 때는 다른 치료자와 상의해서 출장 중에 환자가 필요하다고 느끼면 그 치료자에게 전화만 걸면 만날 수 있게끔 주선하는 것이 보통입니다. 또는 환자의 기능을 유지하기 위해서 필요하다고 판단되면 출장 중 직접 그 치료자에게 치료받을 수 있게 실제로 그 치료자와의 치료 시간을 정해 주도록 합니다. 이것은 다 환자의 전이 욕구를 충족시키기 위해서 취해지는 처사로서 통찰 치료에서는 이렇게 하지 않는 것이 보통입니다만, 지지 치료에서는 그 전략에서 논리적으로 전개되어 나오는 방안입니다.

융통적인 구성과 구성의 변경

여태까지 수많은 치료법의 스펙트럼에 있어서 그 양 극단을 대표하는 기본 원리, 즉 통찰 치료와 지지 치료 기본 원리를 대충 논의했습니다. 그런데 여기서 한 가지 유념해 두어야 할 점은 이것을 어떤 공식을 적용하는 것처럼 무조건 따라서는 안 된다는 것입니다. 즉 치료 상황의 구성이라는 것이 그렇게 고정적으로 같은 판을 찍어 내는 것처럼 이루어질 수 있는 성질의 것이 아니라는 말입니다.

오늘날 우리는 정신 치료의 과정을 뒷받침할 수 있는 과학적 합리적 근거를 어느 정도 갖게 되었습니다만, 그래도 이것은 아직도 예술의 여지가 어느 정도 남아 있는 분야이기 때문에 치료자가 환자의 개개 요인을 예민하게 감지하고 인식하는 데 따라서 환자마다 치료 구성에 대한 판단을 달리할 수도 있습니다.

여기서 강조하고 있는 점은 바라건대 치료자는 치료 상황의 구성이 치료에 어떤 영향을 미칠 것인지를 충분히 인식할 수 있어야 한다는 것, 또 그래서 일단 그 구성을 정하면 그것을 치료 중에 그대로 견지할 수 있어야 한다는 것입니다만, 또 한편에 있어서는 필요한 경우에는 그 구성을 변경할 줄도 알아야 한다는 점입니다. 즉 치료자의 경험과 이론을 바탕으로 해서 또 환자의 필요성에 대한 치료자 본래의 감수성과 이해성을 바탕으로 해서 그 순간의 어떤 전술적 목표를 달성하기 위해서, 필요하다면 치료 상황의 구성을 변경할 수 있어야 하고, 그러나 한편 또 그런 변경이 어떤 영향을 미치는지도 충분히 인식하고 있어야 합니다.

구성 변경의 예

이 같은 변경에 관해서 몇 가지 예를 들어 보겠습니다.

1. 약속 취소의 구성 변경

어떤 여자 환자가 저한테서 일주일에 두 번 통찰 치료를 받고 있었습니다. 이 환자는 어렸을 때 여러 번 중요 인물(key figure)과 이별해야 하는 쓰라린 상실 경험을 겪은 환자였는데, 제가 일주일간 치료 시간을 취소한다는 말을 하니까 점점 불안해지고 우울하게 되고 자기 혼자의 생각에 골몰하게 되었습니다. 환자는 강한 전이 공포를 갖게 되었는데 나중에 그것을 저에게 말할 수 있게 되었습니다. 그것은 즉 제가 이 도시를 떠나려고 하고 있다, 즉 다른 곳에 가서 직장을 구하려고 하고 있다, 그래서 자기의 중요 인물이 과거에 자기를 내버린 것처럼 저도 자기를 버리려고 하고 있다는 전이 공포였습니다. 환자와 이 문제를 놓고 광범하게 또 깊이 있게 토의하였습니다만, 제가 자기를 버리려고 한다는 환자의 생각은 점점 더 고정돼 가고 환자의 일상 기능에도 점점 더 장애가 생겼습니다. 이 시점에서 통찰 치료의 구성을 그대로 고수한다면 환자의 불안감, 상실감, 유기된다는 느낌, 일상 기능의 장애를 점점 더 증가시켜서 그것이 어떤 과격하고 파열적인 개입을 해야 할 어떤 지경에 이르렀을지도 모릅니다. 그래서 저는 제가 어떤 학술회의에 참가하러 간다는 사실을 말하기로 작정하고 그렇게 환자에게 말했습니다. 이것은 왜 제가 치료 시간을 취소해야 하는가 하는 현실을 보여 준 것인 만큼, 이제 환자는 자신의 과거 경험 때문에 저의 취소와 부재를 자기가 어떤 식으로 해석하였는지를 좀더 명확하게 인식할 수 있게 되었습니다.

2. 통찰 치료에서의 불참과 구성 변경

또 하나의 통찰 치료에 있어서는 환자가 오지 않은 시간에 대해서도 다 치료비를 물기로 환자와 약정을 맺고, 그것을 그동안 줄곧 적용했습니다. 그러다가 어떤 날 이 환자가 큰 수술을 받아야 할 필요가 생겨서 3주간 입원하게 되었는데, 그동안에는 물론 치료 시간에 오지 못했습니다. 퇴원한 후 환자가 치료 시간에 왔을 때 우리는 입원하고 있는 동안 오지 못했던 치료 시간에 대해서 치료비를 물 것인가 하는 문제를 같이 의논했습니다. 환자의 느낌은 자기에게 치료비를 요구하는 것은 공평한 처사가 못 된다는 것이었는데, 일면 자기의 병 때문에 제가 경제적인 손해를 본다는 점도 인식할 수 있다고 말했습니다. 이 문제를 될 수 있는 대로 철저하게 탐색하고 난 다음에 저는 이 상황의 구성을 변경시켰습니다. 즉 환자에게 말하기를 그가 이제 치료비의 지불에 관해서 어떤 결정을 내리든 간에 그의 결정을 받아들이겠다고 말했습니다. 이렇게 하니 환자는 치료비를 물면 화가 나고 안 물면 죄책감을 느끼는 상황에 놓이게 되었는데, 이것은 결국에 가서 그 같은 두 가지 정서적 반응을 좀더 철저하게 이해할 수 있는 계기가 되었던 것입니다.

3. 지지 치료에서의 불참과 구성 변경

이번에는 지지 치료를 받고 있던 환자의 예가 되는데, 이 환자는 어떤 회사의 초급 간부로서 직무상 자주 출장을 나가야 했는데 그 기간을 자기 마음대로 변경할 수는 없는 입장이었습니다. 그래서 환자는 자주 치료 시간에 나오지 못했는데 그러는 동안 하나의 걱정을 갖게 되었습니다. 그것은 제가 그만큼 수입이 주는 데 대해서 화가 나서 결국 자기의 치료를 거절하게 될지 모른다는 걱정이었습니다. 그래서 우리는 이 상황의 구성을 변경하기로 하고 그가 출석하지 않은 치료 시간에도 치료비를 전부 지불하기로 했습니다. 이것은 사실 결과적으로 그 환자를 매우 안심시켰는데, 왜냐하면 이제 그는 저의 경제적 손실에 대해서 걱정할 필요가 없어졌고, 따라서 제가 치료하기를 거절할 아무 이유가 없다는 것을 확신하게 되었기 때문입니다.

4. 향정신 약물과 구성 변경

지지 치료에서는 환자의 증상을 경감하기 위해서 또 그의 의존 욕구를 구체적인 형태를 빌려서 충족시키기 위해서 여러 가지 향정신 약물을 사용하는 것이 보통 적합합니다. 그러나 통찰 치료에서는 바로 그렇기 때문에 되도록 약물을 사용하지 않는 것이 보통입니다. 왜냐하면 약물을 사용하면 바로 그 점에 관해서 환자의 갈등을 불러일으키는 것을 방해할 것이기 때문입니다. 그러나 통찰 치료의 경우라고 할지라도 환자의 증상이 너무 심하거나 만연되어 있거나 그의 기능에 너무 장애를 주고 있을 때는 그 치료 상황의 구성을 변경해서 약물을 처방해 주어도 좋습니다. 이것의 좋은 예로서는 극심한 불안(paralyzing anxiety)에 시달리는 환자나 장기간에 걸친 심한 만성적 불면증이나 극심한 급성적 우울감에 시달리는 환자를 들 수가 있습니다.

이 같은 경우에 약물을 처방해 줌으로써 치료 상황의 구성을 변경할 때는 치료자는 약물이 치료 관계에 어떤 심리적 영향을 미칠 것인지를 잘 인식하고 있어야 하고, 또 약물 사용의 의미를 치료 시간 중에 적극적으로 계속 토의하고 이해하도록 항상 주의를 기울이고 있어야 합니다. 그러나 여하간 치료상 약물 처방이 당장 필요한 경우에는 치료 상황의 구성을 그와 같이 변경해야 할 때도 있다는 것입니다.

5. 과외 시간과 구성 변경

또 환자가 과외로 만나 달라고 요청하는 경우가 자주 일어나는데 우리는 이것을 대체로 피하려고 노력합니다. 그것은 통찰 치료나 지지 치료건 다 마찬가지입니다. 그러나 환자가 지금 증상 때문에 기능을 하지 못하고 있고 급성적인 고통을 겪고 있어서 과외로 만나 달라고 부탁하고 있는데도 만나 주지 않는다면 환자의 눈에는 그 치료자가 무관심하고 무정한 사람이라고 비칠 것입니다. 또 사실 이럴 때는 필요하다고 생각되면 환자가 요청하지 않아도 치료자 편에서 만나기를 제안할 수도 있습니다. 그리고 과외로 만났을 때는 나중에 가서 그 과외 시간이 환자에게 지니는 의미를 환자와 같이 토의해야 할 것입니다.

이상에서 논한 예는 치료 상황의 구성을 변경해야 할 몇 가지 예에 불과합니다. 여하간 치료자는 어떤 상투적인 구성에 덮어놓고 매달리지 말아야 하고, 환자의 필요성에 따라서 그 구성을 변경할 줄 알아야 합니다. 그러나 또한 치료자는 치료 구성의 이 같은 변경이 후속하는 치료 과정의 전개에 어떤 영향을 줄 것인지를 잘 관찰할 줄 알아야 합니다.

제8장

치료의 초기

서론

1. 첫 접촉의 중요성
   · 빨리 응할 것
   · 긍정적 관계로 시작할 수 있는 방안
2. 진단, 치료 계획, 치료 합의, 치료의 개시

통찰 치료의 초기

1. 환자 교육
   (1) 기본 규칙
   (2) 시범을 통한 교육
   · 세부에 대한 관심
   · 감정에 대한 관심
   · 질문의 취급, 그 이면을 밝힘
2. 중립적 분위기 속에서 치료자의 열의와 이해성을 전함
3. 해석이나 제안의 보류
4. 모순의 지적을 피함
5. 치료적 분열
   · 자기 체험과 자기 관찰을 골고루 발달시킴
6. 문제점의 지적
7. 현재를 강조
8. 내적 요인을 강조
9. 충고나 제안을 하지 말 것
10. 퇴행과 고통의 정도를 통제함
11. 고통을 주는 해석을 보류함
12. 모범을 보임
13. 전이를 조장함
   · 간단하고 솔직한 요청이나 제안
14. 균형 있는 관심

초기 기간의 길이

· 치료적 분열의 달성
· 환자의 성격과 치료자의 태도에 따라 달라짐

지지 치료의 초기

· 전략
1. 합리적 기능의 강조
2. 의식적인 것의 표현
3. 의식되어 있는 감정의 표현
4. 쉬운 문제를 골라서 해결함
   · 신속한 역동 진단과 우선 해결할 문제 영역의 선정
5. 고통의 정도를 파악해서 즉각 개입함
   · 치료자 편에서 먼저 약물을 줌
   · 환자의 성격을 감안함
   · 약물에 지나친 기대를 걸게 하지 말 것
6. 치료의 빈도
   · 증세를 따라서 빈도를 정함
   · 신뢰를 유지할 수 있는 동시에 전이가 의식되지 않도록 빈도를 조절함
   · 빈도를 줄일 때는 강화를 주어야 함
7. 강화
   · 환자의 정신 역동에 따른 강화
8. 환자 성격의 역동적 이해에 따른 개입
9. 환자의 방어와 저항을 존중함
   · 환자의 성격에 맞는 방어를 발견해서 강화함
10. 전이의 조기 발견과 즉시 활용
11. 요약
   · 개입의 다양성
   · 신속한 역동적 이해
   · 적절한 전이 관계의 형성과 그 치료적 활용

서론

1. 첫 접촉의 중요성

정신 치료는 환자와 치료자가 제일 처음 접촉할 때부터 시작된다는 말은 이제는 거의 평범한 진리가 되어 버렸습니다. 그러나 흔히들 이것이 얼마나 중요한 것인지를 간과할 때가 많습니다.

진단 시간을 정하기 위해서 환자가 치료자에게 처음 전화를 걸어 올 때는 환자는 이미 자의에 의해서나 의뢰에 의해서나 자기에게 정신과의 도움이 필요하다고 마침내 마음을 다잡은 연후에 전화를 거는 것입니다. 아무리 환자가 유식한 사람이라 할지라도 이 같은 도움이 필요하다는 것을 마침내 인식하게 되면 흔히 불안과 회의가 일어나고 또 얼마간 창피하다는 느낌도 갖게 됩니다. 또 이런 때는 환자가 상당히 심한 고통을 겪고 있을 경우가 많습니다. 즉 도움을 청하려고 마침내 결심하게 된 것은 그 개인의 생활에 당장 어떤 위기나 격변이 있었기 때문인 경우가 많습니다. 즉 최근에 일어났던 어떤 일이 마지막 계기가 되어 그 같은 결정을 하는 수가 많다는 것입니다.

· 빨리 응할 것

그렇기 때문에 치료자는 환자의 요청에 되도록 빨리 응하는 것이 좋습니다. 만일 치료자에 대한 환자의 느낌이나 인상이 "이 사람에게는 도움받기가 힘들겠다", "내 문제를 심각하게 생각하지 않는 것 같다", "도움 여부를 확인하는 데만도 오래 기다려야 할 것 같다"라고 한다면, 이것은 시작부터 그 접촉이 부정적이라고 할 수 있습니다. 그러나 치료자는 치료자 나름대로 일정표가 있고, 다른 환자들을 보아야 할 의무가 있고, 또 다른 여러 가지 책임도 지고 있는 만큼, 환자가 요청하는 도움을 당장 제공하지 못할 때가 있습니다.

· 긍정적 관계로 시작할 수 있는 방안

이 문제에 대한 해결책은 제 경우에 있어서는 전화로 환자와 처음 진단 시간을 정하는 문제를 이야기할 때 환자에게 사태가 긴급을 요하느냐고 물어보는 것입니다. 여기에 대한 환자의 대답을 들어 보면 환자의 요구를 들어주기 위해서 불편을 무릅쓰고 그에게 과외로 시간을 얼마나 배정할지 판단을 할 수 있는 경우가 많습니다. 만일 환자가 긴급한 상태라고 생각할 때는 저는 바로 그날 정상 근무시간 이후에 잠깐이라도 만나 볼 수 있다고 대답합니다. 그래서 잠깐이나마 만나 보면 그 결과로 어떤 실질적인 발견이나 이해를 이루지 못했다고 할지라도 제가 만나 주었다는 사실 자체가 환자 마음에 "이 사람은 되도록 빨리 도움을 주려고 하는 사람이다"라는 느낌을 심어 주기 때문에 치료 관계를 긍정적 토대 위에서 출발시킬 수 있는 경우가 많습니다. 만일 환자가 자기 문제를 "긴급을 요하는 문제가 아니다, 그래서 정규 약속 시간까지 기다릴 수 있다"라는 결정을 내리는 경우라도, 제가 그에게 긴급이냐고 물어보았고, 또 그럼으로써 그에게 당장 도움이 되려고 한다는 것을 간접적으로 제안하였기 때문에, 환자는 이 사실을 가지고 제가 자기 말을 심각하게 받아들였다는 증거로 생각하게 되고, 따라서 이럴 때도 역시 제가 달성하려고 하는 치료 관계의 출발, 즉 근본적으로 긍정적인 치료 관계를 시작부터 형성하는 데 보탬이 되는 것입니다.

반면에 환자가 치료자에게 전화를 했더니 10일이나 2주일 이후가 아니면 만나 볼 수 없다는 대답을 얻었다면 이것은 치료자의 입장에서 현실적인 여건으로 보아서 타당하게 보일지 모르지만, 환자는 그것을 하나의 거절로 느끼게 되고, 치료자가 자기에게 무관심하거나 도움이 되려고 하지 않는다고 보게 되는 것입니다. 그리고 이 같은 환자의 부정적인 태도는 흔히 말로 표현되지 않는 경우가 많고 환자건 치료자건 그것을 인식하지 않고 넘어가는 수가 많은데, 그 결과로 치료의 시작을 그렇게 하지 않아도 될 것을 공연히 어렵게 만드는 경우가 적지 않습니다.

2. 진단, 치료 계획, 치료 합의, 치료의 개시

앞서 진단과 평가에 관해서 설명했을 때 치료자는 임상적 증상군뿐만 아니라 내적인 역동적 갈등과 치료적 잠재성도 다 세밀하게 진단하고 평가해야 한다고 말했습니다. 또 치료자는 마지막에 가서 치료 계획에 관해서 어떤 결정을 내려야 한다는 것, 또 이것을 환자에게 설명해 주어야 한다는 것, 그러고 나서 치료 계획에 관해서 서로 합의를 보아야 한다고 하였고 또 그것을 토대로 해서 치료 목표의 달성을 위해서 치료 합의나 치료 계약을 정해야 한다고 했습니다.

여기서 다시 한 번 강조하겠습니다만, 이 같은 진단과 평가를 할 때 치료자가 어떤 식으로 환자에게 대하고 행동하는가에 따라서 치료 개시의 양상이 달라지고, 또 치료 과정의 진전이 좌우된다는 것입니다. 이 진단 시간에 치료자는 전문가로서의 자기 모습을 환자에게 보이고 있는 것입니다. 이 진단 시간에 환자는 치료자를 예민하게 의식하고 있고 또 치료자의 행동을 예의 주시하면서 거기에서 여러 가지 단서를 잡아 치료자가 어떤 사람이냐, 적어도 전문가로서는 어느 정도의 역량을 가진 사람이냐를 알아내려고 합니다. 즉 치료자를 잴 수 있는 여러 가지 단서를 잡기 위해서 환자는 치료자를 관찰하고 있는 것입니다. 치료자가 참을성이 있는 사람 같은가, 도와주려는 태도를 가지고 있는가, 판단적이거나 비평적인 사람 같은가, 아니면 수용적이고 이해하려고 드는 사람 같은가, 환자와 보조를 맞추어 가면서 시간을 진행시키려는 인내심과 용의를 가지고 있는 것 같은가, 그리고 전체적으로 보아서 환자의 증상과 장애에도 불구하고 환자를 하나의 인간으로서 보고 존중하려는 태도를 가지고 있는가 등등과 같은 것을 알아낼 단서를 환자는 찾고 있고, 치료자를 그렇게 관찰하고 있는 것입니다. 환자와 치료자 간의 소통(rapport)과 협조는 지금부터 착수할 치료 작업의 토대가 되는 것인데, 바로 이 시간 동안의 치료자의 행동이야말로 그 같은 소통과 협조를 이룰 수 있느냐 없느냐의 관건이 되는 것입니다. 일단 환자가 그 치료자와 치료 작업을 하겠다고 결정하고 또 그 치료자도 그 환자를 치료하기로 동의했다고 하면 치료 합의를 정하게 됩니다. 그리고 그다음에는 좀더 본격적인 정신 치료를 시작하게 됩니다. 치료의 초기 기간은 그 자체뿐만 아니라 또한 치료의 종국적 결과에 미치는 영향으로 보아서 극히 중요한 기간입니다. 또 설정된 치료 목표에 도달할 수 있도록, 즉 목표 도달에 알맞은 방식으로 치료적 상호작용을 개시하는 것도 초기 기간에 해야 할 일이므로 이 기간은 매우 중요한 것입니다. 그래서 치료 초기에 있어서 두 사람이 어떤 식으로 작업하느냐, 또 어떤 식으로 상호작용하느냐는 것은 치료의 종국적 결과에 결정적인 영향을 끼친다고 간주되는 경우가 많습니다.

여기서 다시 한 번 설명하는 편법으로, 약간 인공적인 구분이기는 합니다만 치료법을 통찰 치료와 지지 치료로 양분해서 치료의 초기 국면과 관련시켜 설명해 보겠습니다. 그러나 다시 한 번 기억해 두어야 할 것은 지금부터 설명하는 것은 일반적인 지침이고 일반적인 임상적 모형이라는 점입니다. 물론 이 지침과 임상적 모형은 치료적 상호 작용을 이해하고 계획하는 데 있어서 하나의 이론적 · 임상적 테두리가 되는 것입니다만, 한편 치료자는 자신의 임상적 판단과 임상적 경험을 살려야만이 여러 가지 전략적 원리와 전술적 개입을 환자 하나하나의 요구에 맞게 적절히 수정할 수 있다는 것을 잊어서는 안 됩니다.

통찰 치료의 초기

그러면 우선 통찰 치료의 초기 기간부터 논하겠습니다. 통찰 치료에서 치료자가 제일 먼저 해야 할 것은 환자에게 통찰 치료에서는 어떤 식으로 임해야 하는지를 가르치는 일입니다. 즉, 통찰 치료를 하기로 합의를 본 이상 치료자는 환자에게 환자의 역할이 어떤 것인가를 설명해야 합니다.

1. 환자 교육

(1) 기본 규칙

이것은 때로 기본 규칙(basic rule)이라고 일컫는데, 환자가 되도록 자유롭게 이야기한다는 규칙입니다. 그런데 치료자가 이 자유표현의 규칙을 환자에게 어떤 식으로 설명하느냐 하는, 치료자의 설명하는 태도나 방식이 환자가 장차 정신 치료의 전체 과정을 어떤 식으로 경험하느냐 하는 데 관건이 되는 것입니다. 이 규칙을 환자에게 설명할 때 치료자가 유념해야 할 일은 여기에는 어떤 좋은 표현이나 나쁜 표현이 있다는 투로 암암리에 환자에게 암시하는 식으로 설명하는 것은 삼가야 한다는 것입니다. 또 환자에게 어떤 요구를 하는 식으로 해서 환자가 그것을 지키지 못하면 죄책감을 느껴야 한다는 투로 설명해서는 안 된다는 것입니다.

치료자가 취해야 할 기본적인 설명 방식은 될 수 있는 대로 자유롭게 이야기하는 것이 중요하다는 것, 그리고 머리에 떠오르는 생각이나 기억이나 감정을 의식적으로 보류하거나 수정하거나 회피하려는 일은 되도록 줄이는 것이 좋다는 것입니다. 다시 말해서 우리가 환자에게 이해시키고자 하는 점은 우선 말부터 먼저 하라는 것이고, 그 말에 대한 생각은 나중에 하라는 것입니다. 또, 이것을 좀더 자유롭게 할 수 있을수록 좀더 빨리 치료가 진전된다는 점을 환자에게 이해시켜야만 합니다. 또 무엇이 증상을 일으키고 있고, 무엇이 내부 갈등과 연관되어 있건 간에, 말할 것을 의식적으로 수정하지 않고 자유롭게 말할 때 그것은 위장된 형태로나마 겉으로 출현할 가능성이 많아진다는 점을 환자에게 이해시키고자 하는 것입니다.

또 경우에 따라서는 치료 과정에 있어서 치료자의 역할이 무엇인지를 환자에게 설명해 줄 수도 있습니다. 즉 치료자의 역할은 환자의 이야기를 듣고 이해하려고 하고, 치료상 적절하거나 도움이 되는 경우에는 적절한 개입을 하는 것이라는 점을 환자에게 설명해 줄 수도 있습니다.

(2) 시범을 통한 교육

· 세부에 대한 관심

그리고 초기의 면접에서 환자가 자신의 연상(聯想)을 말하고 있고 표현하고 있는 동안에 치료자가 어떤 행동을 취하는가 하는 치료자의 행동이 환자를 교육하는 또 하나의 길잡이의 역할을 하는 것입니다. 예를 들면 환자의 어떤 한 가지 생각이나 기억이나 경험에 관해서 자세하게 물어보는 것은 치료상 도움이 되는 경우가 많습니다. 이렇게 자세히 물어보는 이유는 이 같은 우리의 예시를 통해서 환자를 교육하려는 것입니다. 즉 생각의 세부를 알아야만, 또 생각과 생각 간의 명백한 연결을 알아야만 거기에 숨겨진 의미와 동기를 명확하게 밝힐 수 있다는 점을 환자가 점차로 배울 수 있도록 교육하려는 것입니다.

· 감정에 대한 관심

또 이 초기의 기간 중에는 환자가 어떤 이야기를 끄집어냈던 간에 그 일과 관련된 감정이나 정서 반응에 관해서 물어보는 것이 치료상 도움이 될 것입니다. 물론 우리가 사전에 알고 있어야 할 사실은 통찰 치료에서는 자신의 이야기에 대한 지적 · 인지적 이해만으로는 깊은 치료적 변화를 가져오지 않는다는 것, 즉 이 같은 이해에는 거기에 적합한 정서 반응과 정서 경험이 수반되어야 한다는 것입니다. 환자가 자신의 정서 반응에 대해서 스스로 편안하게 느낄 수 있으려면 치료자의 도움이 필요할 때가 많은 것입니다. 따라서 치료 시간 중에 나오는 이야기를 실례로 삼아서 이 감정 면에 관해서 치료자가 관심을 가지고 있다는 것을 표시해 주면, 그것이 환자에게는 그가 본받을 모범의 작용을 하게 될 것입니다.

· 질문의 취급, 그 이면을 밝힘

치료자의 신상에 관해서 환자가 질문하려는 것은 자연적인 경향입니다만, 여기에 대해서는 앞에서와 마찬가지로 환자를 교육한다는 관점에서 치료자는 반응해야 합니다. 즉, 이럴 때 치료자가 환자에게 이해시키고자 하는 점은 질문이라는 것도 다른 이야기와 마찬가지로 하나의 의사전달의 형태라는 점이고, 따라서 환자가 하는 다른 이야기의 경우와 같이 질문에 대해서도 치료자가 반드시 즉각 응하는 것은 아니라는 점입니다. 그렇지만 그렇다고 해서 이 질문을 중대시하여 그런 질문은 하지 않는 것이 좋다는 뜻으로 말하는 것은 아닙니다. 여기서 치료자가 환자에게 이해시키고자 하는 점은 환자가 그런 질문을 하는 이면에는 여러 가지 다른 문제가 있을지도 모른다는 것, 그래서 그 같은 질문에 적절하게 대답하려면 그 다른 문제를 우선 잘 밝힐 필요가 있다는 점을 강조하고자 하는 것입니다.

2. 중립적 분위기 속에서 치료자의 열의와 이해성을 전함

이상의 모든 일을 하고 있는 동안에 치료자는 중립적인 치료적 분위기를 지켜나가야 합니다. 그리고 그런 분위기 속에서 치료자는 자기가 환자의 심리적 경험과 정서적 생활의 복잡 다양함을 깊이 이해해 들어가는 데 전력을 다하고 있다는 점, 그리고 또 인간적인 것이라면 어떤 경험이나 관념, 어떤 사고나 감정도 우리의 과업에 적절하지 않거나 생소한 것은 없다는 점을 마침내 환자의 심중에 먹혀들어 가게 해야 하는 것입니다.

3. 해석이나 제안의 보류

이것은 또한 치료자가 어떤 재빠른, 소위 유창한 해석이나, 어떤 마술적인 해답이나 제안을 하는 것을 피해야 한다는 것을 의미합니다. 왜냐하면 통찰 치료의 초기에서 그런 일을 한다는 것은 환자의 소극성을 어느 정도나마 조장하는 것이 되고, 또 이해와 통찰을 가져오는 것은 치료자가 하는 일이라고 환자가 기대하게 되면 그것은 장기적으로 볼 때 이 같은 이해와 통찰을 환자 스스로가 달성하도록 조력한다는 통찰 치료의 근본 목적과 상치되기 때문입니다.

4. 모순의 지적을 피함

이와 마찬가지로 치료 초기에는 보통 환자의 비합리적 반응이나 모순점을 지적하지 않습니다. 왜냐하면 그런 지적을 한다는 것은 치료자가 환자의 마음속에서 일어나고 있는 일에 대해서 논리의 일관성이나 합리적인 해명을 기대하고 있다는 암시가 되는 것으로서, 이런 것을 치료 초기에 기대한다는 것은 표현의 자유를 방해하는 처사가 되기 때문입니다. 환자는 치료자가 알 수 있게끔 말을 해야 한다든가, 말에 논리가 서 있어야 한다든가 하는 책임이나 부담 없이 자유롭게 이야기할 수 있어야 합니다. 이 치료의 초기에 환자에게 이해시키고자 하는 점은 정신 치료에서는 마음속에서 일어나고 있는 것은 무엇이든 간에 마음대로 경험하고 발표할 심리적 자유가 있다는 점입니다. 그리고 그렇게 하는 것이 신경증 장애를 일으킨 심층적 · 무의식적 정신 작용에 대해서 접근할 수 있는 최선의 길이라는 것을 환자에게 시사해 주는 일입니다.

5. 치료적 분열

· 자기 체험과 자기 관찰을 골고루 발달시킴

이렇게 함으로써 치료자가 달성하려고 노력하는 바는 환자의 정신 속에 분열(therapeutic split)을 조성하고자 하는 것입니다. 즉 한편에 있어서 환자는 자신의 비합리적인, 감정에 물든, 처음에는 잘 이해할 수 없는, 또 때로는 왜곡되어 있는 정서적 · 심리적 감정이나 반응, 즉 그의 마음속에 깔려 있는 신경증의 주된 부분을 이루고 있는 그와 같은 감정이나 반응을 느끼고 표현할 것입니다. 그러나 또 한편에 있어서는 이와 동시에 치료자가 거기에 대해서 점차 개입하고, 세부사항을 묻고, 명확하게 하기를 당부하고, 여러 가지 갈등 요소가 존재한다는 점을 지적해 나가는 데 따라서, 환자의 정신 속에는 자기가 어떤 것을 말했거나 느꼈던 간에 그다음에는 그것을 스스로 관찰하고 생각하게 되는 능력이 점차로 싹트게 됩니다. 다시 말하면, 환자의 자아의 자기 관찰 능력이 치료 과정 중에 발달하게 된다는 말입니다. 그리고 이것은 환자가 부분적으로 치료자와 동일화하는 데서, 즉 환자의 말을 경청하고 또 그것을 관찰하고 반사하려는 치료자의 태세를 환자가 동일화하는 데서 점차로 발달하게 되는 것입니다.

어떤 환자는 논리적 사고가 고도로 발달되었거나, 이야기를 매우 조리 있게 이어 나가거나, 자신의 감정을 고도로 통제하거나, 무슨 말을 하든 그 말을 스스로 세심하게 관찰하고 통제하는 경향이 있는데, 이런 사람에게는 치료자가 이상과 같은 기능을 강조할 필요가 없습니다. 그 대신 이들에게는 이들의 정신 생활 중에서 좀더 비합리적이고 감정적이고 정서적으로 중요한 면, 그리고 때로는 혼미스러운 면을 경험하고 표현하도록 격려하는 데 강조점을 둡니다. 다시 말하면 이 같은 종류의 환자를 치료할 때는 비합리적인 면을 표현하도록 강조하고 그가 보통 하고 있는 사고 통제는 이완시키도록 합니다. 반면에 어떤 환자는 심한 정서적 · 비합리적 관념이나 사고를 자연발생적으로 아무렇게나 마구 나타내는 경우가 있는데 이럴 때는 자기 관찰 면에 중점을 둡니다. 즉 환자가 일단 그 같은 생각이나 감정을 표현하고 난 다음에는 그것을 자기 관찰하도록 강조하는데, 그 목적은 치료적 분열의 다른 한 면을 발달시키고자 하는 데 있습니다.

다시 말하면, 이 기간의 치료에서 환자를 격려하면서 자신을 체험하게끔 하려는 것입니다. 자기의 감정과 자기의 반응, 자기의 태도와 자기의 기억을, 그것이 어떤 형태로 나타나든 간에 그것을 체험하도록 격려하려는 것입니다. 그러고 나서는 그와 동시에 또는 그에 연이어서 스스로 체험한 것을 돌이켜보도록 격려하는 것입니다. 정신 치료를 성공적으로 진전시키기 위해서는 이 치료적 분열의 두 면을 고루 발달시켜야 합니다. 따라서 치료 초기에 환자가 그중 어느 면이든 간에 부족하다고 하면 그 기능 면을 발달시키도록 도와주는 것이 치료자의 임무입니다.

6. 문제점의 지적

이 기간의 치료에서 치료자는 환자의 여러 가지 문제점을 가끔씩 지적해 주는 것이 좋습니다. 그럴 때는 본인이 여태까지 잘 인식하지 못했던 문제를 지적해 주는 것이 좋습니다. 그런데 이럴 때 그 강조점은 환자의 의식 표면에 가까이 있는 문제만을 해석해 주어야 합니다. 그렇지 않고 본인이 전혀 이해 못할 그보다 깊은 문제를 치료자가 지름길을 간다는 생각으로 지적하는 것은 피해야 합니다.

7. 현재를 강조

이와 관련되는 것입니다만, 초기의 면접에서는 환자의 장애 영역을 확실히 밝혀야 한다는 생각으로 당장 환자의 과거 배경과 생활사를 파고들어 가기보다는 그 환자의 현재의 경험, 현재의 대인 관계나 그 상호작용에 초점을 맞추는 것이 좋습니다. 그리고 또 이 같은 현재의 대인 관계나 현재의 상황이 그 환자에게 어떤 의미를 지니고 있는가에 대해 치중하는 것이 좋습니다.

이 치료 초기에 있어서 치료자가 취하는 또 하나의 접근 방식은 환자의 장애 가운데서 정신 내부적인 요소는 어떤 것인가를 추구해 들어가는 것입니다. 이 치료 초기에 너무도 자주 있는 일입니다만, 환자는 자기에 관해서 이야기할 때 여전히 자기를 아주 잘 보이게끔 이야기하려고 듭니다. 그래서 흔히 자기 문제를 가지고 남들을 비난할 지경까지 됩니다. 그리고 자신의 현재 장애가 어떤 것이든 그 장애가 일어났고 또 계속되어 온 데는 자기 자신이 하나의 역할을 담당한 것이 사실일 텐데도 그 같은 사실을 좀처럼 받아들이려고 하지 않습니다. 그렇기 때문에 물론 치료자는 환자가 말하는 현재의 현실적이고 외적인 관계나 사건 등에 관한 이야기도 잘 듣고는 있습니다만, 그러는 동안에 계속 여러 가지 방도를 강구해서 환자로 하여금 이 같은 외적인 사건이 자신의 내적인 경험과 관련이 있다는 점을 인식시키고자 노력하고, 그 외적 사건이 지니는 내적인 의미를 더욱 탐색하고 더 자세히 밝히도록 노력합니다.

8. 내적 요인을 강조

또 이 초기 국면에 있어서 치료자는 환자의 생활 상황에 대해서 직접 충고하거나 제안하거나 개입하는 것을 피합니다. 이것은 몇 가지 이유 때문에 그렇게 하는 것입니다. 첫째로 치료자가 환자의 그런 현재의 생활 상황이 그의 정신 내부적인 경험과 어떤 연관성을 갖고 있는지 아직 충분히 알고 있지 못할 때가 많기 때문입니다. 둘째로, 환자의 생활에 적극적으로 뛰어 들어가서 직접 충고를 하고 현재 문제를 당장 해결해 주려고 들면, 이것은 치료자가 하나의 활동주의자(activist)의 입장에 서 있는 셈이 되고 환자의 인생 결정에 궁극적으로 책임을 질 것이라는 것을 강조하는 셈이 됩니다. 그러나 그런 입장보다는 치료자는 하나의 보조자로서 환자로 하여금 좀더 효과적으로 이 같은 상태를 마침내 스스로 처리하고 해결하는 능력을 계발할 수 있도록 도움을 준다는 입장에 서야 할 것입니다. 또 현재의 문제를 당장 해결하려고 드는 방식은 환자의 소극성을 조장하는 것이 될 것입니다. 즉, 치료자에게 자기의 생각이나 감정을 보고하기만 하면 치료자가 여러 가지 가능한 길을 판단하고 결정하고 집행하는 책임을 궁극적으로 지는 셈이 됩니다. 그러나 통찰 치료에서는 이 책임은 궁극적으로는 환자가 져야 합니다. 치료자가 그 책임을 스스로 진다는 것은 장기적으로 볼 때 통찰 치료의 최종적인 목표 달성에 지장을 줄 가능성이 많습니다.

9. 충고나 제안을 하지 말 것

그렇지만 환자가 느끼는 고통스러운 감정의 정도를 파악하는 것은 치료자의 책임입니다. 치료자는 환자가 얼마나 여러 가지 고통스러운 정서 경험이나 불쾌스러운 감정 경험을 느끼고 있는가 하는 정도를 측정하고 판단할 줄 알아야 합니

10. 퇴행과 고통의 정도를 통제함

다. 만일 치료 초기에 환자가 무난하게 견딜 수 있는 정도 이상으로 퇴행해 버리면, 그것 때문에 놀라서, 나중에 가면 그 같은 퇴행이 치료상 유익한 경험이 될 텐데도 그때 가서 퇴행을 하지 못하게 될지도 모릅니다. 따라서 환자가 심한 고통감이나 불쾌감을 느끼고 있거나 또는 심한 심리적 퇴행을 경험하고 있는 경우에 그 정도를 통제해 주는 것은 치료자의 책임입니다. 특히 치료 초기에는 더욱 그렇습니다. 치료자는 환자를 도와서 그 같은 퇴행 경험의 심도와 범위를 통제하도록 하고, 그리고 환자가 치료를 마치고 떠나기 전에 이 퇴행을 반전시킬 수 있어야 합니다. 그럼으로써 이 모든 경험을 환자가 무난하게 견딜 수 있게 만들어 주어야 합니다. 환자가 그렇게 할 수 있었다면 그리고 자기의 퇴행의 심도와 강도를 치료자가 조정할 수 있다고 환자가 믿을 수 있게 된다면, 장차에도 환자는 그 같은 퇴행을 허용하려고 들 것입니다. 이와 반대로 만일 환자가 치료 시간 후에 더 심한 고통이나 장애를 느끼게 되면 앞으로도 그런 일이 일어날 것을 예상할 것이기 때문에 치료 시간 중에 그 같은 퇴행을 경험하거나 표현하려고 들지 않을 것입니다.

11. 고통을 주는 해석을 보류함

또 바로 이와 같은 이유 때문에 통찰 치료의 초기 단계에서는 가능한 한 환자가 받아들이기에 너무 깊은 해석이나 심한 불안을 자아내는 해석이나 너무 불쾌한 해석을 하는 것을 피하는 것입니다. 치료자에게는 언제나 하나의 유혹이 있는데 그것은 이 정신 치료라는 과정을 치료자 혼자 서두르려는 유혹입니다. 즉, 치료자에게는 사태가 아주 명확히 보이기 때문에 이에 대한 치료자의 지각과 이해를 환자에게 해석의 형태로 빨리 제시하려는 유혹을 느끼게 됩니다. 그렇지만 우리는 인간에게 일어날 수 있는 여러 가지 종류의 갈등에 관해서 치료자가 환자보다 훨씬 학식이 많고 경험도 많고 또 고통도 덜 받고 있다는 점을 기억해야 합니다. 그런데 환자에게는 이것이 지금 심한 고통을 주고 있고 죄책감을 자아내고 있고 창피하다는 느낌을 주고 있다는 점을 잊어서는 안 됩니다. 따라서 치료 초기에 이런 것을 해석해 주면 환자가 놀랄 가능성이 많습니다. 그래서 장차 또 그 같은 불쾌한 해석을 받을 것이 두려워서 자기를 더 이상 드러내려 하지 않을지도 모릅니다. 따라서 치료자가 환자의 많은 역동적 갈등에 대해서, 아주 명확하게 이해할 수 있는 경우라도, 또 그 후에 환자가 제시하는 자료가 치료자의 이 같은 이해를 계속 뒷받침해 주고 있는 경우라도 고통스러운 갈등이나 불쾌한 자료에 대해서 해석을 하는 것은 나중으로 미루는 것이 장기적으로 볼 때 좀더 효과적입니다. 즉, 적어도 환자와 치료자 간에 치료 동맹(therapeutic alliance)이 확고

하게 형성된 이후로 미루는 것이 좋습니다.

그러면 이런 식으로 해서 치료자는 한 인간의 모범을 환자에게 보여 주기 시작하는 것입니다. 환자가 본뜨도록, 즉 동일화하도록 한 인간의 모범을 보인다는 것입니다. 그것은 서서히 세밀하게 또 객관적으로 그와 그의 어려움을 이해하려고 드는 그런 인간인 것이고, 그리고 차분한 확신과 꾸준한 인내를 지니면서 "밑에 깔려 있는 어려움을 명확하게 이해하게 되면 장애와 갈등을 통제하고 해결할 효과적인 방안이 두 사람에게 점차 뚜렷이 보이게 될 것"이라는 것이고, 그런 인간의 모범을 환자가 본뜨고 동일화하도록 제시하기 시작하는 것입니다. **12. 모범을 보임**

환자가 스스로 자연발생적으로 치료자에 대한 관심이나 감정을 표현하기 시작하면 그 정도와 보조를 맞추어서 치료자는 그것을 조장하여 줍니다. 환자가 치료자에 대해서 어떤 감정을 보일 때, 치료자에 관해서 어떤 관심을 표명할 때, 치료 상황이나 치료실의 환경에 대해서 어떤 관심이나 감정을 나타낼 때, 이것은 치료자에 대한 환자의 전이 반응이 파생물(derivative)의 형태로 나타나기 시작하고 있는 것이라고 볼 수 있습니다. 따라서 그때마다 그 정도에 알맞게 치료자는 이 같은 환자의 표현을 격려하고 조장하여 줍니다. 만일 치료자가 이것을 피한다거나, 환자로 하여금 이것을 탐색해 들어가도록 조장하여 주지 않는다면 많은 경우에 환자는 그런 상태를 파악하기를, 치료자가 이런 표현에 늘 관심을 가지고 있지 않다, 또는 자기가 그런 표현을 하는 것을 원하지 않고 있다고 생각하게 됩니다. **13. 전이를 조장함**

따라서 환자가 이 같은 표현을 할 때는 그런 반응에 대해서 좀더 알아보자고 간단 솔직하게 요청하거나 제안하면 됩니다. 이렇게 함으로써 치료자는 이 같은 반응에 대해서 자기가 관심을 가지고 있다는 것을 표명하는 것입니다. 즉, 궁극적으로는 장차 가일층의 전이 반응으로서 나타날 이 같은 반응에 대한 치료자의 관심을 표시하는 것입니다. 그러나 그뿐이 아니라 이것은 치료자가 이 같은 현상을 차분하고 여유 있게 고찰하고 토의할 태세를 갖추고 있다는 것을 환자에게 간접적으로 시사하고 있는 것도 됩니다. 치료자가 이렇게 함으로써 환자는 시일이 흐르는 데 따라 이것을 더욱 표현할 수 있게 되고 또 더욱 탐색해 들어갈 수 있게 되는 것입니다. ·간단하고 솔직한 요청이나 제안

한편 치료자는 환자의 표현에 대해서 보이는 자신의 관심이 얼마나 영향력을 갖고 있는가 하는 것을 잘 인식하고 있어야 합니다. 치료의 전체 기간에 걸쳐서 그렇지만 특히 치료 초기에 있어서는 환자가 치료 시간 중에 어떤 종류의 자료를 **14. 균형 있는 관심**

제시하느냐 하는 것은 치료자의 관심에 의해서 다대한 영향과 암시를 받는다는 점을 잊어서는 안 됩니다. 치료자의 관심에 관해서 알 수 있는 어떤 단서를 환자가 치료자로부터 직접 얻을 수 있는 경우는 드뭅니다. 그렇기 때문에 치료자가 나타낼지도 모르는 어떤 사소한 단서나 간접적인 단서라 할지라도, 환자의 지각에 큰 영향을 주는 것입니다. 또 환자가 그 같은 단서가 치료자로부터 온다는 것을 의식하고 있지 않은 경우라도 그럴 수 있습니다. 따라서 치료자는 환자의 외적 현실에 대하는 데 있어서, 또 환자의 내적 경험에 대하는 데 있어서도 같은 거리를 두면서 대해야 합니다. 환자의 현재의 외적인 여러 가지 현실 상황이나 환자의 여러 가지 내적인 심리적 요인에 대해서 같은 거리를 두고 대하고, 어느 한쪽에만 관심을 치중한다든가 초점을 맞춘다든가 하지 말고, 모든 요인에 대해서 골고루 관심을 표명하도록 세심한 주의를 기울이고, 또 일관성 있게 줄곧 그래야 합니다. 치료자의 관심이 어느 한쪽으로 기울게 되면 치료자 자신도 아마 모르는 사이에 간접적으로 그것이 환자가 제시하는 자료(material)에 영향을 끼쳐서 환자의 자료가 그쪽으로 기울어질 것입니다. 그러면 환자는 이제 치료자가 보이는 관심에 따라서 그쪽으로 반응하기 시작할 것입니다. 그렇게 되면 결국 치료자는 자기도 모르는 사이에 환자에게 생각해 보라고 어떤 제안을 했던 셈이 되고 그렇게 자신도 모르면서 제안했던 그런 일들을 이제 환자의 입을 통해서 듣게 될 것입니다. 치료사가 이것을 주의 깊게 의식하는 것이, 즉 모든 각도에서 환자가 자기 표현을 하도록 격려하는 데 치료자가 면밀한 주의를 기울이는 것이 환자의 자연적인 표현을 보증하는 최선의 방책입니다. 이 같은 치료자의 균형 잡힌 주의에 의해서만 환자의 연상은 비교적 오염되지 않고 자연발생적으로 일어날 것이고, 환자가 제시하는 자료도 또한 환자 자신의 정신 속에서 자연히 일어나는 과정을 비교적 그대로 반영하는 것이 될 것입니다.

초기 기간의 길이

· 치료적 분열의 달성

정신 치료의 초기 기간은 언제까지 계속되느냐 하면, 우선 치료 상황이 잘 확립되어서 환자가 자기의 정서 생활과 감정 반응을 직접 체험할 수 있다는 증거가 보여야 하고, 또 그뿐만 아니라 그와 동시에 별도로 그 감정 반응으로부터 좀 떨어져 서서 그 같은 감정 반응을 하는 자신을 관찰하는 능력을 갖게 되었다는 증거가 보여야 됩니다. 이것이 보일 때까지 초기 기간은 계속되는 것입니다. 다시 말해서 초기 기간은 언제 끝나느냐 하면 환자가 이제 치료적 분열(therapeutic split)을 달성했다고 치료자가 인정할 수 있을 때 끝나는 것입니다. 즉 환자가 치료 상황에서 자신을 경험할 뿐만 아니라, 거기에 대해서 자기 관찰하는 자아 능력을 갖추게 되었을 때 초기 기간이 종결되는 것입니다.

·환자의 성격과 치료자의 태도에 따라 달라짐

이 치료적 분열을 계발하는 데 시간이 얼마나 걸리느냐 하는 것은 환자 간에 굉장한 차이가 납니다. 이것은 환자의 성격 조직, 환자의 방어 작용, 환자의 치료 과업에 대한 역량에 따라서 심한 차이를 보이는 것입니다. 환자의 이 면에 관해서는 치료에 대한 적응증과 진단 평가에 관한 녹음에서 이미 논한 바 있습니다. 그러나 한편 초기 기간의 길이를 좌우하는 것은 이 같은 환자의 자질과 능력뿐만 아니라, 이 기간에 대한 치료자의 인식과 태도에도 달려 있는 것입니다. 즉, 치료자가 이 초기의 치료 과정의 중요성을 얼마나 인식하고 있는가, 또 이 기간 동안 환자에게 최선의 치료 상황을 마련해 주기 위해서 얼마나 시간과 노력과 정력을 기울일 태세를 갖추고 있는가에 따라서 이 기간의 길이가 좌우되기도 합니다.

지지 치료의 초기

그러면 지금부터 지지 치료의 초기 기간에 대해서 논해 보겠습니다.

지지 치료에서 환자를 치료 과정에 처음 도입하는 방식은 이상에서 논한 통찰 치료의 경우와는 여러 가지 점에서 매우 다릅니다.

·전략

전의 녹음에서 논한 지지 치료의 기본 전략으로 미루어 볼 때 우리는 환자에게 이미 의식되어 있는 자료만을 주로 다루게 될 것입니다. 또 전이를 여러 가지로 활용하지만 그 전이를 환자에게 의식시키려고 들지는 않습니다. 또 치료자는 치료 과정에 적극적으로 참여하고 환자에게 하나의 모범이 되려고 적극 노력합니다. 그리고 될 수 있는 대로 빨리 안정된 역동 균형을 다시 확립하기를 기하고, 현재 증상의 치유를 주목표로 합니다. 지지 치료의 전략이 이상과 같으므로 환자에게 치료 절차를 소개할 때 우리는 통찰 치료와는 다른 절차를 소개하게 될 것입니다.

1. 합리적 기능의 강조

통찰 치료의 경우에는 "먼저 말하고 나중에 생각하라"(Speak first and think later)

라고 환자에게 제안하고 그것을 격려한다고 했습니다. 그러나 지지 치료에서는 환자에게 먼저 생각하라고 제안합니다. 즉, 환자의 정신 작용 중에서 합리적인 면을 더 강조하고, 상대적으로 말해서 비합리적이거나 우발적이거나 잘 정립되지 않은 사고의 표현은 덜 격려합니다. 여기에서 우리의 목적은 이차 과정적인 사고를 강조하고 현실 검증의 능력을 조장하는 치료 상황을 설정하고자 하는 것입니다. 그리고 환자의 성격과 정신 생활에서 비합리적인 부분을 의식적으로 통제하고 조정하도록 하려는 것입니다. 통찰 치료에서는 치료 목표가 요하는 만큼 환자의 심리적 퇴행을 조장하지만, 지지 치료에서는 심리적 퇴행을 조장하지 않고 가능하면 퇴행을 역전시켜서 그 대신 현실 지향적인 표현이나 행동이 정립될 수 있도록 노력합니다.

2. 의식적인 것의 표현

그러나 한편 지지 치료의 초기 기간에서도 치료자는 환자가 이미 의식하고 있는 어려움 · 갈등 · 문제 · 증상 등은 다 말로 표현하게 하고 통기(通氣/ventilate) 되도록 격려해 주어야 합니다. 이런 것을 표현하려면 괴로운 생각이나 고통스러운 감정을 경험해야 할 경우가 있습니다만, 그러나 이런 것이 이미 의식되고 있을 때는 치료 상황에서 그것은 말로 표현되어야 하는 것입니다. 왜냐하면 만일 이 같은 생각이나 감정, 이 같은 반응이나 문제 등이 이미 환자에게 의식되고 있는데도 그것을 치료자에게 표현할 기회가 주어지지 않는다면, 환자는 치료자가 줄 수 있는 도움을 받지 못한 채, 그 같은 문제와 혼자 씨름을 하지 않으면 안 되기 때문입니다. 만일 환자가 어떤 비밀을 간직하고 있는데, 또는 어떤 괴로운 생각을 의식하고 있는데도 그것을 표현하지 못한다면 그것을 말로 표현할 수 있을 때까지 자기가 치료자에 의해서 완전히 받아들여졌다고 느낄 수는 없을 것입니다. 환자가 아직 그 같은 괴로운 생각이나 감정을 정말 완전히 말하지 않았는데 치료자가 안심시키려 든다면 그것은 대체로 효과를 낼 수가 없습니다. 왜냐하면 그럴 때 환자는 언제나 마음속에 간직하고 있기를 "만일 치료자가 정말 신상을 안다면 그와 같이 안심시키는 말은 하지 않을 것"이라고 생각하고 있기 때문입니다. 반면에 괴로운 것이라고 할지라도 의식하고 있는 것을 일단 표현할 경우에 치료자가 안심시키는 말을 하면 그 효과를 볼 수 있습니다. 왜냐하면 이런 경우에 환자는 자기에 대해서 전부 이야기했는데도 치료자가 자기를 다 받아 줄 수 있었다고 느끼기 때문입니다. 그런데 여기에서 앞뒤가 맞지 않는 하나의 모순점은 치료자가 심하게 병든 환자를 지지적으로 치료하는 경우에 그런 환자가 아니라면 매우 심층적이거나 매우 심한 장애라고 간주되는, 그런 자료를 환자가 제시하게 되어서 환자와 그것을 의논하게 될 경우가 많다는 점입니다. 그러나 이럴 때라도 그 자료가 환자에게 이미 의식되고 있는 것이면, 환자로 하여금 그것을 털어 놓고 이야기하도록 하고, 환자와 같이 그것을 생각해 보아야 합니다. 왜냐하면 이렇게 한다는 것은 의식되고 있는 것을 잘 처리하도록 도와주는 것이기 때문에 전적으로 지지 치료의 범위 안에 속하는 일입니다.

그런데 여기서 두 치료법의 차이는 지지 치료에서는 환자가 일단 그 같은 심층적인 문제를 털어 놓은 다음에는 치료자가 주의와 관심의 초점을 이 문제가 아닌 다른 문제나 다른 주제로 돌린다는 점입니다. 이에 비해서 통찰 치료에서는 치료자가 이런 문제를 더욱더 탐색해 들어가고 또 이런 문제의 전개를 막는 저항이 일어나면 그것을 환자에게 해석해 줍니다.

3. 의식되어 있는 감정의 표현

환자가 어떤 감정을 표현할 때도 그 감정이 이미 의식되고 있는 경우에는 이상과 마찬가지입니다. 속에서 의식되고 있는 정서적 반응에 바깥바람을 쏘이게(ventilation) 한다는 것은 비록 그런 정서적 반응과 관련된 감정이 고통스럽거나 불안스러운 경우라도 환자에게 도움이 될 수 있는 것입니다. 다만 지지 치료에서는 환자에게 의식되고 있는 정서적 경험의 표현에만 한정하고 그 이상 들어가지 않는다는 점이 다를 뿐입니다. 의식하고 있는 강력한 정서 반응을 치료 초기에 환자가 표현할 수 있고, 또 치료자가 그것을 비판 없이 또 부정적으로 대하지 않고 너그럽게 허용하고 받아 준다는 것은 환자에게 극히 지지가 되고 도움이 되는 경우가 많습니다. 그런 강력한 감정을 체험하면 죄책감이나 소외감을 느끼게 되는데, 치료자가 그것을 그대로 수용한다는 것은 그에게 매우 지지적이고 도움이 된다는 말입니다.

4. 쉬운 문제를 골라서 해결함

· 신속한 역동 진단과 우선 해결할 문제 영역의 선정

사실이지 지지 치료는 옳게 하려면 비교적 여유가 있는 통찰 치료보다 힘들고 더 기술을 요할 때가 많습니다. 지지 치료에서는 치료 초기에 치료자가 역동적 진단을 신속하게 내려야 할 경우가 많습니다. 진단의 초점은 치료의 주제가 될 환자의 주요 문제는 무엇인가, 또 환자의 성격 조직과 방어 기제와 행동 방식은 무엇인가 하는 것을 역동적으로 이해하는 데 강조점을 두는데, 여하간 이런 점을 신속하게 평가해야 합니다. 그리고 이렇게 신속한 진단을 내리는 한편 우선적으로 주의를 기울여야 할 문제 영역을 골라내는 것이 좋습니다. 그리고 이럴 때는 치료자의 영향력으로 빨리 고칠 수 있는 갈등이나 문제 영역을 골라내는 것이 좋을 때가 많습니다. 그러려면 보통 비교적 작은 문제를 고르는 것이 좋습니다. 왜냐하면 작은 문제의 경우에는 환자의 행동 변화가 좀더 쉽사리 이루어질 가능성이 많은 데 비해서, 주된 핵심적 성격 문제는 원래 변화하는 데 한계가 있거나 어려운 경우가 많고, 또 변화시키려는 노력이 성공을 거두는 데도 한계가 있거나 어려운 경우가 많기 때문입니다. 그런데 작은 문제라 할지라도, 즉 전체적인 심리 문제에 비하면 그 문제가 작다 하더라도, 환자가 그 문제 행동을 고칠 수 있었다는 긍정적인 산 체험을 하게 되고, 그래서 치료자의 칭찬을 받게 되고, 또 자신의 현재 생활에서 그것이 유익했다고 하면, 이것은 환자에게 치료 중 다른 문제에 접근하는 데도 힘을 북돋아 줄 수 있습니다. 또 치료에서 성공적인 모델을 체험한 것인 만큼 치료자에 대해서 또 정신 치료에 대해서 더 낙관하게 되고 더 신임하게 될 것입니다.

5. 고통의 정도를 파악해서 즉각 개입함

치료자는 지지 치료의 초기 면접에서 환자가 현재 얼마나 어려움이나 고통을 느끼고 있는가라는 정도를 측정해야 하고, 또 그 같은 고통을 제거시키려면 얼마나 적극적으로 얼마나 활발하게 개입해야 하는가라는 정도도 측정해야 합니다. 예를 들면 보조적 치료 수단을 사용하면 그 같은 고통을 덜게 하는 데 얼마나 도움이 될 것인지를 평가해야 합니다. 여러 가지 보조 수단이 있습니다만, 정신 약물의 처방 문제가 그 한 예입니다.

· 치료자 편에서 먼저 약물을 줌

일반적으로 말해서 약물 처방이 필요하다고 판단될 때는 환자가 이 같은 보조적인 도움을 바라거나 요구하기 전에, 치료자가 먼저 솔선해서 처방하여 주는 편이 훨씬 효과가 큽니다. 치료자가 솔선해서 정신 치료에 대한 하나의 보조 수단으로 약물 처방을 해 준다는 것은 그 환자에 대해서 치료자가 관심을 기울이고 있다는 것을 보여 주는 것이 됩니다. 즉, 그렇게 한다는 것은 환자가 지금 어느 정도로 곤란한가를 치료자가 잘 알고 있고, 그 증상을 경감시키는 데 열이가 있고, 또 필요한 것을 잘 감지하고 돌보아 주는 친절한 부모의 역할을 대신해 줄 용의가 되어 있다는 것을 표시하는 것이 됩니다.

· 환자의 성격을 감안함

그런데 약을 줄 때에는 약은 어떤 것을 처방했든 간에 환자의 기본적 성격 조직과 정신 병리에 잘 맞추어서 주어야 합니다. 예를 들면 강박 성격의 환자라면 어떤 약물을 처방했든 간에 그것을 환자에게 줄 때는 꼭 정해진 시간에 반드시 일정한 수의 알약을 꼭 제시한 방법에 따라 복용하라는 식의 지시를 하는 편이 훨씬 효과적일 것입니다. 반면에 권위에 대해서 반항해야 할 심리적 필요성을 느끼는 환자의 경우에는 좀더 융통성 있는 지시를 주어서 환자에게 더 많은 선택의 폭을 허용해야 합니다. 또 환자의 마음속에 의존적 · 수동적 요구가 있어서, 그 요구가 충족되려면 치료자가 자기에게 관심을 가지고 있다는 사실을 되풀이해서 당장 자기 눈으로 확인해야 하는 경우에는 하루에 여러 번 복용할 수 있게끔 정량을 나누어서 줄 수 있습니다. 반면에 환자가 이 같은 의존 요구에 대해서 반동 형성을 이룩한 사람이어서 자기의 행동의 독립과 자족을 필요로 하고 있는 경우에는 하루에 한 번 복용해도 좋도록, 장시간 효과가 나는 처방을 해 주는 것이 좋습니다. 이것은 환자가 치료자나 약물에 의존하고 있다는 생각을 하게 될 기회를 줄일 수 있기 때문입니다.

·약물에 지나친 기대를 걸게 하지 말 것

여하간 어떤 경우라도 이와 같이 약물을 처방해 줄 때에는 환자에게 지나친 약속은 하지 않아야 하고, 약물이 증상의 주된 영향을 경감시키는 하나의 보조 수단이기는 하나 완쾌를 보증하는 것은 아니라는 점을 강조해 두는 것이 좋습니다. 이것은 치료자가 환자에게 자기가 줄 수 있는 것 이상의 약속을 하는 입장에 놓이지 말아야 하기 때문에 그러는 것입니다. 그럼으로써 바라건대 약속한 결과가 나타나지 않더라도 환자가 치료자에 대해서 환멸이나 실망을 느끼게 되는 것을 방지할 수 있었으면 하는 것입니다.

6. 치료의 빈도

이상적으로 말하면 지지 치료를 시작할 때 치료 시간의 빈도를 정하는 데 있어서는 환자의 필요에 맞추어야 하며, 또 되도록 빨리 증상이 경감되고 호전될 수 있게끔 그 빈도를 정해야 합니다. 그렇게 하려면 많은 환자의 경우에 일주일에 여러 번 치료 시간을 가져야 할 때가 많습니다.

·증세에 따라서 빈도를 정함

특히 치료의 초기 기간에는 그렇게 여러 번 치료 시간을 가져서 증상이 경감되기 시작할 때까지 그렇게 끌고 가야 할 때가 많습니다. 다시 말해서 우리가 목적하는 바는 환자에게 치료자를 믿고 의지해도 좋다는 체험, 도움을 받고 있다는 체험을 갖게 하려는 것입니다.

·신뢰를 유지할 수 있는 동시에 전이가 의식되지 않도록 빈도를 조절함

한편 가능하면 이제까지 억압되어 왔던 전이 감정이나 전이 공상이 의식되거나 분출되는 것을 피하자는 것입니다. 그런데, 지지 치료에서 전이 반응을 잘 처리하려면 전이 반응이 장차 어떻게 발전될 것인지를 치료자가 치료 초기에 미리 예상할 수 있어야 하고, 그래서 그 전이가 환자에게 의식되기 전에 그 강도와 범위를 조정할 수 있어야만 그 처리가 훨씬 쉽게 이룩될 수 있는 것입니다.

·빈도를 줄일 때는 강화를 주어야 함

치료자가 환자와 치료 빈도를 정하고 치료를 시작했는데 그러다가 그 치료의 빈도나 강도를 줄이려고 작정한 경우에는, 이것을 환자에게 말할 때 환자가 치료에서 진전을 보이고 있다는 암시적 강화를 주면서 말해야 합니다. 즉, 치료자가 치료 횟수를 줄이는 것을 보고 환자가 "치료자의 관심이 없어졌다", "자기로부터 치료자가 멀어지려고 한다", "자기한테서 어떤 것을 빼앗아 간다"라고 느끼지

않도록 치료자는 세심한 주의를 기울여야 합니다.

그러면 이제 지지적 정신 치료에서 강화의 문제를 논할 차례입니다. 치료 초기에 치료자는 자신의 이해와 경험을 살려서, 자기의 행동 중에서 어떤 종류의 행동이 지금 치료하고 있는 환자에게 강화를 주는 것이 되는가 하는 것을 알아내야 합니다.

7. 강화

치료자의 어떤 행동이 어떤 환자에게는 강화를 주는 것이 되고 도움이 된다고 지각되지만 다른 환자에게는 정반대로 지각될 때도 있습니다. 그렇기 때문에 환자에게 강화가 되는 행동 방식을 선택하려면 그 환자의 정신 내부적 역동 구조와 방어 조직의 성질을 잘 이해해야 합니다. 예를 들면 환자가 수동 의존적인 성격을 가진 것이 분명히 엿보이고 자기의 유아적인 의존 요구를 보살펴 줄 사람을 찾고 있는 경우에는, 치료자가 관심을 가진다는 것을 환자가 눈으로 볼 수 있게끔 외적으로 표명하고, 치료 시간도 자주 가지고 칭찬과 격려도 눈에 띄게 표명하는 것이 환자에게 강화를 주는 것이고 도움이 됩니다. 반면에 환자의 방어 구조가 이 같은 의존 요구에 대해서 반동 형성을 이룩했기 때문에 환자가 언제나 자신의 독립을 주장해야 할 필요를 느끼고, 속의 의존 요구가 겉으로 나타날 상황을 피하는 경우에는 보통 치료자가 그의 의존성을 강조하지 않고 독립성을 격려하는 것이 좋습니다. 또 치료의 빈도도 되도록 빨리 줄이도록 하고, 환자에게 자신의 갈등이나 문제를 스스로 해결할 능력이 있다는 점을 강조합니다. 즉, 근본적으로 말해서 치료자에 대한 환자의 의존성을 극소화하는 접근 방식을 택하는 것이 좋다는 말입니다. 또 환자가 근본적으로 강박적인 성격 구조를 가지고 있고 그의 방어 작용이 이지화(intellectualization)를 고도로 사용하는 것이 주 특징인 경우에는 치료자가 개입할 때 감정과는 비교적 격리된 인지적이고 이지적인 용어를 사용해서 환자의 반응 중에서 정서 면은 되도록 강조하지 않는 것이 가장 좋습니다. 이와는 반대로 환자가 히스테리의 성격 구조를 가지고 있고 감정성과 연극화와 강한 반응성의 특징을 가진 경우라면 이런 식의 개입은 적합하지 않을 것입니다. 이런 사람에게 강화를 주려면 치료자가 제시하는 반응은 그 형식과 내용에 있어서 이 사람의 근본적 성격 구조와 잘 맞는 것이어야 합니다.

· 환자의 정신 역동에 따른 강화

여기서 말하고자 하는 것은 치료 초기에 하나하나의 환자에 대해서 어떻게 개입할 것인가라는 데 관해서 치료자가 역동적 이해를 해야 한다는 것입니다. 그래서 이 치료 초기에 치료자는 흔히 여러 가지 접근 방식을 시험 삼아 시도해 보

8. 환자 성격의 역동적 이해에 따른 개입

고, 그것이 환자의 행동이나 감정 상태나 증상에서 오는 괴로움의 정도에 어떤 영향이나 효과를 가져오는지를 관찰합니다. 지지 치료의 초기 기간 동안에 이렇게 한다는 것은 일종의 시행착오의 과정이 되는 경우가 적지 않습니다. 그러나 여하간 우리가 좀더 환자 성격의 내적 역동과 환자 갈등의 근본 성질을 이해하고 그것을 토대로 해서 그 갈등을 봉쇄할 치료 개입을 선택할수록 그 효과가 나타날 것입니다.

9. 환자의 방어와 저항을 존중함

· 환자의 성격에 맞는 방어를 발견해서 강화함

이것으로 미루어 볼 때 치료자는 한편으로는 환자의 저항과 방어 조직을 존중할 필요가 있습니다. 특히 지지 치료의 초기 국면에서는 더욱 그래야 합니다. 통찰 치료의 경우, 우리의 목표는 우선 환자의 방어 작용을 점차로 감소시키고, 그럼으로써 여태까지 방어하고 있었던 내적 갈등이 환자의 의식에 떠오르기 시작하면, 그 갈등을 탐색해 들어가고 해결하려는 것이었습니다. 이에 비해서 지지 치료의 경우, 우리의 목표는 우선 환자의 방어를 강화하려는 것이었습니다. 즉, 우선 그의 방어 조직의 효력을 강화해, 속에 깔려 있는 갈등을 무의식에 남아 있게 하고, 그가 지금 어떤 압력을 받고 있든 간에 이제는 거기에 직면해도 자신의 역동 균형을 견지할 수 있는 역량을 증진시키자는 것이었습니다. 그러니까 이것이 뜻하는 바는 치료자가 이 치료 초기에 환자의 저항을 존중할 줄 알아야 한다는 것입니다. 즉 출현하려고 하고 있는 갈등에 대해서 환자가 저항을 보이는 것을 치료자는 존중할 줄 알아야 합니다. 또 그뿐만 아니라 치료자는 환자의 이야기와 행동을 잘 탐색해서 그 가운데서 환자의 내재적 성격 구조와 양립할 수 있는 방어 기제로는 어떤 것이 있는지 밝혀내야 합니다. 그러고 나서 이때까지 환자가 사용했던 그 같은 방어 기제를 활용하거나 강화시켜 주는 여러 가지 구체적인 방안을 환자에게 제시해 주어야 합니다. 그리고 또 그 같은 방어 기제에 알맞은 어떤 태도를 환자가 갖도록 제안하기도 하는 것입니다.

10. 전이의 조기 발견과 즉시 활용

통찰 치료와 지지 치료의 또 하나의 차이점은 치료자가 환자와 맺는 전이 관계에 차이가 난다는 점입니다. 보통 통찰 치료의 경우에는 초기 기간 중 치료자는 중립성을 지켜 가면서 전이 관계가 자연발생적으로 일어날 것을 예상하고 있고 또 기대하고 있습니다. 즉, 치료자가 거기에 대해서 아무런 간섭을 하지 않는 한, 전이는 환자의 내적 요소와 욕망과 방어에 따라서 자연발생적으로 일어난다는 것입니다. 그러나 지지 치료에서는치료자는 환자의 전이를 훨씬 더 적극적으로 활용하려고 합니다. 그렇기 때문에 치료자는 어떤 것이 그 환자에게 적합한 전이 반응이고 어떤 것이 그의 내적 갈등이나 정신 역동이나 방어 기제와 잘 조화를 이루는 전이 반응인지를 치료 초기에 신속 정확하게 파악해야 합니다. 그러고 나서는 지금부터 그런 전이 관계를 조성해야 하는 만큼 환자에 대해서 반응할 때 그런 전이 관계가 조장되게끔 반응해야 합니다. 예를 들면, 치료자가 환자에게 강한 부모 같은 충고자나 안내자의 역할을 하는 것이 가장 효과적이라고 판단되는 경우에는 치료자는 치료의 초기부터 매우 지시적이고 감독자적인 개입을 하기 시작할 것이고, 또 상당히 구체적인 권고나 충고도 자주 해 주는 식으로 환자의 행동을 변화시키려고 할 것입니다. 만일 치료자가 환자를 이해하기를 그에게는 전지적인 인간, 즉 모든 것을 다 알고 있는 사람에게 의지하려는 요구가 있다고 본다면, 환자에게 여러 가지 현상에 관해서 인지적으로 설명하는 식으로 개입할 수 있고, 그럼으로써 환자가 믿고 기댈 수 있는 전지적인 부모, 다 알아차리는 부모와 같은 역할을 할 수 있을 것입니다. 또 치료자가 보기에 환자의 문제가 지나치게 가혹한 신경증적 죄책감과 도덕에 관한 갈등에서 우러난 것이라고 여겨진다면 재빨리 좀더 관대하고 수용적인 전이 대상의 모델 역할을 담당해서, 환자가 여태까지 지녀 왔던 도덕률보다는 훨씬 융통성 있고 폭이 넓은 도덕률을 가진 사람으로서 그를 대해 줍니다.

11. 요약

· 개입의 다양성

이상을 요약한다면, 어떤 종류의 개입을 해야만 환자에게 가장 알맞은 치료 상황을 마련할 수 있느냐 할 때, 그 개입의 종류와 폭이 지지 치료의 경우가 통찰 치료의 경우보다 훨씬 다양하고 넓다는 것입니다. 즉, 지지 치료의 경우에 치료자는 훨씬 넓은 범위 중에서 최선의 개입 방식을 택할 수 있다는 것입니다. 한편 지지 치료는 통찰 치료보다 치료자에게는 때로는 훨씬 어렵고 많은 것이 요구되는 경우가 있습니다.

· 신속한 역동적 이해

· 적절한 전이 관계의 형성과 치료적 활용

왜냐하면 지지 치료를 옳게 하려면 우선 신속 정확하게 환자를 역동적으로 이해하고 진단할 필요가 있고, 또 환자의 가능한 역량과 치료자 자신을 잘 활용해 가장 적절하다고 생각되는 치료 관계를 이룩해야 하고, 그러고 나서 이것의 구체적인 실천을 바로 치료 초기부터 적극적으로 재시해서 치료 목표의 달성에 이바지할 수 있도록 계속 집행해 나가야 하기 때문입니다. 일반적으로 사람들은 지지 치료를 얕보는 경우가 많고, 그것은 누구나 다 할 수 있다든지, 이해나 기술을 요하지 않는다고 생각하는 경향이 있습니다만, 저의 견해는 그것과는 정반대입니다. 즉, 지지 치료에서 성과를 거두고자 한다면, 또 환자에게 가장 알맞은 방법으로 최대의 혜택을 주려면, 이것은 여러 면으로 보아 훨씬 더 어려운 과업입니다. 그리고 치료를 처음 시작하는 기간에 치료자가 좀더 신속하고 효과 있게 올바른 치료 관계와 치료 상황을 도입할 수 있을수록 치료가 처치 곤란한 지경에 빠질 가능성은 좀더 적어질 것이고, 그 결과가 만족스럽게 매듭 지어질 가능성이 좀 더 많아질 것입니다.

제9장

치료의 중간 기간

서론

1. **초기의 단계**
   - 치료자의 노력과 환자의 성격
2. **분계점**
   - 치료 동맹의 형성
   - 전이의 개시

전이

1. 정의

(1) 반복 강박
(2) 전치
(3) 보편적인 전이
(4) 전이의 전문적 정의

2. 각종 치료법과 전이

(1) 지지 치료
(2) 통찰 치료
(3) 정신 분석
 · 전이 신경증의 형성
(4) 통찰 치료에서의 전이 전개의 한계

3. 전이의 요소

(1) 충동 파생물
 · 애욕적 욕구
 · 공격 충동
(2) 초자아
(3) 자아
 · 전이는 치료의 가장 강력한 수단이다

4. 지지 치료에서의 전이의 활용

5. 통찰 치료에서의 전이의 활용

(1) 전이에 의한 환자 갈등과 인간 관계의 직접 관찰과 이해
(2) 직접 경험으로서의 전이
(3) 자신의 정신 작용의 역할과 중요성을 더욱 인식하게 됨
(4) 전이의 치료적 활용
 전이의 인식화
 · 치료와 실생활, 과거와 현재를 연결시킴
 · 전이의 해결과 그 효과의 확대
(5) 전이와 치료 동맹 간의 치료적 분열
(6) 전이를 통한 방어 기제의 수정
(7) 새로운 충족의 발견, 이차 과정의 발달
(8) 전이와 치료 동맹 간의 등거리

저항

1. **갈등 해결의 시도로서의 증상**
2. **갈등 회피의 시도로서의 저항**
3. **의식적 저항과 무의식적 저항**
4. **치료법에 따른 저항의 취급**
5. **저항에 관한 현대적 개념**

특수한 치료 기술

1. 경청

2. 명료화

3. 직면

4. 해석

(1) 추리로서의 해석
(2) 의식 표면에서 시작
(3) 방어에서 갈등으로
(4) 치료자의 분별성, 해석의 시기, 정량, 적절성
(5) 효과의 측정

5. 제안, 금지, 통제

치료자의 일반적 역할

1. **변함 없는 태도, 진지한 목적의식**
2. **치료에 대한 확고한 소신**
3. **환자 존중**
4. **수용**

통찰

1. **자각의 심화와 확대**
2. **통찰의 심도와 범위**
3. **표면적 통찰과 정서적 통찰**

실행

1. **실행과 응용**
2. **강화의 필요성**
3. **실행을 통한 전이의 수정**

역전이

계속적 평가

서론

바로 전의 녹음에서는 정신 치료의 초기 국면을 어떻게 형성할 것인가, 또 그것이 얼마나 중요한가를 논했습니다. 또 치료를 옳게 시작하기 위해서 치료자는 환자에 대해서 또 환자의 필요성에 대해서 어떻게 반응해야 하는가에 대해서 말씀드렸습니다.

1. 초기의 길이

· 치료자의 노력과 환자의 성격

초기 기간의 길이는 일정한 것이 아니고, 환자와 치료자 두 사람에 달려 있습니다. 치료자가 초기 기간의 중요성을 좀더 깊이 이해하고 치료자의 역할을 효과적으로 수행해서 적절한 치료 상황과 치료 분위기를 수립할 수 있고, 또 환자로 하여금 그의 역할을 옳게 담당할 수 있도록 도와줄 수 있을수록, 그만큼 빨리 치료의 초기 기간은 완결될 것입니다. 그러나 흔히 치료자 편에서는 최선을 다했고, 또 심사숙고해서 노력을 다했는데도 환자의 성격 구조와 내적 갈등의 정신 병리로 말미암아 그 같은 치료자의 노력이 지장을 받는 경우도 많습니다. 이것은 환자가 의심이 많은 사람인 경우에는 더욱 그렇습니다. 또 과거에 어떤 의사에게서 좋지 않은 경험을 했거나, 특히 정신과 의사나 정신치료자에게서 불쾌한 경험을 한 경우에도 그렇습니다. 또 여러 가지 이유 때문에 어떤 일에 대해서 또는 어떤 사람에 대해서 안심하고 자기 마음을 쏟지 못하는 환자의 경우가 그렇습니다. 이럴 때는 치료의 초기 국면은 사실 장기간 계속될 것인바, 그동안 치료자는 환자를 도와서 적절한 치료 관계를 맺을 수 있을 때까지 일관성 있게 또 반복해서 노력을 다해야 할 것입니다.

2. 분계점

· 치료 동맹의 형성

언제 치료의 초기 기간이 끝나고 중간 기간이 시작하느냐라는 데는 분명한 분계점이 없는 것이 보통입니다. 그러나 그것은 대체로 보아서 환자가 비교적 안정되고 효과적인 치료 동맹(therapeutic alliance)을 형성했을 때라고 볼 수 있습니다. 즉, 여태까지 몰랐던 갈등이 출현하면 환자는 불쾌감이나 고통감을 느끼게 됩니다만, 그래도 그런 고통을 이겨낼 수 있을 만큼 치료 동맹의 강도가 강해졌을 때, 또 지금 오늘의 고통은 좀더 깊은 이해와 통달과 해결을 위한 과도기라고 환자가 점차로 인식하게 되었을 때, 치료의 초기가 끝나고 중간기가 시작하는 것입니다.

중간기의 또 하나의 표시는 전이가 나타나기 시작한다는 점입니다. 이제 환자는 치료자에 대하여 또 정신 치료에 대해서 점차 관심을 갖게 되고 골몰하기 시작하고, 또 그것을 의식하기 시작하는데, 이것은 전이 관계가 점점 강하게 나타나기 시작했다는 표시입니다. · 전이의 개시

전이

1. 정의

전이(轉移)라는 개념은 전에도 약간 설명한 바 있습니다만, 이제 여기서 좀더 명확하게 설명해 두는 것이 좋습니다.

(1) 반복 강박

전이는 이른바 반복 강박(repetition compulsion)의 하나의 표시입니다. 이 반복 강박은 모든 인간에게서 관찰할 수 있는 경향인데 한 인간이 과거에 경험했던 감정, 반응, 갈등, 태도, 욕망, 기대 등을 현재 상황에서 반복하려는 경향을 말합니다. 또 이것은 과거에 희구했던 어떤 충족이나 만족을 현재 상황에서 이룩하려고 하거나, 또는 과거 생활에서 좌절됐던 것을 현재 상황에서 충족하려고 하거나, 또는 과거 생활에서 두려웠거나 불안을 야기했던 갈등이나 대인 관계를 현재 상황에서 늦게나마 숙달하려고(belated mastery) 해서 그렇게 반복하는 것입니다.

(2) 전치

그러니까 전이는 전치(displacement)의 하나의 형태이고 표현입니다. 전치를 하는 사람은 현재 관계로 보면 비현실적인 감정이나 행동인데도 그것을 마치 타당하고 현실적인 행동이나 감정인 양 체험하게 됩니다. 그래서 현재 관계의 현실을 지각한다고 할 때에, 자신의 내적 전이 요구의 압력에 반응하기 때문에, 심지어 그 지각이 상당히 왜곡될 지경에 이를 때도 있습니다. 그러니까 가장 포괄적이고 넓은 뜻으로 말한다면, 전이 반응이란 옛날의 자기 주변의 중요 인물(key figure)과 관계했을 당시로서는 현실적이고 적절했던 심리적 반응이었습니다만, 그것을 지금 현재 상황에서 반복하는 경우에는 그것은 오늘의 관계의 현실이라기보다는 자신의 내적 동기나 내적 요인에 의해서 결정되는 그런 심리적 반응을 말하는 것입니다.

어떻게 보면 전이는 보편적인 현상이라고 볼 수 있습니다. 즉 모든 인간은 매일 사람을 대하고 사람과 관계 맺을 때, 과거의 기대를 지금의 상황에 끌어들이는 경향이 있고, 그래서 이 같은 우리의 과거의 기대가 우리의 여러 가지 행동 반응을 좌우하거나 촉발할 수 있기 때문입니다. 그러나 대체로 보아서 이 같은 전이는 우리가 지금 대하고 있는 상대편이 현실적인 반응, 현실에 근거를 둔 반응을 하기 때문에 일반적으로 상살(相殺)됩니다. 즉, 상대편의 반응이 우리에게 일종의 귀환(歸還) 작용(feedback)을 하기 때문에 우리로 하여금 지금의 현실 상황이나 지금의 실제 관계에 따라서 전이 반응을 수정하도록 합니다. (3) 보편적인 전이

그러니까 전문 술어로서 전이라는 술어를 쓸 때는 정신 치료에 한정해서 사용하는 것이 보통입니다. 즉 전문적으로는 그 같은 과거의 기대, 반응, 감정, 욕구를 간직하고 있는 환자가 치료에 임할 때 그것을 치료 상황에 맞도록 조정해 치료자와의 관계에서 그 같은 기대나 감정을 체험하기 시작하는 현상을 말합니다. (4) 전이의 전문적 정의

2. 각종 치료법과 전이

치료자가 이 같은 반응에 대해서 어떻게 반응하고 이것을 어떻게 처리하느냐 하는 것이 지지 치료와 통찰 치료의 차이를 결정하는 중요한 요인이 됩니다.

(1) 지지 치료

우리의 치료가 지지적인 방향으로 기울어질수록, 우리는 이 같은 종류의 왜곡된 전이 반응이 환자에게 나타나고 의식되는 것을 바라지 않습니다. 따라서 일어난 전이를 처리할 때 우리는 환자에게 현실적이고 교정적인 피드백(feedback)을 제시하거나 다른 치료 개입을 해서 전이 반응이 생활화되는 것을 최소한으로 줄이도록 하고, 치료 관계를 되도록 의사와 환자 간의 현실적인 상호작용 수준에 머물 수 있도록 하려고 듭니다.

(2) 통찰 치료

그러나 통찰 치료의 경우에는 치료의 중요한 수단의 하나가 바로 이 전이 반응이 환자에게서 가장 적절한 정도까지 일어나도록 하려는 것이었습니다. 따라서, 우리는 환자가 여러 가지 전이 왜곡을 체험하세끔 조정해야 하고, 전이 반응을 상쇄하는 현실적인 피드백을 되도록 주지 말아야 하고, 치료자가 환자의 전이를 수정하려고 드는 그런 사적인 요구는 갖지 말아야 하고, 환자가 표현하는 전이 왜곡을 그대로 견딜 수 있어야 합니다.

(3) 정신 분석

· 전이 신경증의 형성

정신 치료의 이 같은 전이와 정신 분석의 전이 간에는 질적인 차가 있는가, 아니면 그것은 단순히 강도의 차나 양적인 차를 반영하는가에 관해서는 아직도 상당한 논쟁이 계속되고 있습니다. 정신 분석에서는 분석을 받고 있는 동안 정신신경증(transference neurosis)이 환자의 심리적, 정서적 생활의 매우 주요한 부분을

차지하게 되는데, 이 동안 환자는 치료자를 매우 퇴행적으로 지각하게 되고, 또 자기에게 유별나게 큰 심리적 가치를 지니는 사람으로 느끼게 되는 경우가 많습니다. 보통은 전이 반응을 전이 신경증의 정도까지 강하게 형성시키고자 할 때는 정신 분석을 해야만 하고, 또 그것을 해결할 때도 정신 분석을 해야만 합니다. 왜냐하면 환자에게 그렇게 깊고 강한 전이 반응을 체험하게 해 놓고, 그것을 궁극적으로 해결하지 않는다는 것은 그 환자에게 정서적으로 심한 고통과 증상을 안겨다 줄 가능성이 있기 때문입니다.

(4) 통찰 치료에서의 전이 전개의 한계

그렇기 때문에 정신 치료(통찰 치료)에 있어서는 전이 전개의 강도를 제한합니다. 그 한계점이란 치료자가 환자의 생활과 대인 관계에 있어서 중요한 여러 인물 가운데서 한 인물만 되도록 한정하는 것입니다. 즉 치료자에 대한 환자의 행동이나 감정이 그의 현재 생활에 있어서 중요한 어떤 한 사람에 대해서 그가 하는 행동이나 감정과 같은 정도로만 유지하도록 한정합니다.

3. 전이의 요소

환자는 치료자나 치료 상황에 대해서 전이를 하고, 그것이 마치 현재 상황에서 촉발된 현실적 반응인 양 체험하게 된다고 했습니다만, 이제 전이되는 것은 무엇인가라는 문제를 다루어 보겠습니다.

(1) 충동 파생물

환자가 전이하는 것은 그의 심적 장치를 이루는 세 가지 주요 정신 기능 중 어느 하나에 기원을 둔 행동 요소입니다. 다시 말해서, 치료자에게 전이되는 요소 중 하나는 환자 속에 내재하고 있는 욕망과 충동의 여러 가지 파생물입니다. 즉 '이드' 파생물이 치료자에게 표현되고 전이됩니다. 그리고 이것은 애욕적 파생물일 수도 있고 공격적 파생물일 수도 있습니다. 즉, 애욕적 욕구(libidinal derivative)나 공격 충동(aggressive derivative)일 수 있습니다.

· 애욕적 욕구

애욕적 욕망은 치료자에 대해서 여러 가지 긍정적 태도와 긍정적 감정을 체험하는 것인데, 이것은 여러 정신성욕 발달 단계(diffferent levels of psychosexual development)의 욕망과 갈등을 나타낼 수 있고, 또 치료자가 실제 남자냐 여자냐 하는 것과는 상관없이 모친이나 부친에 대해서 가졌던 감정을 표현합니다.

· 공격 충동

또 전이 반응의 한 요소로서의 충동 중에는 공격 충동이 있고, 이것이 작용해서 전이로서 치료자에게 표현되기도 합니다. 이럴 때 환자는 치료자에 대해서 여러 가지 형태의 부정적 반응이나 부정적 감정을 느끼게 되는데, 때로 그 정도가 공공연한 적개심이나 공격의 정도까지 이릅니다. 이것 역시 여러 정신성욕 발달 단계 중 어느 한 단계 또는 전 단계에 그 기원을 두고 있고, 또 과거의 중요 인물 중 한 사람 또는 그 전부에 대한 부정적 감정을 반복하고 있는 것입니다.

치료자에게 전이되는 또 하나의 경험으로는 환자의 초자아가 있습니다. 이것은 환자의 정신 속에 자리잡고 있는 가치, 판단, 상벌, 명령, 기대, 이상 등을 말하는 것인데, 이것도 역시 환자가 과거의 중요 인물과의 관계 속에서 체험했던 것들입니다.

(2) 초자아

또 하나 치료자에게 전이되어 체험되는 정신 기능은 환자의 여러 가지 자아 기능입니다. 이것은 환자의 정신 생활에서 순응의 역할이나 방어의 역할을 하는 기능이고, 환자는 과거에 이 자아 기능을 사용해서 여러 가지 대상 관계를 형성했거나 유지해 왔고, 또 이 자아 기능을 통해서 자신의 내적 갈등, 여러 가지 형태로 나타나고 여러 가지 감정을 수반하는 내적 갈등이 의식되는 데 대해서 자신을 방어해 왔었는데, 이것 역시 치료자에 대해서 전이됩니다.

(3) 자아

그래서 치료 장면에서 전이 반응으로 최종적으로 나타나는 환자의 행동은 이상 세 가지 정신 기능에서 각각 우러나오는 정신 에너지의 동시적 상호작용의 결과인 것입니다. 그리고 이 정신 기능 중 어느 하나가 시간마다 또는 심지어 순간마다 그 당장의 환자 행동을 지배할 수가 있습니다.

그러면 도대체 왜 이런 전이 반응의 전개에 대해서 우리가 신경을 써야 하느냐 하는 의문이 생길 수 있습니다. 이 대답은 일반적으로 말해서 전이란 치료자가 그 치료 역할을 실제로 실천에 옮기기 위해서, 또 환자로 하여금 치료 목표를 달성하게 하기 위해서 우리가 쓸 수 있는 수단 중 가장 강력한 수단이 된다는 것입니다.

· 전이는 치료의 가장 강력한 수단이다

4. 지지 치료에서의 전이의 활용

예를 들면 지지 치료의 경우에 환자가 자신의 의존 요구를 치료자에게 전이한다고 할 때 이것은 치료자 편에서 보면 그 의존 요구를 치료상 유익하게 충족시켜 줄 수 있다는 말이 됩니다. 즉, 치료자는 환자가 그것을 완전히 의식하지는 못하는 가운데 치료 상황의 올바른 테두리 안에서 치료적으로 적절한 반응을 함으로써 그 의존 요구를 충족시켜 줄 수 있는 기회를 갖게 됩니다. 또, 어떤 환자가 자기의 어떤 행동에 대해서 벌이나 상을 예상하고 있다고 할 때, 이것은 치료자로 하여금 그 같은 벌이나 상을 환자에게 줄 수 있는 기회를 갖게 합니다. 물론 이것도 지지적 치료의 올바른 테두리 내에서 치료적으로 유익한 상벌을 주는 기회를 말합니다. 또는 환자가 치료 장면에서 어떤 비적응적인 자아방어 기제를 되풀이해서 사용한다고 할 때 치료자는 환자가 좀더 효율적인 방어 기제를 선택해서 발달시킬 수 있도록 도와줄 수도 있고, 또는 이미 환자가 가지고 있는 여러 방어 기제 중에서 몇 가지 기제를 강화할 수도 있는 기회를 갖게 됩니다.

지지 치료의 전이 관계를 통해서 치료자는 부모와 같은 중요한 기능을 할 수 있게 됩니다. 원래 부모는 자식을 기를 때 적극적으로 가르쳐 주고 만족시켜 주고, 지도하고, 통제하는 역할을 했던 것인데 치료자가 환자에게 이 부모와 매우 비슷한 역할을 하여서, 그로 하여금 자신의 역동적 균형을 재수립하도록 적극적으로 돕고, 좀더 능률적이고 성숙한 수준의 기능을 하게끔 자신의 행동을 수정하도록 적극적으로 도와줍니다. 치료의 이점이란 치료자가 원래 부모보다 좀더 이해적이고 효과적이고 좀더 좋은 부모 대리자일 것이라는 점이고, 이렇게 함으로써 환자로 하여금 자신이 원래 형성했던 것보다 편안하고도 효율적인 적응 방식을 이룰 수 있도록 도와줄 수 있을 것이라는 점입니다.

5. 통찰 치료에서의 전이의 활용

그런데 통찰 치료의 경우에도 전이의 사용은 중요한 방편입니다만, 그 사용 방식이 지지 치료와 매우 다릅니다. 앞서 설명한 것처럼 전이는 치료 관계에서 심리적 갈등의 제 요소를 반복하는 것이고, 이 갈등은 중요 인물과의 과거 관계에서 비롯할 수도 있고, 또 현재 관계나 현재 상황에서 비롯할 수도 있습니다. 하여간 전이란 치료 관계에서 환자의 과거나 현재의 갈등이 반복되는 것을 말합니다. 따라서 이런 의미로 본다면 치료자에 대한 환자의 전이 반응은 다른 상황에서 다른 사람에 대해서 환자가 하는 반응과 근본적으로 볼 때 같은 성질의 것이라고 볼 수 있는데, 거기에는 단 한 가지 중요한 차이점이 있습니다.

(1) 전이에 의한 환자 갈등과 인간 관계의 직접 관찰과 이해

즉 다른 생활 상황에 관해서는 그것이 과거건 현재건 간에 거기에 대해서 치료자가 접근하고 이해하려면 환자를 통해야만 한다는 것입니다. 그리고 우리는 환자가 그 같은 상황이나 관계를 보고할 때 상당한 정도의 왜곡이 있을 것이라는 것을 예상할 수 있습니다. 환자는 치료자에게 "자기 생활 주변의 어떤 사람이 자기에게 어떤 식으로 행동하였다, 감정을 나타냈다, 반응을 하였다", 또 "자기 자신은 그 사람에게 어떻게 반응하였다"라고 보고할 것입니다. 그런데 심지어 치료자가 그 다른 사람에 접근해서 질문을 한다 해도 환자의 보고의 정확성을 판단할 길은 없을 것입니다. 그러나 전이 반응에 있어서는 치료자가 의도적으로 치료 상황을 비교적 일정하게 유지하고 있고 자신의 행동을 비교적 좁은 변화 범위 내에 한정하고 있기 때문에, 이제 그 상호작용의 그 다른 반면(半面)을 관찰할 수 있는 기회를 갖게 됩니다. 따라서 환자의 반응이 치료 관계에 대해서 어떤 성질의 영향을 미치고 있는가를 좀더 객관적으로 좀더 완전하게 평가할 수 있게 되고, 이것을 토대로 해서 치료 시간 밖의 경험이나 사건이나 관계에 있어서 환자 자신은 인식하지 못했을지도 모르는 행동요소가 무엇인가 하는 것을 치료자는 인식할 수 있게 됩니다. 다시 말해서 치료자가 제 기능을 다하고 있다고 할 때 전이란 환자의 내적 갈등을 활성화시키는 것이고, 그리고 이제 환자는 그 내적 갈등이 자기와 치료자 사이에서 일어난다고 체험하게 되는데, 이 같은 전이 현상은 치료자에게 환자를 관찰하고 또 그의 장점과 단점을 관찰할 수 있는 비교적 잘 통제된 상황을 제공해 준다는 말이 됩니다.

(2) 직접 경험으로서의 전이

더구나 치료자와의 전이 관계가 존재한다는 것, 그리고 그 전이 관계 속에서 자신의 갈등을 체험하고 또 그것을 점점 의식할 수 있게 된다는 것은 환자로서는 정서적으로 의미 있고 중요한 경험을 직접 이 현 시각에 있어서 체험하고 있는 것이 됩니다. 다시 말해서 환자는 그 어느 옛적에나 또는 지난 주말에 있었던 일을 말하고 있는 것이 아니고, 지금 당장 여기서 일어나고 있는 일을 말하고 있는 것입니다. 이와 같이 전이 반응에 있어서는 갈등과 또 그 갈등의 여러 요소가 직접 경험되기 때문에 환자는 그 갈등을 해결할 수 있는 현재적인 상황, 생생한 사태를 맞이하게 됩니다. 즉 이제 이 같은 직접적인 상황 속에서 환자는 치료자의 도움을 받아 가면서 자신을 관찰하고, 자기가 어떤 식으로 반응하고 있는가를 관찰하고, 그리고 지금 체험하고 있는 그 같은 갈등을 해결하기 위해서는 어떤 방법과 방안이 효과적이고 성공적일까 하는 것을 발견할 기회를 갖게 되는 것입니다.

(3) 자신의 정신 작용의 역할과 중요성을 더욱 인식하게 됨

치료 시간 밖에서 일어났던 환자의 경험을 다루는 것에 비해 치료 시간 안에서 일어나는 전이 반응을 다루는 것이 이점이 있다는 것을 조금 전에 말씀드렸는데, 그것의 또 하나의 이점은 전이 반응에 있어서의 치료자가 일정한 행동을 견지하고 있고 비교적 그 행동을 변하시키지 않고 있기 때문에, 환자가 점차 자기 자신의 정신 내부적 경험이나 심리적 요인이 치료 과정에 있어서 얼마나 많은 몫을 차지하고 있는가 하는 것을 점점 더 의식할 수 있게 된다는 점입니다. 그런데 이것은 치료 시간 밖의 대인 관계에서는 의식하기가 어려울 것입니다. 왜냐하면 환자와 상호작용하고 있던 치료 시간 밖의 사람은 그 사람 나름대로 여러 가지 행동 반응이나 대응반응을 보였을 가능성이 많았을 것이고, 그러면 그것이 그 사태에 대한 환자의 의식과 경험을 복잡하게 만드는 결과를 빚을 것이기 때문입니다.

(4) 전이의 치료적 활용

· 전이의 의식화

그래서 통찰 치료에 있어서 치료자는 환자의 전이 반응이 나오기 시작하면 나오는 대로 환자가 그것을 의식하게끔 도와줍니다. 여러 가지 형태를 빌려서 나오겠습니다만 여하간 나오는 대로 의식하게끔 합니다.

그리고 이 같은 전이 반응을 여러 가지 갈등 상태를 표시하는 하나의 원형(prototype)으로 삼아, 치료 시간 내의 이 전이 관계나 전이 반응과 비슷한 치료 시간 밖의 현재의 인간관계나 현재의 행동은 무엇인가, 또 이 치료 시간 내의 전이 관계나 전이 경험과 비슷한 치료 시간 밖의 환자 기억 중의 과거의 인간관계나 과거의 경험은 무엇인가라는 데 관해서 일종의 평행선을 찾으려고 부단히 노력해야 합니다. 환자가 어떤 전이 감정이나 전이 반응이나 전이 태도나 전이 기대를 체험하고 있고 그것을 말하고 있는 동안, 치료자는 그것을 듣고 있으면서 환자의 현재 생활이나 과거 생활에서 그것과 평행선을 이루는 상황을 찾으려고 하고, 그럼으로써 환자로 하여금 치료 시간 안의 행동과 치료 시간 밖의 행동 간에 유사점이 있다는 것을 이해하게끔 도우려고 합니다. 또 이 반대도 마찬가지입니다. 즉 환자가 과거의 어떤 사건에 관해서 또 현재의 어떤 사람과의 관계에 관해서 이야기하고 있는 동안, 치료자는 환자가 그 같은 종류의 갈등을 환자와 치료자 간의 치료 상황에서 언제 경험하고 어떻게 표시했는가라는 증거를 찾게 되는바, 이 역시 환자의 과거 경험과 현재 경험 사이에 교량을 놓으려는 것이고, 또 치료 내의 환자 경험과 치료 밖의 환자 경험 사이에 교량을 놓아 주려는 것입니다.

· 치료와 실생활, 과거와 현재를 연결시킴

여기서 우리가 바라는 것은 환자가 치료 시간 중에 이 같은 전이 반응이나 전이 감정을 이해하기 시작해서 치료 시간 중에 마침내 그것을 해결할 수 있게 되고, 그러고 나서 치료 시간 중에 그 전이 반응을 절제할 수 있게 되면, 이와 비슷한 과정의 이해와 해결과 변화가 평행선적으로 치료 시간 밖의 여러 가지 인간관계에 있어서도 일어나게 될 것이라는 것입니다. 근본적으로 말해서 전이 관계라는 매개체를 통해서 환자가 종전에 혼자서는 해결하지 못했던 여러 가지 갈등이나 내적 문제를 치료 장면에서 직면할 수 있게 되고 해결할 수 있게 되면 그 파급 효과가 바깥의 인생 경험에도 미칠 것이고, 종국적으로는 좀더 높은 성숙을 가져올 것이고, 신경증의 무력 상태에서 벗어나게 될 것이라는 것입니다.

· 전이의 해결과 그 효과의 확대

(5) 전이와 치료 동맹 간의 치료적 분열

앞서 전이 경험과 치료 동맹 사이에 치료적 분열(therapeutic split)이 이루어져야 한다고 말씀드렸습니다. 앞서 논한 것처럼 전이라는 요소가 치료상 그 효과를 내려면, 치료 동맹도 또한 치료 관계의 불가결한 요소가 되어야 합니다. 다시 말해서 환자는 여러 가지 전이 갈등을 체험하고 있는 동안, 그와 동시적으로 또는 약간 시간 간격을 두고 그 같은 전이 관계 속에 있는 자기 자신을 관찰할 수 있어야 하고, 그 같은 여러 가지 전이 반응이나 전이 감정을 그것대로 그 자체로서 인식할 수 있는 능력을 갖추어야 합니다. 그럼으로써 자기의 전이 반응이 직접 느껴진다는 점에서는 그것을 진정한 것으로 체험하는 것이지만, 그와 동시에 치료 동맹 편에 서서 그렇게 반응하고 있는 자신을 관찰하고 점차 그것이 왜곡되어 있다는 것을 인식할 수 있게 됩니다. 즉 비록 전이 감정을 진정한 것으로 느끼기는 하지만 인식적 합리적으로 그렇지 않다는 것을 알게 되고, 이 모든 전이 관계라는 요소는 일종의 가상적인 성질(as-if quality)을 띠고 있다는 것을 인식할 수 있게 됩니다. 이 치료 동맹은 치료의 중간 기간 동안에 계속 팽창하고 강렬해집니다. 즉, 환자는 자기와 치료자가 치료적 동업자라는 유대의식 속에서 자신의 내적 정서적 생활의 여러 가지 요소에 관해서 점차 그 인식의 영역을 확대시켜 나가게 됩니다. 또 그런 치료 동맹 속에서 치료 시간 중의 자기와 치료자의 현재 관계가 순전히 현재라기보다는 과거에 의해서 결정되고 있다는 점을 점점 더 확실히 의식하게 되고, 그와 같은 현재의 자기 행동을 좌우하는 과거의 요소는 무엇인가라는 것을 인식하게 되고, 그럼으로써 점점 자기의 현재를 자기의 과거로부터 분리할 수 있는 능력을 갖추기 시작합니다.

(6) 전이를 통한 방어 기제의 수정

또, 전이 갈등은 환자에게 치료 동맹을 통해서 과거의 방어 기제를 청산하고 새로운 방어 기제를 시도하게 하는 기회를 갖게 합니다. 즉, 환자는 과거에 여러 가지 갈등이 일어났을 때, 거기에 순응하기 위해서 어떤 방어 기제를 사용해 왔었는데, 이제 그 같은 방어 기제에는 제한점이 있다는 것을 치료 동맹 속에서 전이 갈등을 통해서 점차 인식하게 되고, 나아가서 그 대신 새로운 방어 기제나 새로운 적응 방식을 택해서 시험해 보고, 그럼으로써 자동적 · 기계적으로 판에 박은 듯 낡은 방어 기제를 계속 사용해야 한다는 저주와 속박으로부터 벗어날 수 있게 됩니다.

(7) 새로운 충족의 발견, 이차 과정의 발달

또 이 전이 상황은 환자에게 자신의 요구를 좀더 충분히 만족시켜 줄 수 있는 새로운 충족 형태를 모색할 수 있는 기회를 제공하고, 점차 자신의 행동과 사고와 욕망과 감정을 자신의 좀더 성숙한 성격 요소와 정신 작용의 통제하에 두게 하고, 또 그것을 좀더 현실 원칙과 이차 과정적 · 합리적 사고를 따르게 하고, 그리하여 어렸을 때 성격 형성기에는 가능하지 않았던 여러 가지 다양한 선택의 길이 지금 성인으로서의 자기에게는 가능하다는 것을 좀더 깊이 인식할 수 있게 하는 기회를 마련해 줍니다.

(8) 전이와 치료 동맹 간의 등거리

치료 과정의 중간 국면에 있어서 치료가 최적의 상태로 진전되고 있는가 하는 것을 판가름하는 매우 중요한 준거로서는, 전이 경험이 계속되고 있는 것과 더

불어 치료 동맹도 발전하고 있는가, 그래서 이 양자 간에 등거리(等距離)가 성립할 수 있는가라는 것입니다. 따라서 만일 환자가 주로 전이 경험 속에서만 파묻혀 있고 치료 동맹의 발전이나 확대는 매우 적거나 최소한으로 그치고 있는 상황이라면, 치료자의 과업은 환자의 현실 중심적 자기 관찰 역량과 치료 동맹에 대해서 초점을 두고 그것을 더욱 발전시키도록 하는 것이 됩니다.

저항

또 하나 중간 국면의 요소로서 우리의 각별한 관심과 이해를 요하는 것은 저항(resistance)이라는 개념입니다. 앞서 정신 병리의 이론의 논했을 때 설명한 것처럼 신경증이라는 장애는 갈등을 해결하기 위한 하나의 시도를 대표하고 있는 것입니다. 그래서 이 장애가 아무리 고통스럽고, 곤란하고, 또 자기에게 제한을 가하고, 무력무능 상태를 야기한다고 하더라도, 환자가 무의식적으로 느끼기로는 그것이 자기로서 달성할 수 있었던 것 중에서 가장 안전하고 가장 좋은 순응 방법이라는 것입니다. 그렇기 때문에 그 같은 지장과 고통에도 불구하고 이 신경증은 이보다 더 정서적 · 심리적으로 고통스럽고, 파괴적이고, 불안을 자아내고, 또 환자가 보는 바로는 험악할 정도로 위험스러운, 일련의 심리적 갈등에 대해서 자기로서 시도한 하나의 해결책, 하나의 순응책을 표시하고 있는 것이 됩니다.

1. 갈등 해결의 시도로서의 증상

따라서, 환자는 의식적, 합리적으로는 되도록 빨리 치료에서 많은 도움을 받으려고 원하고 있지만, 무의식적으로는 속에 깔려 있는 무의식적 갈등을 의식하고 직면하기를 계속 회피하려고 드는 것입니다. 이와 같은 회피가 바로 저항을 자아냅니다. 즉 이와 같이 속에 깔려 있는 정신 내부적 갈등을 인식하고, 체험하고, 해결하고, 또 그러려면 거기에 수반할 일시적인 붕괴와 고통스러운 정서 반응을 회피하려는 데서 저항이 여러 가지 형태의 행동을 빌려서 나타나는 것입니다.

2. 갈등 회피의 시도로서의 저항

저항은 치료 목표로 가는 도중 그것에 반대작용을 하는 환자의 행동을 말합니다. 때로는 환자 자신도 이 같은 저항이 존재하고 있다는 것을 의식하고 있을 때도 있습니다. 예를 들면 환자가 어떤 비밀을 간직하고 있다든가, 어떤 일을 누설하기를 두려워하거나 창피하게 여기고 있다든가, 화제를 의도적으로 바꾼다든

3. 의식적 저항과 무의식적 저항

가, 어떤 화제를 일부러 피한다든가 하는 등의 경우가 그렇습니다. 그러나 이런 경우보다 이 저항은 환자가 이것을 의식하고 있지 않은 가운데 작용하는 경우가 많습니다. 그리고 그런 저항은 훨씬 더 섬세하고 미묘한 형태로 표시되고, 또 치료자에게만 그것이 보이거나 또는 그 결과가 나타난 후에야만 알 수 있게 되는 경우가 많습니다. 그런 저항을 전부 열거하기란 불가능합니다. 왜냐하면 어떤 형태의 행동이라도 정신적 갈등의 어느 요소를 회피한다는 작용을 할 수 있기 때문입니다. 예를 들면 심지어 언제나 협조를 잘하고 언제나 잘 받아들이는 환자의 행동도 그런 작용을 할 수가 있습니다. 이런 환자는 절대로 치료자와 언쟁을 벌인다든가 치료자의 말에 찬성하지 않는다는 따위의 일은 하지 않지만, 바로 그 같은 행동 형태를 빌려서 경쟁이나 언쟁이나 독립적 진취성에 대한 두려움을 직면하는 데 저항하고 있을 때가 있기 때문입니다. 따라서 여기서는 이 저항 문제에 관해서 깊이 다루지는 못하고, 다만 여러분이 이 저항의 존재에 대해서 깊이 주시하고 이것을 정확하고 신속하게 식별할 수 있어야 한다는 점을 다시 한 번 강조해 두는 바입니다.

4. 치료법에 따른 저항의 취급

지지적 정신 치료에서는 우리는 억압된 무의식적 갈등이 환자에게 의식화되지 않게끔 하고, 그것이 무의식에 그대로 남아 있게 하려고 노력하고 있기 때문에, 저항이 표시되는 것에 대해서 일반적으로는 치료자는 간섭하려 들지 않습니다. 반면에 통찰 지향적 정신 치료에서는 무의식적인 정신 내부적 갈등을 노출시키려고 하기 때문에 여러 가지 저항에 대해서 환자의 주의를 환기시킬 필요가 있게 됩니다. 그럴 때는 서서히, 또 하나씩 하나씩, 또 적당한 시기를 택해서 해야 합니다. 그렇게 해야만 그 저항이 의식화되는 데에 환자가 협조할 수 있게 되고, 따라서 그 저항 기제의 강도를 감소시킬 수 있게 되고, 그럼으로써 종전까지 방어해 왔던 여러 가지 갈등을 좀더 많이 의식하는 길이 트이게 되는 것입니다.

5. 저항에 관한 현대적 개념

여러 해 전에는, 저항이 본질적으로 정신 치료에 방해가 되는 요인이라고 생각됐었고, 되도록 빨리 공격해서 없애 버려야 할 것으로 간주됐었습니다. 그래서 이런 식의 치료적 이해에서 보면 저항이란 개념은 부정적이고 경멸적인 의미를 지니고 있었던 것입니다. 그러나 자아심리학(ego psychology)이 출현하고, 정신 치료에는 치료 동맹이 포함된다는 이해가 이루어지고, 또 환자의 성격 내부에는 종합적, 통정적(統整的), 순응적 기능이 존재한다는 것이 이해되고 나서부터는, 환자로 하여금 자신의 여러 가지 방어와 저항의 영향을 이해하게 하는 것이 그의 자기 이해를 점차로 넓히게 하고 또 자신의 정신이 어떻게 작용하고 있는가 하는 것을 인식하게 하는 중요한 길잡이가 된다는 사실이 판명되었습니다. 따라서 오늘날의 치료자는 환자의 저항에 대해서 훨씬 더 많은 참을성과 수용과 관심을 보이는 입장을 취하게 되었고, 또 그 같은 치료자 자신의 태도를 통해서 환자도 같은 태도를 취하도록 격려하게 되었습니다.

특수한 치료 기술

이때까지 치료의 중간 단계를 논하는 동안 환자와 관해서 논했고, 주로 환자의 활동과 환자의 행동 형태에 관해서 설명했습니다. 그런데 치료자도 또한 중요한 역할을 하는 것이고, 또 그러기 위해서 많은 도구를 갖추고 있습니다. 여기에 포함되는 것으로는 총체적인 면으로 볼 때 치료자가 지금까지 쌓은 임상 경험과 이론, 또 환자와 관계를 맺는 능력, 그리고 그를 점차로 이해해 들어가고, 그가 표현하는 여러 가지 수준의 의사전달도 다 골고루 이해할 수 있는 능력 등이 있습니다. 그러나 이상과 같은 총체적인 능력에 더해서 또한 치료자가 사용할 수 있는 특수한 기술이 있습니다.

듣는다는 것(listening)은 치료자로서는 어떤 것을 수동적으로 그냥 받아들이기만 하는 고정이라기보다는 매우 능동적이고 적극적인 과정인 것입니다. 치료자는 이 청취(listening)에 의해서 환자의 어려움과 갈등의 본성을 이해하려고 하고, 그것이 지니는 여러 가지 의미를 밝히려 하고, 또 환자의 정신과 성격이 어떤 식으로 조직되어 있고 어떤 식으로 작용하고 있는가를 이해하려고 드는 것입니다. 1. 경청

치료자는 이른바 '주의가 고루 머물고 있는 상태'(evenly hovering state of attention)라고 불리는 상태에서 청취하려고 노력합니다. 이것은 어느 한 군데 주의를 쏟지 않고 주의를 골고루 배분하는 상태입니다. 즉, 치료자는 환자가 표시하는 충동, 초자아의 작용, 순응적인 자아의 작용, 또 그가 순응해야 할 여러 가지 현실 사태의 성질과 변동에 대해서 주의를 골고루 배분하려고 합니다.

이것을 할 때 치료자는 일시적으로 자기를 환자의 입장에 놓고 잠시 치료자 자신의 사고방식이나 감정, 경험이나 과거를 갖는 것은 중지합니다. 이것은 치료자의 공감(empathy)이라고 하는 것인데, 이 공감을 통해서 치료자는 환자의 정신과 경험에 대해서 잠시 접근해 들어갈 수 있게 되고, 그럼으로써 환자나 환자 문

제에 대해서 한층 더 의식하고 이해할 수 있게 되기를 바라는 것입니다.

그런데 이런 공감을 하고 난 다음에는, 인지적인 치료자의 역할로 되돌아와서 지금 바로 전에 공감에 의해서 이해할 수 있었던 것을 치료의 전략이라는 각도에서 어떻게 활용할 것인가에 대해서 생각해 보고 구상해 보고 어떤 결정을 내리게 됩니다. 이러는 동안에 치료자는 또한 자신의 과거 경험이나 정서 반응, 자신의 태도나 기대 등을 되살려서 그것을 환자의 그것과 비교하게 되는데, 여기서도 이 같은 비교를 해 보는 목적은 적절한 치료 개입을 구상하고 결정하기 위해서입니다.

2. 명료화

명료화(clarification)는 치료자가 환자에게 "좀더 자세하게 말하라" 또는 "그 점에 대해서 좀더 충분히 설명하라" 하고 환자를 격려하는 경우를 말합니다. 또 때로 환자가 말한 것을 환자 스스로가 좀더 명확하게 이해할 수 있게 하기 위해서, 환자가 말한 것을 치료자가 말을 바꾸어서 그에게 되돌려 그에게 들려주는 경우를 뜻할 때도 있습니다.

3. 직면

직면(confrontation)은 환자에게 의식될 수 있고 또 관찰될 수 있는 일들을 그에게 지적해 주는 것을 말합니다. 또 환자가 제시한 어느 하나의 자료가 다른 어느 자료와 어떤 점에서 유사한가, 또는 어떤 점에서 다른가 하는 것에 관해서 환자에게 생각나게 하는 것을 말하기도 합니다.

4. 해석

해석은 환자의 연상이나 정신 작용 가운데서 명확하지 않은 어떤 부분에 대해서 치료자가 하나의 추리를 하여 그것을 환자에게 제시해서 설명해 주는 것을 말합니다.

(1) 추리로서의 해석

해석의 골자는 치료자가 환자의 어떤 행동에 대해서 하나의 추리(inference)를 할 수 있게 됐다는 점과, 이제 그것을 환자에게 나누어 준다는 점에 있습니다. 해석이라는 기법은 매우 복잡한 과정이고, 치료자의 이론 배경과 임상 경험은 물론이고 치료자의 성격에 의해서도 매우 중대한 영향을 받습니다. 그렇지만 여기에 기억해 두어야 할 일반적인 지침이 있기는 합니다.

(2) 의식 표면에서 시작

우선 해석은 보통 환자의 의식 표면에서부터 시작해야 합니다. 다시 말해서 해석은 환자의 정신 생활 가운데서 환자 자신이 이미 의식하고 있는 부분에서 시작해서, 거기서부터 환자 자신이 아직 덜 의식하고 있는 부분으로 이동해 가는 것입니다. 그리고 이렇게 해서 이때까지 덜 의식됐었던 부분이 이제 일단 명확해지고 의식되게 되면, 이번에는 그것이 다음번 해석을 위한 출발점이 되고, 이제 그보다 한층 덜 의식되어 있는 부분으로 이동해 갑니다. 즉, 해석의 과정이란 하나하나의 작은 단계가 일련의 계열을 이루고 있는 셈이고, 차차로 한층 더 깊은 심층적 자료로 가게 됩니다. 최종적인 심층을 어느 수준에 잡느냐는 것은 당초에 세운 치료의 전체적인 전략에 달려 있는 것이고, 또 어느 범위로 통찰을 달성할 것인가라는 데 달려 있습니다. 그러나 여하간 단번에 크고 깊은 단계를 밟는 것이 아니라, 하나하나 작은 단계를 밟아 간다는 원칙은 하나의 중요한 원칙입니다.

(3) 방어에서 갈등으로

또 하나의 원칙은 일반적으로 말해서 해석을 할 때는 어느 하나의 갈등에 대한 방어나 저항에 관해서 먼저 해석을 하고, 그러고 나서 이 방어나 저항이 감소되었을 때, 그다음으로 그 갈등 자체의 성질에 대해서 해석하는 것이 좀더 효과적이라는 것입니다. 왜냐하면 만일 방어가 감소되기 전에 갈등 자체를 먼저 해석한다면, 그런 해석은 효과를 낼 가능성이 적기 때문입니다.

(4) 치료자의 분별성, 해석의 시기, 정량, 적절성

해석을 하려면 또한 치료자의 사려와 분별과 지혜로움이 필요합니다. 특히 환자에게 불쾌한 해석이나 불안을 자아내는 해석을 할 때는 더욱 그래야 합니다. 또 언제 해석을 제시하느냐 하는 해석의 시기 문제도 중요하고, 한 번에 얼마나 제시하느냐 하는 해석의 정량(定量) 문제도 중요합니다. 해석을 할 때는 또한 그 해석의 자료가 환자에게 중요하고 관련성이 깊은 것이어야 합니다. 또 해석은 환자에게 이해가 가게끔 환자의 경험에 맞추어서 제시해야 하고, 환자의 표현법이나 환자의 용어나 말투를 빌려서 제시하는 것이 좋습니다.

(5) 효과의 측정

바로 전에 설명한 것처럼 해석이 다만 치료자가 내린 하나의 추리를 환자에게 전달하는 것이고 보면, 치료자로서는 그 같은 해석이 환자에게 어떤 효과를 주었는가, 또 환자가 제시하는 다음 자료에 어떤 영향을 끼쳤는가 하는 것을 관찰할 필요가 있습니다. 우리가 해석이 어떤 부분은 정확하지만 어떤 부분은 정확하지 않을 수도 있다는 것, 또 때로는 전적으로 정확하지 않을 수도 있다는 것을 인식하고 있는 만큼, 치료자로서는 그 해석이 치료 과정에 어떤 영향을 미쳤느냐 하는 결과를 토대로 해서 그 정확성 여부를 판단하게 되는 것입니다. 그리고 이 같은 판단을 다음번의 해석을 구상하거나 추리해 낼 때 지침으로 삼는 것입니다.

5. 제안, 금지, 통제

해석보다 더 적극적인 치료자의 행동은 환자에게 어떤 제안(suggestion)을 하는 일입니다. 어떤 제안을 함으로써 치료자는 환자를 어떤 방향으로 가게끔 적극적으로 격려하는 것이 됩니다. 또 이 같은 제안과 더불어 행동 금지(behavioral prohibition)도 있는데 이것은 치료자가 환자의 어떤 행동을 적극적으로 방지하거나, 또는 최소한 그 행동에 간섭하는 경우를 말합니다.

치료자가 하는 역할 가운데서 가장 적극적인 역할은 환자의 행동을 직접 통제하는 일입니다. 예를 들면 환자가 입원했을 때 치료자가 그의 여러 가지 행동이나 활동을 규제하거나 통제하는 경우입니다. 또는 치료자가 환자를 대리해서 환자의 어떤 기능이나 활동이나 대인 관계를 대신하여 주는 경우입니다. 이러는 동안 치료자는 환자의 대리 자아, 즉 환자의 분신의 역할을 담당하고 있는 셈입니다.

일반적으로 말하면 제안, 금지, 또 환자의 생활에 적극 개입하고 통제하는 것은 지지 치료에 더 적합한 기술입니다. 그중 어떤 것을 고르고 사용하느냐 하는 것은 환자의 증상이나 행동 형태의 성질과 그 수준을 보고 결정하게 되고, 또 당초의 목표를 달성하기 위해서 택한 바 있는 전략의 범위 내에서 결정하게 됩니다. 앞서 전략이라는 개념을 설명했을 때 언급한 것처럼 해석은 대체로 통찰 치료의 경우에만 사용하는 것이 보통입니다. 그러나 침묵, 명료화, 직면은 이상의 두 치료법에 다 적합합니다.

치료자의 일반적 역할

이상과 같은 특수한 활동 이외에 치료자의 역할에는 치료 과정 전반에 걸쳐서 중요한 연관을 갖는 역할들이 또 있습니다.

1. 변함 없는 태도, 진지한 목적의식

우선 치료자는 변함없는 태도를 지니고 있고, 믿을 수 있는 인간의 모범으로서, 또 진지한 목적의식을 가지고 있는 인간의 모범으로서 자신을 제시하는 것입니다.

2. 치료에 대한 확고한 소신

치료자는 또 확고한 치료적 의도와 소신을 지니고 있고, 자기 일에 대해서 진지하게 생각하고 있는 것입니다. 그래서 자기가 하고 있는 일이 목표를 달성하는 데 도움이 된다고 하는 확고한 소신을 가지고서 일해 나가고 있는 것입니다.

3. 환자 존중

이에 더해서 치료자는 환자를 한 사람의 인간으로 존중하고 있는 것이고, 환자가 신경증을 지녔다고 해서 그것 때문에 환자 주변의 많은 사람들이 한 것처럼 환자에게 부정적으로 대하지는 않습니다.

4. 수용

환자가 치료 시간 중에 고통스러운 자료에 직면해서 괴로움이나 불안을 체험하고 있을 때 치료자가 같이 있어 준다는 것은 그 환자를 안심시켜 주는 큰 힘이 됩니다. 이럴 때 치료자가 환자에게 전하고 있는 뜻의 골자는 “우리는 당신을 믿고 있다, 또 우리의 정신 치료를 믿고 있다, 우리는 당신의 생각과 괴로움에 놀라서 당신을 저버리지는 않을 것이며, 그것을 우리도 같이 나누어 가질 수 있다"라는 것입니다. 이것은 환자가 처음 갈등이 나타났을 때 느꼈던 소외감, 고립감, 고독감이나 그 당시 그 갈등에 적응하려고 할 때 느꼈던 고립무원감과는 매우 뚜렷한 대조를 이루는 것입니다. 환자의 생각을 조용히 수용하는 태도를 견지함으로써, 치료자는 환자에게 "생각한다는 것은 그 생각을 실천한다는 것과 다르다. 따라서 그 두 가지는 구별되어야 한다"라는 모범을 보이고 있는 것입니다. 또 이런 침착한 수용적 태도를 보임으로써 "아무리 그런 생각이 낯설고 괴롭고 이상하게 보일지 몰라도, 그것은 이해될 수 있고, 결국 해결될 수 있다. 그러니 그것을 자기 의식에서 기계적으로 추방할 필요는 없다"라는 태도의 모범을 환자에게 보이고 있는 것입니다.

통찰

1. 자각의 심화와 확대

이상의 모든 작용, 즉 환자가 하는 여러 가지 작용과 치료자가 하는 여러 가지 작용은 다 함께 환자로 하여금 점차로 자신을 좀더 깊이 또 좀더 넓게 이해하게 하는 결과를 가져옵니다. 환자는 이제 자기의 과거와 자기의 현재가 어떻게 연관되어 있는가, 자기의 정신이 동시에 여러 가지 의식 수준에 걸쳐서 어떻게 작용하고 있는가, 자기의 여러 가지 고통과 증상의 기원은 무엇이고, 또 그 의미는 무엇인가, 자기의 내부 정신 기능과 정신 작용이 자기의 외부 현실 지각과 대인 관계 지각에 어떤 영향을 주고 있는가, 또 그 반대로 외부 현실의 여러 가지 일들은 자기의 내부 정신 경험에 어떤 영향을 주고 있고, 또 어떻게 그것을 촉발하고 있는가라는 것에 대해서 점점 더 깊이, 또 점점 더 넓게 의식하게 됩니다. 이 같은 의식의 심화와 확대가 이른바 통찰이라는 것입니다.

2. 통찰의 심도와 범위

통찰은 그 심도에 있어서 차이가 있습니다. 즉 얼마나 먼 자기의 과거 생활을 의식할 수 있는가라는 것은 사람마다 다르다는 것입니다. 또 여기서 논하고 있는 종류의 치료의 경우에는 통찰은 지적인 기억 재건(intellectual reconstruction)의 경우를 제외하고는 일반적으로 그 전 시기라기보다는 청년기나 초기 성인기에 한정되어 일어나게 됩니다. 통찰은 또한 그 범위에 있어서 차이가 있습니다. 즉 어느 환자의 경우에는 치료 전략상 통찰의 범위가 매우 한정되는 데 비해서 다른 환자의 경우에는 통찰이 여러 가지 갈등과 여러 가지 정신 기능에 걸쳐서 이루어집니다.

3. 표면적 통찰과 정서적 통찰

일반적으로 말하면 인지적이고 순전히 지적인 통찰은 그 치료 효과에 제한이 있습니다. 그러나 지지 치료에서는 환자가 그것을 필요로 한다면 지적으로 이해가 가게끔 하기 위해서 이 같은 지적 통찰을 하나의 방편으로 삼는 경우도 적지 않습니다. 통찰 치료에서는 환자가 통찰을 자신의 감정으로 경험하고 정서적으로 체험하고 또 그 타당성을 몸소 체험하도록 하게 합니다. 왜냐하면 이 같은 통찰이어야만 보통 그 치료 효과가 크기 때문입니다.

실행

그렇지만 꼭 기억해 두어야 할 것은 아무리 그 심도가 깊고, 그 범위가 넓고, 그 정서가 강하다고 하더라도 결코 통찰만으로는 치료가 되는 것이 아니라는 점, 통찰은 다만 최종 목표에 도달하기 위한 하나의 방편에 지나지 않는다는 점입니다.

1. 실행과 응용

즉, 이 통찰은 실천에 옮겨야만 효과를 거둘 수 있습니다. 그러니까 최종 목표는 이 통찰을 실천적으로 적용해서 속에 있는 여러 가지 심리적 작용을 수정하고, 마침내 갈등에 대해서 과거보다 효과적으로 순응하게 되거나 그 갈등을 근본적으로 해결하는 것으로서, 그래야만 드디어 환자의 행동에 변화가 일어나는 것입니다.

2. 강화의 필요성

이렇게 통찰을 실지로 닦아 나가면서(working through) 갈등을 해결하고 있는 동안에도 강화를 어느 정도 해 주어야 합니다. 즉 환자가 갈등을 해결하기 위해서 어떤 새로운 노력을 할 때는 그것은 아직 몸에 익지 않은 낯선 시도를 하고 있는 것인 만큼, 치료자가 그것을 적극 지지해 주어야 합니다. 아니면 적어도 환자가 이 실행 과정(working-through process) 중에 그 같은 통찰을 실지로 응용하려는 것을 치료자가 개입해서 그것을 저지하거나 지연시켜서는 안 됩니다.

3. 실행을 통한 전이의 수정

이 닦아 나가는 실행 과정은 여러 면에 걸쳐서 진행되는 것이지만, 그중 특히 용이하게 관찰할 수 있는 면은 환자의 전이 반응에 관한 것입니다. 즉 우리가 쉽게 관찰할 수 있는 것은 환자가 치료의 진전에 따라 자신의 전이 행동을 수정할 수 있게 되어서, 좀더 성숙한 기능 수준으로 옮겨 가게 되고, 전이 왜곡이 줄어든다는 사실입니다. 그러나 이 경우에도 환자가 전이를 닦아 나가는 데 따라서 치료자는 여러 가지 방도를 다해서 환자에게 치료 시간 밖의 생활에서도 그와 같이 할 필요가 있다는 것을 인식하게끔 도와주어야 하고, 또 환자가 외부 관계에서 다르게 행동하기 시작하는 데 따라서 그와 같은 종류의 닦아 나감(working-through)을 치료 시간 중의 전이 상황에도 도입하려고 노력해야 합니다.

역전이

여러 해 전에는 치료자의 역전이(逆轉移/counter-transference)가 전문가로서의 자격을 상실하게 하는 요인이라고 간주했습니다. 그러나 요즘에 와서는 실질적으로 모든 치료자에게서 역전이가 다 일어난다는 것을 점차 인식하게 되었습니다. 그래서 여기서 중요한 것은 역전이가 일어났을 때 치료자가 그것을 의식할 수 있어야 하고, 또 되도록 그 같은 의식을 통해서 역전이를 상쇄해 버릴 수 있어야 한다는 것입니다. 즉, 자신의 역전이 반응에 관한 자각을 확대해 나가고, 그럼으로써 역전이를 해결할 수 있게 되거나, 아니면 그것에 좀더 잘 순응할 수 있게 되는 것이 중요하다는 것입니다. 전이의 경우와 마찬가지로 어떤 역전이가 일어날 것인지 전부 나열하거나 분류할 길은 없습니다. 그러나 여하간 우리가 환자에게 솔직할 것을 기대하고 있는 것과 마찬가지로 자기 자신에게 솔직하도록 노력한다는 것은 치료자의 의무이고 책임입니다. 역전이를 의식하고 처리할 수 있는 능력을 갖는다는 것은 전문가로서의 필수조건이기 때문에 치료자는 항상 역전이에 대해서 경계심을 소홀히 하지 말아야 하고, 또 거기에 부수되는 개인적인 불쾌감을 직면할 수 있는 용의를 항상 갖추고 있어야 합니다.

계속적 평가

치료의 중간 기간에 관해서 이제 마지막으로 말씀드릴 것은 어떤 속도와 어떤 범위로 환자에게 변화가 일어나고 있는가 하는 것을 치료자가 평가하는 일입니다. 이것은 지지 치료나 통찰 치료나 간에 다 같습니다. 치료자가 관찰하고 있는 환자의 변화는 때로 미묘하게 서서히 일어날 때도 있고, 또 때로는 그 변화가 매우 명백하게 극적으로 일어날 때도 있습니다. 또 때로는 치료자가 환자의 행동이 변화하였다는 것을 직접 관찰할 수 있는 경우도 있고, 또 때로는 다른 사람들이 지각하기를 "환자가 변했다" 하는 것을 환자가 듣고서 그것을 치료자에게 이야기해서 알 수 있는 경우도 있습니다. 그러나 어떤 때는 그 같은 변화의 외부적인 표시가 전연 없거나 매우 적은 경우도 있는데, 이럴 때는 주된 변화는 환자 자신의 내부에서 자체의 경험과 감정이 주관적으로 변화한 경우이고 외부의 관찰자로서 볼 수 있는 외적인 징조는 별로 없는 경우입니다.

치료자는 환자에게 일어나고 있는 변화의 속도와 범위를 평가해야 하고, 그럴 때는 치료 목표의 테두리 내에서, 즉 당초에 예측했던 변화의 정도와 유형을 염두에 두면서 평가해야 합니다. 이와 같은 평가를 부단히 계속해야만 이 중간 기간에서 진행되고 있는 치료 작업의 효율성을 검증할 수 있는 것입니다. 그래서 만일 환자에게서 일어나고 있는 변화가 당초의 목표와 보조를 같이하고 있지 않은 경우에는, 이것은 치료자에게 이 중간 단계에서 어떤 것이 결여되고 있을지도 모른다는 신호가 되는 것인 만큼 거기에 대해서 면밀히 관찰하고 생각하고 검토할 필요가 있습니다. 일면, 치료가 당초의 전략이 명한 대로 진행되어 가고 있고, 환자가 당초에 설정된 목표에 도달해 가고 있을 것 같으면 치료자는 보통 안심하고 그대로 치료를 진행시켜 나갈 수 있습니다.

제10장
치료의 종결

서론

실패한 경우
1. 실패의 인정
2. 환자 편에서 중단할 때
· 치료의 계속을 강요하지 말 것
· 중단에 따른 문제를 다룰 것
· 필요하면 가족과 접촉
3. 치료자 편에서 중단할 때
· 충분한 시간 여유
4. 공동으로 중단할 때
· 중단에 따른 문제를 취급
5. 실패에 대한 대비
· 환자에게 부정적 영향을 주지 말 것

성공한 경우
· 목표의 달성
1. 지지 치료의 종결 지침
(1) 증상의 제거
(2) 역동 균형 회복
(3) 행동 변화
(4) 환경 변화
· 만성 환자의 경우
2. 통찰 치료의 종결 지침
(1) 갈등의 해결
(2) 현실의 수용
(3) 자력으로 치료를 계속
(4) 전이의 해결
(5) 치료의 한계를 수용
(6) 증상 제거의 이차성

종결의 정신 역동
1. 지지 치료에서의 정신 역동
(1) 상실감과 불안감
(2) 긍정적 전이 속에서의 종결
(3) 종결에 대한 방어의 유지
2. 통찰 치료에서의 정신 역동
(1) 중요 대상의 상실에 따른 불안
(2) 전이 욕구의 포기
(3) 종결에 관한 갈등
· 상실에 대한 비애와 적개
(4) 몽상 작업의 필요성
(5) 저항 현상
· 갈등의 재발
· 새로운 갈등
· 증상의 재발
· 시기상조의 종결
· 새로운 대상의 추구
· 치료자와의 관계의 연장
(6) 종결의 긍정면

종결의 전술
1. 지지 치료의 전술
· 전략 원리
(1) 적극적 · 긍정적 · 현실적 종결
· 강화를 해 줌
(2) 상실감의 극소화와 그 방안
· 점차로 종결
· 필요하면 치료자를 즉시 만날 수 있게 함
· 서신으로 접촉
· 면접 일자를 정함
(3) 증상 재발의 예고
(4) 의식적인 상실감의 표현
2. 통찰 치료의 전술
(1) 잠정적 도입
(2) 종결 기간의 길이
· 최소 1개월, 때로 3, 4개월
(3) 최종 일자를 잠정적으로 정함
(4) 시기상조적 종결에 대한 해석
(5) 정규의 치료 빈도
(6) 증상 재발의 예상
(7) 급격한 대인 관계의 변화에 유의
(8) 예상과 사실 간의 식별
(9) 관계 유지에 대한 해석
(10) 부정적 전이의 처리
(11) 치료의 즉시 재개를 피할 것

역전이
1. 긍적적 역전이와 부정적 역전이
2. 치료의 중단과 역전이
3. 치료 기관에로의 전이

평가

서론

어떤 종류의 치료법을 사용했든 간에 정신 치료의 종결 단계는 치료의 전체 과정에 있어서 중요한 부분을 차지합니다. 그러나 불행히도 많은 치료자들이 이 점을 충분히 인식하지 않고 있고, 치료의 최종적 결과에 미치는 이 단계의 영향과 중요성을 과소평가하는 경우가 적지 않습니다. 이것이 불행하다는 이유는 만일 이 종결 단계를 옳게 인식하지 않고 그것을 여태껏 해 온 치료와 양립할 수 있는 방식으로 종결 짓지 않는다면, 그 치료 결과가 하나의 타협으로 낙착될 수밖에 없는 경우가 흔히 생기기 때문입니다. 즉 종결 단계를 옳게 인식하고 옳게 다루지 않으면, 치료 과정 중에 이루어 놓았던 성과가 상실되거나 적어도 감소된다는 것입니다. 이렇게 종결 단계는 치료의 최종 결과에 중대한 영향을 미치는 것이기 때문에 치료자는 이 기간에 일어날 수 있는 여러 가지 역동적 양상을 잘 이해해 둘 필요가 있고, 그리고 여태까지 치료의 계획과 실천에서 시종일관 사용해 왔던 전반적 치료 전략과 잘 부합되는 방식으로 종결을 진행해야 합니다.

실패한 경우

우선 치료자는 언제 치료의 종결 단계가 다가오고 있는가, 아니면 그것이 벌써 개시됐는가 하는 시기를 판별할 줄 알아야 합니다. 근본적으로 말해서 여기에는 두 가지 부류가 있습니다. 하나는 치료가 성공하지 못한 사례의 경우이고, 또 하나는 성공한 사례의 경우입니다.

1. 실패의 인정

치료가 성공하지 못했거나 당초의 목표가 달성되지 못한 경우에, 치료의 종결을 시사해 주는 주된 지침은 환자 또는 치료자가 그것을 인정하는 것입니다. 즉 이것은 환자나 치료자나 간에 "이제 치료 목표가 달성될 것 같지 않다", "오랫동안 침체 상태나 답보 상태가 계속되고 있다", "더 이상의 진전이 있을 것 같지 않다"라는 것을 인식하게 되는 경우입니다.

2. 환자 편에서 중단할 때

때로 이런 결정을 환자가 혼자서 내리는 경우도 있습니다. 즉 환자는 치료 접촉을 단절하는 결정을 혼자서 해 버리는데, 그럴 때 가장 자주 취해지는 행동은 이제 치료 시간에 오지 않는 것입니다. 환자가 언제든지 이와 같이 할 권리가 있다는 것을 치료자는 인식해야 합니다.

· 치료의 계속을 강요하지 말 것

그러므로 대부분의 경우에 치료자로서는 환자에게 치료를 계속하도록 강요할 방법은 없습니다. 그렇지만 환자가 그냥 아무 말도 하지 않고 치료 시간에 더 이상 오지 않는 경우에는 치료자 편에서 보통 최소한 한 번만 더 환자와 만나 보도록 노력하는 것이 좋습니다.

· 중단에 따른 문제를 다룰 것

즉 전화나 편지를 해서 최소한 한 번만 더 만나서 치료를 중단하는 데 관련되는 문제를 논하고, 그 이유를 밝히고, 또 환자로서 이런 상황에서 취할 수 있는 가능한 여러 가지 선택의 길을 의논해 보도록 해야 합니다. 때로 환자는 이것을 자기에 대한 치료자의 관심을 시험해 보는 수단으로 이용하는 경우도 있습니다만, 그러나 여하간 치료자는 환자가 이 점에 대해서 선택권을 갖고 있다는 것을 인식하고 있어야 하고, 환자에게 치료를 계속하도록 강요해서는 안 됩니다.

· 필요하면 가족과 접촉

반면에 환자가 자타에 대해서 심한 위험 부담을 안고 있는 경우나 너무 병이 심해서 이 점에 관해서 올바른 의사결정을 할 능력이 결여되어 있다고 판단되는 경우에는, 치료자로서는 보통 책임질 수 있는 환자의 가족과 접촉할 의무가 있고, 그리고 그 가족에게 환자가 치료를 중단하기로 했다는 것을 알리고, 그 가족이 환자의 장래의 안전을 위해서 적절한 대책을 강구하도록 권해야 합니다.

3. 치료자 편에서 중단할 때

한편, 환자가 아니라 치료자 편에서 "치료가 효과적이지 않다", "더 이상 치료를 해도 별로 소용이 없겠다" 또는 "환자의 시간과 노력과 비용의 낭비를 초래하겠다"라고 치료자가 결정을 내릴 때도 있습니다.

· 충분한 시간 여유

이런 경우에는 그런 결정을 환자에게 이야기해야 하지만, 그럴 때는 환자에게 충분한 시간 여유를 주어서, 이 같은 치료자의 결정에 대해서 그가 가질 여러 가지 감정이나 반응을 표현하고 풀 수 있도록 합니다.

4. 공동으로 중단할 때

치료자와 환자가 공동으로 그 같은 결정을 내린 경우도 마찬가지입니다. 이것은 치료에 진전이 없고 종결하는 것이 좋겠다는 데 두 사람이 의견 일치를 보이는 경우입니다. 이럴 때도 역시 비록 합의를 보았다고 하더라도 이런 결정에 대한 자기의 여러 가지 반응과 감정을 처리하려면 환자에게 어느 정도 시간이 필요하기 때문에 치료자는 그런 시간의 여유를 마련해 주어야 합니다.

그러면 이럴 때 흔히 일어나는 문제는 치료를 완전히 포기하고 그냥 살아가도록 할 것인가, 혹은 다른 치료자에게 가도록 권해서 거기서 당장 또는 장차에 치료를 다시 시작하도록 할 것인가 하는 것입니다. 이럴 때 고려해야 할 점은 환자의 계속적인 목표는 무엇인가, 이 치료가 실패한 이유는 무엇인가, 그만둔다는 결정을 하게 된 환자의 현재의 동기는 무엇인가 등이 됩니다. 또 하나의 문제는 다른 데서 치료를 다시 시작한다고 할 때에, 지금의 치료자가 그 다른 치료자를 추천할 것인가, 아니면 그것은 환자가 혼자서 찾도록 하는 편이 장기적인 안목으로 볼 때보다 현명한 일인가 하는 것입니다. 즉 지금의 치료자가 그 상황에 개입하지 않음으로써 지금의 치료자에서 다음의 치료자로 환자의 전이가 옮겨 가는 것을 미연에 방지하는 것이 좋겠는가 하는 것입니다.

· 중단에 따른 문제를 취급

5. 실패에 대한 대비

· 환자에게 부정적 영향을 주지 말 것

환자를 치료하다 보면 누구나 그중 얼마간은 실패하는 경우가 있는 만큼, 치료자는 이런 실패에 대비하고 있어야 합니다. 그리고 이 같은 실패 사례를 종결하는 데 있어서 치료자가 명심해야 할 것은 환자를 비난한다든가, 전적으로 환자 때문에 치료가 실패했다는 감을 환자에게 심어 준다든가, 장래의 예후(豫後)가 절망적이라든가, 또는 환자에 대해서나 환자의 노력에 대해서 직 · 간접 비판적인 이야기를 하는 일은 삼가야 한다는 것입니다. 이런 상황에서는 때로 환자가 자기의 체면을 지키기 위해서 "치료자가 잘하지 못한다" 또는 "자기에게 맞지 않는다"라고 마음속으로 치료자를 비난하는 경우도 있습니다. 대체로 치료자로서는 수긍하기가 어렵겠습니다만, 환자의 최대 이익을 위해서는 치료자가 여기에 대해서 너무 방어적이 된다든가, 이 환자에게는 다른 치료자가 더 적합할 수 있다는 가능성을 전적으로 배제한다든가 하는 일은 하지 않는 것이 좋습니다.

성공한 경우

· 목표의 달성

성공적인 치료를 종결하는 경우에는 치료 목표의 달성을 그 기준으로 삼습니다. 앞서 설명한 것처럼 지지 치료와 통찰 치료는 그 전략에 있어서 차이가 있으므로 어떤 것을 치료 목표의 달성으로 보느냐 하는 것도 상당히 차이가 있습니다. 그러나 하여간 어느 치료를 했든 간에 치료 결과의 평가는 당초의 치료 목표의 테두리 안에서 이루어져야 하고 또 치료를 하는 동안 치료 목표가 변경되었다면 그때도 그 변경된 목표의 테두리 안에서 평가되어야 합니다.

1. 지지 치료의 종결 지침

지지 치료의 경우에 있어서는 이것은 보통 환자의 증상이 완쾌되었거나 상당히 치료되었을 때입니다. 그리고 환자가 좀더 효과적이고 안정된 역동 균형을 대내·대외적으로 이루었을 때입니다. 즉 정신 내부적으로도 역동 균형을 좀더 잘 이루고, 지금의 생활 상황과 외부 현실에 순응할 때도 역동 균형을 좀더 잘 가질 수 있게 됐을 때입니다. 또 종결의 지침으로 삼을 것은 환자의 행동 형태가 변해서 종전의 행동 대신 새로운 자체 강화적인 행동이 나타났을 때라고 하겠고, 또 환자의 외부적인 환경 여건이나 대인 관계에 적절한 변화가 일어나서 이제 환자가 좀더 안락하고 효율적인 역동 균형을 이룰 수 있게 되었을 때입니다.

(1) 증상의 제거

(2) 역동 균형 회복

(3) 행동 변화

(4) 환경 변화

·만성 환자의 경우

만성적인 장애의 경우에는 당초의 치료 목표가 "단지 환자를 병원 밖에서 지낼 수 있도록만 한다", 또는 "그 만성 질환이 급성적으로 변화하는 것을 예방하도록만 한다"라고 목표를 정했을 때가 있습니다. 이럴 때 치료자가 택할 절차로는 정식으로 치료 관계를 종결하지 않고, 그 대신 장차 아주 드물게 만난다 하더라도 치료 접촉을 계속하는 것이 됩니다. 또 이럴 때는 환자에게 "이것은 치료의 종결이 아니라 치료의 중단이다"라는 점을 강조하고, 만일 치료를 재개할 필요가 생기면 언제든지 다시 환자를 만나 볼 수 있다는 점을 강조해 두어야 합니다.

2. 통찰 치료의 종결 지침

통찰 치료의 경우에도 치료 종결의 지침은 원래 설정했던 목표를 달성하였는가를 판단하는 것입니다. 그러나 앞서 치료 목표의 설정에 관해서 논했을 때 언급한 바와 같이, 통찰 치료의 목표는 지지 치료의 목표보다 더 높고 더 넓은 것이었습니다.

(1) 갈등의 해결

통찰 치료의 경우에는 이상적으로 말하면 환자가 제시하는 자료로 미루어 볼 때 우선 우리가 기대했던 정도로 환자의 내재적 갈등이 해결돼 있어야 합니다.

(2) 현실의 수용

또 환자와 치료자가 다 같이 "우리 인생의 우여곡절은 그 어느 누구도 심리적·정서적 갈등에서 자유스러워지도록 내버려 두지는 않는다"라는 것을 인식하게 되어야 하고, 여기서 중요한 것은 어떻게 자신의 갈등을 해결하느냐, 또는 그 갈등에 순응하느냐 하는 것이고, 이제 그러기 위해서 치료에 의해서 달성한 이해와 변화된 행동을 활용할 수 있다는 것을 인식하게 되는 것입니다.

(3) 자력으로 치료를 계속

또 하나의 지침은 환자가 치료 중에 치료 작업을 점차로 독력(獨力)으로 수행할 수 있게 되는 것입니다. 즉 점차 독력으로 자기의 행동이나 자기 자신을 이해할 수 있게 되고, 통찰을 하면 그것을 응용할 수 있게 되고, 또 계속 그와 같이 통찰을 실지로 응용하면서 자기의 문제를 스스로 해결해 나가고, 치료자의 도움과 참여가 점점 줄어들어도 혼자서 해 나갈 수 있게 되어야 합니다.

(4) 전이의 해결

이것과 더불어 치료자에게 표현하는 여러 가지 전이 반응, 전이 왜곡, 전이 기대, 전이 욕망의 강도와 범위도 점차 감소되어야 하고, 그 대신 치료 관계의 현실을 점차 인식할 수 있게 되고, 두 참여자의 각기 역할도 현실적으로 볼 수 있게 되고, 또 치료자를 보는 눈도 치료자의 현실적 자질과 현실적 제한에 맞게 지각할 수 있게 되어야 합니다.

(5) 치료의 한계를 수용

통찰 치료의 종결에 대한 또 하나의 지침은 환자가 정신 치료의 한계를 인식할 수 있게 되고, 자기 자신과 자기의 생활을 현실적으로 수용할 수 있게 되는 것입니다. 여기에 포함되는 것으로는 자기의 장점이나 잠재 역량뿐만 아니라 자기의 약점이나 취약점도 인식할 수 있게 되고, 더 이상 치료를 받아도 거기에는 한계가 있다는 것을 인식하게 되는 것입니다.

(6) 증상 제거의 이차성

증상의 문제는 통찰 치료를 종결하려고 할 때는 보통 단순한 증상의 완쾌나 개선을 토대로 평가하는 것은 아니고, 그 증상의 치유가 그 증상을 애당초 야기시켰던 갈등의 이해와 갈등의 해결에 얼마만큼 기인하는가 하는 것을 토대로 평가해야 합니다. 통찰 치료가 진행되는 동안에 환자는 자기의 증상이 나아지는 것을 경험하면 그럴 때마다 이제 치료를 종결하는 것이 좋겠다고 생각할 때가 여러 번 있습니다. 그러나 이것은 저항의 한 형태라는 것으로 판명되는 경우가 많고, 치료로부터의 도피를 의미할 때가 많습니다. 따라서 치료자는 환자가 이와 같이 단순히 증상이 나아졌다고 해서 치료를 종결했으면 할 때는 그것에 대해서 해석을 해 주어서, 그것은 속의 갈등을 더 깊이 탐색하고 밝히는 데 대해서 그가 불안을 느끼고 저항을 나타내고 있는 것에 불과하다는 점을 지적해 주어야 합니다.

종결의 정신 역동

이상과 같은 기준으로 볼 때 종결 단계가 다가오고 있다고 판단되는 경우에 이제 이 종결 단계가 환자에게 어떤 역동 양상과 갈등을 야기할 것인가 하는 것을 알아 둘 필요가 있습니다. 어떤 점으로 보면 치료의 종결 단계는 청년이 그 정상적 발달 단계에 있어서 그의 가족으로부터 해방되고 독립하는 과정과 흡사하다고 말할 수 있습니다. 이럴 때 청년이 달성해야 할 성숙 과업은 점차 가족의 유대와 부모에 대한 애착으로부터 해방되어 어느 정도 개인의 동일성(identity)을 확립하고, 종전의 애착과 의존을 떠나 독립적인 기능을 할 수 있게 되고, 새로운 지위에서 오는 불안을 수용하고 처리할 수 있게 되는 동시에 새로운 독립적 지위가 마련해 주는 잠재적 가능성을 충분히 활용하는 것을 인식하는 것입니다.

1. 지지 치료에서의 정신 역동

지지 치료의 경우에 치료자는 흔히 환자를 위해서 적극적인 역할을 하였고, 여러 가지 점으로 보아 환자의 생활에 있어서 매우 현실적인 인물로 화(化)하였던 것입니다.

(1) 상실감과 불안감

그러므로 환자는 이같은 현실적인 인물을 상실하는 데 대해서, 또 여태껏 향유했던 그와의 관계를 상실하는 데 대해서 여러 가지로 애석하다는 감을 느끼게 될 것입니다. 또 지지 치료의 환자는 대부분 자기의 증상이나 병이 장차 재발하지 않을까 해서 상당히 걱정하는 경우가 많습니다. 또 자기들이 치료 중에 받았던 지지와 안심과 도움이 이제 없어지는 마당에 혼자서 얼마나 잘 기능을 할 수 있을까 하고 여러 가지로 걱정을 하게 됩니다.

(2) 긍정적 전이 속에서의 종결

이럴 때 치료자는 지지 치료의 일반 전략에 따라서 치료를 종결 짓는 데 있어서 계속 긍정적 전이의 기반 위에서 끝맺으려고 노력해야 합니다. 그리고 물론 치료 중에 전이를 다룰 때 그랬었던 것같이, 계속 긍정적 전이 관계 속에서 끝을 맺되, 그 전이 자체는 환자의 무의식에 머물게 하면서 종결하게 하는 것입니다.

(3) 종결에 대한 방어의 유지

이것과 마찬가지로 갈등에 대해 환자의 방어 조직도 그대로 유지되도록 해야 합니다. 특히 치료의 종결이 촉발하게 될 상실과 이별에 관련된 방어 조직은 그대로 유지되어야 합니다. 지지 치료의 경우에 환자는 치료의 종결과 관련해서 여러 가지 슬픔이나 상실감을 의식해서 느끼게 되는 경우가 많습니다만, 이럴 때 치료자는 이 같은 감정과 연관된 심층적 갈등을 밝히는 것을 삼가야 합니다. 물론 이것도 역시 당초에 결정한 치료 전략과 보조를 맞추기 위해서입니다.

2. 통찰 치료에서의 정신 역동

이런 지지 치료와는 대조적으로 통찰 치료에 있어서는 종결 단계의 역동 양상이 좀더 복잡해질 가능성이 많습니다. 대체적으로 말해서 치료 중에 전이 반응이 좀더 강력하게 불러일으켜졌고, 또 좀더 깊이 체험되었을수록 종결 단계는 좀더 복잡해질 것이고, 또 그 문제가 처리되고 해결되려면 좀더 많은 시간이 필요하게 될 것입니다.

(1) 중요 대상의 상실에 따른 불안

치료가 성공적이었을수록, 또 갈등이 해결되었기 때문에 환자가 좀더 효율적이고 만족스러운 순응 수준에 도달했을수록, 이것을 달성하는 데에는 치료자가 큰 영향을 미쳤던 것입니다. 따라서 그런 치료자를 상실한다는 것은 환자로서는 지지 치료의 경우와 마찬가지로 중대하고도 현실적인 대상을 상실한다는 것을 의미하는 것입니다. 지지 치료의 경우와 같이 장래에 대한 회의나 자신의 기능 역량에 대한 불안이 나타날 것입니다. 그 강도는 환자의 현재 환경이 근본적으로 긍정적이고 지지적인 것인가, 아니면 부정적이고 좌절적인 것인가에 따라 약간의 차가 나겠습니다만, 여하간 치료의 종결에 대한 불안은 여러 가지로 일어날 것입니다.

(2) 전이 욕구의 포기

또 이상의 요인은 치료자와 환자 간의 현실적인 관계 면을 논한 것이라고 볼 수 있었습니다만, 이상의 요인 이외에도 전이 관계가 치료 중에 출현했고 발달했다는 문제가 있습니다. 치료의 종결에 있어서 전이라는 문제는 해결되어야 마땅하지만, 역동적으로 볼 때 여기서 우리의 주된 관심사는 환자가 자진해서 치료자를 포기하고 전이 욕구를 포기하는 것이 됩니다. 환자가 아동기에 지녔던 욕구를 지금의 치료자에 시대에 맞지 않게 전이하고, 치료자를 그렇게 지각하고 경험했던 것을 이제는 자진해서 포기해야 한다는 말입니다. 앞서 정신 병리에 관해서 논했을 때 설명한 것처럼 신경증을 일으킨 중요한 요인은 신경증 환자라는 적합하지 않은 대상에게서 시대에 맞지 않는 만족을 얻으려고 계속 시도하기 때문이라고 하였습니다. 즉 아동기의 만족과 충족을 지금도 계속 이루려고 하기 때문에 신경증이 애초에 야기된 것이라고 하였습니다. 치료의 종결 기간 동안에 환자는 이제 이 같은 욕망 충족은 가능하지 않다는 것을 인식할 수 있어야 하고, 시대에 뒤떨어진 이 같은 만족을 계속 추구한다는 것은 장기적으로 볼 때 지금의 성인 생활에서 현실적인 만족을 이루는 데 방해 요소가 된다는 것을 인식할 수 있어야 합니다.

(3) 종결에 관한 갈등

종결 단계에 접어들면서 결국 이 같은 욕구는 충족되지 않을 것이라는 것을 인식하게 되면 환자의 마음속에는 하나의 갈등이 생기게 됩니다. 일면에서는 충족을 바라는 전이 욕구의 잔재가 계속 작용을 하는데, 또 일면에서는 그 같은 전이 욕구는 포기해야 한다는 것에 대해서 현실적인 인식과 지각이 생기기 때문에, 이 둘 간에 갈등이 일어난다는 것입니다. 이렇게 되면 슬픔과 비애감도 느끼게 되지만, 한편 치료자에 대해서 적개(敵愾)와 분노도 느끼게 됩니다. 즉 환자에게는 치료자가 자기의 어릴 때의 대상(對象)인 것이고, 전이 욕구가 자기의 어릴 때의 욕구인 것이고 보면, 이제 이것을 상실하게 됐다고 할 때, 환자는 여러 가지 슬픔과 비탄과 상(喪)을 당한 애도감을 느끼게 됩니다. 그런데 또 한편에서는 이 같은 좌절을 궁극적으로 강요한 대상에 대해서, 즉 치료자에 대해서 여러 가지 적개심과 분노를 느끼기도 합니다. 여기에 더해서 이제는 '좋은 환자'라는 역할을 하면 자기가 바라는 충족을 얻어 낼 수 있다고 하는 희망이 사라졌기 때문에, 또 이

· 상실에 대한 비애와 적개

런 각도에서 볼 때 이제는 치료자를 소원히 대했다고 해서 그것이 충족 여부와 무슨 관계가 있는 것도 아니기 때문에, 이제 흔히 나타나는 현상으로는, 이 전이 충족의 상실에 반응해서 사실 부정적 전이 감정이 더 심하게 나타난다는 것입니다. 그래서 때로는 이 부정적 전이 감정이 여태껏 치료 중에 경험했던 것보다 훨씬 더 그 강도를 더할 때가 있다는 것입니다. 왜냐하면 종전에는 환자가 만일 자기가 아직 좋은 행동을 보이고 치료자를 소원히 대하지 않고 원망과 적개심을 표시하지 않으면, 그 같은 만족을 이룰 수 있을지도 모른다는 공상을 하고 있었고 그 공상에 매달리고 있었는데, 이제는 그 공상이 깨지기 때문입니다.

(4) 몽상(蒙喪) 작업의 필요성

이 같은 옛날 어릴 적의 욕망과 그 충족을 바라는 꿈에 대해서 작별의 인사를 고하려고 할 때는 상(喪)을 당한 비통감과 애도감이 수반된다고 하였습니다만, 이 작업, 즉 비애와 애도를 체험하고 해결하는 작업은 아무리 그것이 고통과 곤란과 슬픔을 수반한다고 하더라도 종결 기간 동안에 꼭 수행되어야 합니다. 왜냐하면 종결 기간에 이 상을 당한 비애를 체험하지 않고 해결하지 않은 채 그대로 내버려 두게 되면, 이것은 신경증적인 유아기와 아동기의 희망을 계속 간직하는 데 있어서 핵심적 작용을 할 것이고, 따라서 장차 신경증 붕괴를 자아낼 수 있는 원천으로 계속 남게 될 것이기 때문입니다.

(5) 저항 현상

앞서 저항이라는 개념을 논했을 때 설명한 것처럼 환자는 고통스러운 경험을 갖는 데 대해서 저항을 보인다고 했습니다. 그래서 환자는 애도감과 비통감을 체험하는 것을 여러 가지 행동 형태와 역동 기제를 사용함으로써 피하려고 합니다.

·갈등의 재발

그중 하나로는 전 단계의 치료에서 해결되었던 것으로 생각했던 종전의 갈등이 재발되어, 환자가 그 갈등을 다시 경험하게 되는 현상이 일어납니다. 많은 경우에 이런 현상이 근본적으로 말하고 있는 의미는 "나는 아직도 치료를 종결할 준비가 되어 있지 않습니다. 그것이 아니라 오히려 지금부터 시작하려고 하고 있습니다. 따라서 나는 치료를 무제한 계속할 필요가 있습니다"라는 것과 같습니다.

·새로운 갈등

또 때로는 이 기간 중에 이때까지 피해 왔던 문제나 갈등을 생전 처음 끄집어 내어 표현할 때도 있습니다. 이것도 역시 본질적으로 그 동기는 치료를 계속하고자 하는 것입니다.

·증상의 재발

어떤 경우에는, 종결 기간에 증상이 재발되는 현상은 여태껏 치료자가 달성하고자 했던 일을 깎아 내리는 하나의 표현이기도 합니다. 즉 환자는 치료자가 치료를 종결하려는 것이 자기를 심리적으로 배척하는 것이라고 보고, 그것에 대한 분노와 적개심을 증상의 재발을 통해서 표현하고 있는 것입니다.

또 때로는 이렇게 증상의 재발을 통해 자신의 방어적 감정을 표현하는 것입니다. 즉 증상이 재발됨으로써 치료가 종결된다고 해서 자기에게 특별히 값어치가 있는 어떤 중요한 것이 상실되는 것은 아니라는 방어적 감정을 표현하는 것도 됩니다.

· 시기상조의 종결

어떤 사람은 치료를 당장 끝냄으로써 종결 단계의 고통을 면하려고 합니다만, 이런 환자는 이제 더 이상 말하거나 해결할 거리가 없다는 식의 합리화를 하는 경우가 많습니다.

· 새로운 대상의 추구

또 어떤 환자는 치료자를 대신할 수 있는 다른 대상을 찾으려고도 하는데, 이 역시 상실감과 비애감의 체험을 면하기 위해서입니다. 이런 사람들은 흔히 다른 치료자를 물색하거나 다른 형태의 치료를 찾게 됩니다. 또 때로는 자기의 문제를 다 털어놓을 수 있는 어떤 새 사람을 구하려고도 해 보고, 결혼을 해 버린다든가, 연애관계를 맺는다든지, 또 그 이외의 어떤 방법을 쓴다든지 해서, 치료 종결로 인해 예상되는 영향을 상쇄해 줄 수 있는 어떤 사람을 당장 찾으려고 합니다.

· 치료자와의 관계의 연장

또 어떤 환자는 이 종결 기간에 대한 방어 기제로서 치료 종결 후에도 치료자와 어떤 식으로 전문적 관계나 사적 관계를 유지했으면 하는 공상을 하기도 합니다. 이 같은 공상을 통해서 역시 상실을 부정하려고 하고 관계를 계속하려고 하고, 그럼으로써 치료 종결의 애도와 몽상(蒙喪)의 작업을 면하려고 하는 것입니다.

이상과 같은 문제와 몽상 작업에 대한 방어 기제는 어릴 때에 중요 대상을 상실한 경험을 가졌던 환자에게 특히 현저하게 나타나고, 그 중요성이 더해집니다. 이런 환자에게는 전이 관계를 맺고 있는 치료자를 지금 상실한다는 것은 원래의 외상(外傷)적 상실 경험의 반복을 뜻할 수 있기 때문입니다. 그래서 이런 경우에는 여태까지 표현되지 않았던 어릴 때의 고통스러웠던 기억과 감정이 각별히 강력하게 촉발될 때가 있습니다.

(6) 종결의 긍정면

이상에서 통찰 치료의 종결과 관련해서 일어날 역동적 양상에 관해서 몇 가지 지적했습니다만, 특히 전이 관계가 강렬한 경우를 설명했습니다. 치료의 종결에 대해서 환자가 전적으로 부정적인 감정만을 경험한다고 생각해서는 안 됩니다. 치료 종결에는 여러 가지 긍정적인 감정과 긍정적인 반응도 많습니다. 즉 환자는 성취감과 성공감을 갖게 되고, 미래에 대한 자기의 잠재적 역량을 자각하게 되고, 자기의 기능 작용이 향상되었다는 것을 인식하게 되고, 또 이런 것이 자신의 욕구를 충족시킬 기회를 증가시킬 것이라는 것을 인식하게도 되는 것입니다.

종결의 전술

이제 치료의 종결 단계에서 실제로 어떤 전술과 기술을 사용할 것인지 생각해 보겠습니다. 약간 인공적인 구분이기는 합니다만 여기서도 지지 치료와 통찰 치료로 나누어서 설명하겠습니다. 그것은 이와 같이 일련의 치료법의 양극을 논함으로써 실제 개개 사례에서는 어느 기술을 사용하든 간에 그 이론적 근거가 명확하게 이해될 것이라는 것을 희망하기 때문입니다.

1. 지지 치료의 전술

· 전략 원리

지지 치료의 목표는 다른 것에 앞서 환자가 갖는 관계 중에서 무의식적인 전이 요소는 그대로 유지시키는 것이었습니다. 즉 전이를 근본적으로 긍정적 수준에 머물게 하고, 또 그 전이가 계속 방어되고 무의식에 남도록 하는 것이었습니다.

(1) 적극적 · 긍정적 · 현실적 종결

따라서 치료자는 계속 적극적으로 또 현실 중심적으로 작용해 나가고 환자가 잘못된 지각이나 잘못된 이해를 하면 그것을 수정해 줍니다. 그래서 종결 문제가 나타난 경우에도 치료자는 환자를 적극적으로 충족시켜 주면서 종결을 하게 되는데, 다시 말해서 긍정적 전이를 고양시켜 가면서 종결 지으려고 하는 것입니다.

· 강화를 해 줌

이럴 때 치료자는 환자가 진보를 보인 데 대해서 칭찬의 표시를 해 주거나, 또는 환자가 종결 단계를 밟은 데 대해서 다른 형태의 적극적인 심리적 강화를 해 주는 경우가 많습니다.

(2) 상실감의 극소화와 그 방안

지지 치료에서는 우리에 대한 환자의 의식적인 소통감(rapport)과 무의식적인 전이 욕구가 토대가 되어 치료가 종결된 후에도 환자가 계속 우리와 근본적으로 긍정적 관계를 갖도록 한다고 하였습니다만, 그러기 위해서는 그가 경험하고 있는 상실감을 최소한도로 막으려고 노력해야 합니다.

· 점차로 종결

이것을 달성하기 위한 방법의 하나는 환자로 하여금 상실감을 장기간에 걸쳐서 서서히 경험하도록 하는 것입니다. 예를 들면 어떤 환자가 여태까지 1주 1회씩 치료를 받았다고 할 때, 이제 그것을 2주 1회로 줄이고, 다음에는 한 달에 한 번 만나고, 끝에 가서는 추후 평가를 위해서 3개월이나 6개월 후에 한 번 만나서 끝을 맺는 방식으로 합니다. 이런 식으로 종결하면 환자의 급성적 상실감을 감소시킬 수 있는 경우가 많고, 또 치료자가 계속 그와 관계를 유지하고 있다는 점도 강조되고, 따라서 치료의 종결과 관계된 애도감을 최소한으로 줄일 수도 있고,

또 어떤 부정적 전이 감정이 일어나는 것도 방지할 수 있습니다.

·필요하면 치료자를 즉시 만날 수 있게 함

또 하나의 방법은 만일 필요하다면 치료자를 언제든지 만나 볼 수 있다는 것을 강조해 두는 것입니다. 즉 이것은 우리가 환자의 진보와 환자의 장래 생활에 대해서 계속 관심을 갖고 있다는 점을 재천명하는 것입니다. 또 이렇게 말한 경우에는 사실 환자가 어떤 이유로든지 치료자를 다시 찾을 때는 모든 노력을 다해서 될 수 있는 대로 빨리 즉각 거기에 응해야 합니다.

·서신으로 접촉

또 환자와 접촉을 유지하기 위해서는 "나에게 가끔 편지나 크리스마스 카드를 보내서 어떻게 돼 가고 있는지 알려 달라"라고 제안할 수도 있습니다.

·면접 일자를 정함

또는 이것을 좀더 확실하게 구현시키는 방안으로는 장차 그와 만날 어떤 특정한 날짜와 시간을 미리 정해 놓을 수도 있습니다. 비록 그 약속 날짜가 아주 먼 훗날이어서 치료자로서 그때의 시간 사정이 확실치 않을 경우라도 그렇게 정해 두는 것이 좋습니다. 왜냐하면 환자로서는 그런 약속 시간을 가졌다는 것이 치료자와 전이 관계를 계속 유지할 수 있는 토대가 되기 때문입니다. 그리고 만일 그때 가서 치료자가 약속 날짜나 시간을 변경하지 않으면 안 될 경우가 생긴다 하더라도 애초에 약속하였다는 사실은 그에게 자기 인생에서 치료자가 그 역할을 계속하고 있다는 것을 경험할 수 있게 하기 때문입니다.

(3) 증상 재발의 예고

이런 종결 형식에 있어서 또 하나 적절한 방법은 환자에게 "장차 가끔 심하지는 않겠지만 증상이 재발할지도 모른다. 그렇지만 그것을 지나치게 걱정할 필요는 없다. 또 만일 그 증상이 아주 심하게 나타나거나 오래 지속하는 경우에는 거북하게 생각 말고 언제든지 다시 치료자를 찾으라"라고 미리 말해 두는 것입니다. 왜냐하면 만일 이렇게 하지 않으면 장차 증상이 약간이나마 재발될 경우에 신경증이 전부 또다시 생겨났다고 생각해서 환자가 낙담하거나 절망하거나 공포심을 갖게 될지도 모르기 때문입니다. 이것을 치료자가 예언했을 경우에는 치료자에 대한 환자의 신임이 유지될 수 있고, 그러면 증상의 재발과 거기에 대한 퇴행적 불안이라고 하는 악순환을 피할 수 있다고 희망할 수 있기 때문입니다.

(4) 의식적인 상실감의 표현

바로 전에 종결 단계의 역동 양상에 관해서 논했을 때 언급한 바와 같이 지지치료를 받는 환자라 할지라도 때로는 치료 종결이 다가오면 여러 가지 비애감과 상실감을 경험할 수가 있습니다. 만일 이것이 의식되어 있고, 환자 자신이 이것을 체험하고 있다는 것을 이미 자각하고 있는 경우에는 치료자로서는 치료 시간에 그것이 표현되게끔 격려해 주어야 하고, 그런 감정이 통기(通氣/ventilate) 되도록 하고, 필요한 지지적 개입을 해 주어야 합니다. 그런데 이때에 유념해야 할 것은 이 같은 감정의 표현은 이미 의식되어 있는 수준에만 한정되게 하고 무의식적인 감정 반응의 방어와 저항에 대해서는 해석을 해서는 안 된다는 점입니다.

2. 통찰 치료의 전술

(1) 잠정적 도입

통찰 치료의 전술은 이상에서 설명한 지지 치료와는 대조적으로 여러 가지 점에서 다릅니다. 첫째로, 치료를 종결한다는 생각 자체를 치료 시간에 도입하는 데 있어서 처음에는 그것을 잠정적인 것으로 도입해야 합니다. 또 그것도 이상적으로 말하면 치료자와 환자가 공동으로 내린 결정이어야 하고, 또 전술한 바 있는 치료 종결의 여러 기준이 다 갖추어졌을 때라야 합니다.

때로는 환자 편에서 먼저 종결 문제를 끄집어낼 때도 있습니다만, 만일 치료자가 거기에 동의할 수 있을 경우에는 별 문제가 없습니다. 반면에 환자의 동의가 없는데 치료자 편에서 종결하자는 생각을 끄집어내는 경우에는 문제가 약간 어려워집니다. 따라서 종결하는 것이 마땅하다고 판단되는 경우라도 치료자는 그 제안을 할 때 더욱더 그것을 잠정적인 것으로 내놓아야 하고, 그럼으로써 환자에게 충분한 시간 여유를 갖게 해서 종결에 대해서 어떤 결정을 내리기 전에 먼저 환자가 그 생각을 스스로 익힐 수 있게끔 기다려 주어야 합니다.

(2) 종결 기간의 길이

· 최소 1개월, 때로 3, 4개월

심지어 이 같은 잠정적 결정을 하기 전에도 종결의 기간을 얼마로 잡을 것인가 하는 것에 관해서 치료자는 사전에 생각해 두어야 합니다. 앞서 설명한 것과 같은 전형적인 종결 역동이 나타날 가능성이 짙으면 짙을수록, 또 여태까지의 전이 관계가 깊으면 깊을수록, 더 오랜 기간을 요하게 될 것입니다. 치료의 심도와 강도와 기간이 상당한 정도에 달했던 경우에는 적어도 1개월간의 종결 기간을 가져야 합니다. 또 때로는 여기에 필요한 작업을 완성하려면 3, 4개월이나 되는 기간을 요하게 되는 경우도 많습니다.

(3) 최종 일자를 잠정적으로 정함

또 보통은 치료 종결의 마지막 날짜를 정해 두는 것이 좋습니다. 물론 이것은 치료자와 환자 두 사람이 다 그 날짜가 잠정적인 것이고, 필요하면 변경할 수 있다는 이해하에서 그렇게 정해 두는 것입니다. 여기서 원래 정한 날짜의 변경 여부는 적어도 환자가 차후의 종결 기간 동안에 어떻게 반응하는가를 치료자가 관찰할 수 있고 판단을 내릴 수 있을 때까지로 미루어 두는 것입니다. 그래서 그 같은 관찰을 토대로 원래의 잠정적 종결 날짜를 지킬 수 있는가 없는가를 평가해서, 그 평가에 따라서 그때 가서 변경 여부를 정하게 됩니다.

(4) 시기상조적 종결에 대한 해석

앞서 말한 것처럼 일단 종결 문제를 치료 시간에 끄집어내면, 어떤 환자는 치료를 당장 종결하려고 듭니다. 따라서 이럴 때 치료자는 그것은 환자가 종결 단계에서 일어날 여러 가지 감정과 또 이 단계에서 해야 할 작업을 피하기 위해서 저항과 방어를 나타내고 있다는 점을 해석해 주어야 하고, 그가 이 문제를 직면하고 처리하게끔 격려해 주어야 합니다.

(5) 정규의 치료 빈도

또 통찰 치료에서는 종결하기로 합의한 날까지 여태까지 정한 정규적 계획과 정규적 치료 빈도를 그대로 지키는 것이 좋습니다. 그렇게 함으로써 환자는 다가오는 상실과 또 거기에 따른 여러 가지 감정을 더 확실히 체험할 수 있게 되고, 또 그 같은 여러 가지 통탄과 상중(喪中) 감정을 밝히고 탐색할 수 있는 시간도 가질 수 있기 때문입니다. 종결 기간의 치료 횟수를 줄이는 것은 지지 치료의 경우에는 적합하지만 통찰 치료에서는 환자에게 종결 시의 갈등을 회피하는 기회를 주는 것이기 때문에 최선의 치료 결과를 가져오는 데 방해 요소가 되는 것입니다.

(6) 증상 재발의 예상

통찰 치료에서는 전에도 말한 것처럼 환자의 원래 갈등이나 증상이 재발한 것처럼 보인다고 해서 낙심해서는 안 됩니다. 즉 치료자는 이것을 종결의 역동적 양상과 관련해서 이해해야 하고, 재발의 의미를 종결 과정과 관련된 것으로서 환자에게 해석해 줄 수 있어야 합니다. 증상의 재발이 정말 종결 단계와 관련된 것인 경우에는 그런 재발은 일시적인 것이고 보통 단기간에 그치게 됩니다.

(7) 급격한 대인 관계의 변화에 유의

종결 기간 중에 치료자는 환자의 대인 관계의 어떤 급격한 변화에 대해서 특별히 세심한 주의를 기울이고 있어야 합니다. 이럴 때도 역시 그것을 종결 역동의 일부로서 이해하고, 환자에게 그것을 적극적으로 해석해 주어야 합니다. 이 종결 기간은 환자로서 결혼이나 직장 변경이나 임신이나 또 이와 유사한 행동을 하기에는 특히 좋지 않은 시기입니다. 이 같은 행동은 역동적으로 볼 때 치료자를 대신할 대치 대상을 추구하고 있는 것으로 볼 수 있기 때문입니다. 환자와 치료자가 치료 기간 중에 이상과 같은 여러 가지 종결 역동을 좀더 완전하게, 좀더 효과적으로 다룰 수 있으면 그럴수록, 치료의 최종 결과는 좀더 좋게 나올 것입니다.

(8) 예상과 사실 간의 식별

그러나 그럼에도 불구하고 상실과 이별을 예상하는 것이 사실인 만큼 치료자는 이 사실을 환자에게 이해시켜야 합니다. 또한 그렇기 때문에 치료가 종결된 후에 환자가 독력(獨力)으로 상실과 이별을 완전히 소화하고 거기에 순응하는 동안 1, 2주 또는 1, 2개월 동안 슬퍼하고 약간 우울해진다고 하더라도, 두 사람 다 그것에 대해서 놀라지 말아야 합니다. 또 치료가 실제 종결된 이후에도 환자가 치료 경험을 통합하는 데 따라서 독력으로 중요한 진보를 이룰 수 있는 경우도 그리 드문 일이 아닙니다.

(9) 관계 유지에 대한 해석

환자가 치료 종결 후에도 치료자와 사교 관계나 전문적 유대를 통해서 관계를 유지하려고 할 때는, 그것이 전이 관계의 상실과 포기에 대한 방어라는 점을 해석해 주어야 합니다. 치료자 편에서 적극적인 행동을 취했기 때문에 치료가 종결된 후에도 전이 관계가 지속되거나 유지되는 경향을 자아낸다는 것은 통찰 치료의 경우에는 치료자로서 할 타당한 처사가 못 됩니다.

(10) 부정적 전이의 처리

또 하나 종결 단계에서 해야 할 중요한 작업은 이 단계에서 일어나는 부정적 전이 반응을 처리하는 문제입니다. 이 기간에 환자는 자기가 배척된다는 느낌을 갖게 되고, 또 그래서 적개심과 공격심도 느끼게 되고, 한편 치료의 종결과 죽음을 등식화하는 공상도 자주 하게 됩니다. 이 같은 공상은 사실 현실적 근거가 있습니다. 즉 치료가 정말 성공했던 경우에 환자가 이제는 결코 치료자를 다시 만나 볼 수 없게 됐다는 것을 인식하게 되면, 사실이지 그 치료자가 자기의 인생에 매우 중요한 영향을 끼쳤고 관건(關鍵)적인 중요 인물이 되었는데도 불구하고, 그런 사람과 마지막 작별을 해야 한다는 것은 흔히 죽음의 개념과 연결되는 경우가 많은 것입니다. 그래서 그런 생각과 연관된 여러 가지 감정 반응이 따르기 마련입니다. 그래서 만일 치료 종결 후에 치료자가 환자를 만나 보기로 작정한 경우나, 또는 심지어 만나 보아야 할 필요가 생긴 경우라 하더라도, 보통은 상당한 시일이 경과한 후에야 만나는 것이 좋습니다. 여기서 얼마나 시일이 경과하느냐의 문제는 얼마나 전이가 강렬했느냐, 또 얼마나 광범위하게 종결 반응이 처리되었느냐 하는 것에 따라서 결정되어야 합니다.

(11) 치료의 즉시 재개를 피할 것

통찰 치료가 종결된 후에, 얼마 안 가서 혹은 상당한 시일이 경과한 후에, 환자가 치료를 다시 받았으면, 또는 적어도 치료의 재개 여부에 관해서 자문만이라도 받았으면 하고 희망하는 경우가 적지 않습니다. 이럴 때 치료자는 치료의 재개를 격려한다든가 과거의 전이 관계를 적극적으로 부활시킨다든가 하는 일은 하지 않도록 조심해야 합니다. 또 환자가 이것을 방편 삼아 치료의 상실과 관련된 갈등을 완전히 해결하기를 회피하려는지의 여부를 평가해야 합니다. 그러나 환자가 사실 어떤 문제가 있어 치료자와 의논하기를 원하는 경우도 많기 때문에 무턱대고 선수를 치는 식으로 환자를 돌려보내지 않도록 조심해야 합니다. 반면에 환자가 적어도 어느 정도 혼자서 살아나가도록 노력하지 않았는데도, 즉각 정규적인 치료를 재개하는 것은 권하지 않습니다. 또 독립적으로 인생을 살아가는 것을 피하기 위해서 치료를 다시 받고자 한다면, 이것은 그가 치료를 다시 받지 않고도 독립적으로 잘 기능할 수 있을 기회를 박탈하는 것이기 때문입니다. 또한 이런 상태에서는 치료를 더 받겠다는 환자의 동기가 무엇인가 하는 것을 평가하기가 어려운 경우가 많습니다. 그래서 치료를 다시 시작한다는 결정을 내리기 전에 독립적으로 최소한 6개월이나 1년은 혼자서 노력해 보도록 권하는 것이 좋습니다. 부언하면 만일 그때 가서도 환자가 치료를 원한다면, 이것은 치료 종결 후에 얼마 안 가서 치료를 다시 원하는 경우보다 환자가 치료를 계속할 필요성을 더 잘 인식하고 있고, 그만큼 동기가 확고하다는 것을 나타내는 것이라 하겠습니다.

역전이

1. 긍정적 역전이와 부정적 역전이

여태까지는 주로 종결 단계에 대한 환자의 반응에 관해서 논했습니다. 이제부터 논할 것은 종결 단계에 대한 치료자의 반응과 치료자의 역전이에 관한 것입니다.

역전이(逆轉移)는 여러 가지 형태로 종결 시에 작용할 수가 있습니다. 역전이가 부정적이라고 할 때 치료자는 시기에 맞지 않게 너무 일찍 치료를 종결 지으려고 들거나, 또는 결국에 가서 환자의 최선의 이익과 상치되는 방식으로 종결하려 들 수 있습니다. 반대로 역전이가 과도하게 긍정적인 경우에는 치료자가 환자와의 관계를 종결 짓기를 싫어하거나 꺼려하게 되어서, 치료의 종결이 불필요하게 지연될 수가 있습니다. 치료자는 자기 자신과 자기의 전문적 재간을 환자하고의 작업에 투입했던 것이고, 또 특히 환자가 치료를 잘 활용해서 그 진보가 현저하게 나타난 경우에는 치료자도 또한 그 환자에게 애착을 갖게 될 것이지만, 이것은 청산(淸算)되어야 합니다. 즉 치료자도 또한 치료 종결에 대한 자신의 상실감에 직면해야 하고, 그것을 해결해야 합니다.

환자로서는 이 기간에 애도와 몽상(蒙喪)을 체험할 필요가 있는데도, 어떤 치료자의 경우에는 역전이 때문에 그것을 인식하지 못할 때가 있습니다. 또 이 기간의 환자는 여러 가지 부정적 전이 감정을 경험할 수가 있기 때문에, 치료자는 그것을 인식해서 환자로 하여금 그런 감정을 표현하고 해결할 수 있도록 도와주어야 하는데, 역전이의 작용 때문에 그렇게 하지 못하는 경우도 생깁니다. 치료자가 종결 단계의 역동 양상을 확실히 알고 있지 못하는 경우에는, 이 기간에 흔히 나타나는 갈등과 증상의 재발에 관해서 부당하게 낙심하게 돼서, 환자에게 그 같은 증상 재발의 배후에 종결 역동이 작용하고 있다는 점을 인식시키고 그것을 해결하도록 도와주어야 하는데도, 그렇게 하지 못하는 경우가 생기기도 합니다.

치료자의 역전이가 특히 강하게 나타나는 경우로는, 환자의 필요와 환자의 진보에 의거해서 치료가 종결되는 것이 아니라 치료자의 생활상의 어떤 이유 때문에 치료자가 종결해야 하는 경우입니다. 이것은 치료자가 전권(轉勸)을 하게 되어 있는 병원 같은 데서 특히 자주 일어나는 일인데, 이럴 때는 그 전권으로 말미암아 치료자가 맡고 있던 환자를 종결 지어야 할 때가 생깁니다. 이런 상황에서는 치료 종결에 대한 환자의 반응이 강하게 나타날 공산이 크고, 특히 배척받았다는 느낌이 더욱 강하게 나타납니다. 이것은 치료자가 현실적으로 볼 때 이 문제에 대해서 별 도리가 없다는 것을 환자가 잘 알고 있을 때도 그렇습니다. 이럴 때는 역전이 문제가 특히 심하게 대두됩니다. 왜냐하면 치료자는 이제까지 자기를 믿어 달라고 부탁한 셈인데, 이제 환자의 이익을 돌보지 않고 자기 사정 때문에 일방적으로 종결하자는 것인 만큼, 치료자로서는 자기가 환자의 신임을 어떤 의미에서 볼 때 배신하고 있다고 느끼기 때문입니다. 이런 경우에는 역전이의 작용이 아주 강해지기 때문에 치료자가 종결이라는 문제 자체를 애당초 피해 버리는 경우가 생깁니다. 또 때로는 당장 다른 치료자에게 가도록 주선하고, 자기는 환자의 상실 반응을 충분히 처리하지 않고 종결 문제를 그냥 넘어가려고 듭니다. 이 같은 종류의 회피는 장기적으로 볼 때 환자의 최종적 예후에 심대한 손상을 끼치는 처사로서, 환자는 새로운 치료 관계에 자신을 투입하는 데 있어서 매우 곤란을 겪게 됩니다. 여기에 더해서 새 치료자는 흔히 환자의 의심과 부정적 전이의 대상이 됩니다. 즉 처음 치료자로부터 다음 치료자로 전치(displacement)가 일어나는 것입니다. 따라서 치료자는 이런 상태가 예상되는 경우에는 자연적으로 종결하는 경우보다 한층 더 이 사건으로 인한 환자의 갈등과 감정 반응을 철저히 밝히고 해결해야 합니다. 또 문제 상정도 일찍 해서 충분한 시간 여유를 가지고 종결 작업을 해서, 문제가 해결된 후에 떠날 수 있도록 해야 합니다.

치료 종결이 강요되는 또 다른 경우로서는 치료자가 병든다든가, 또는 극단적으로, 사망한다든가 하는 경우가 있습니다. 이런 일은 예측할 수 없을 때가 많기 때문에 사건이 발생한 후에야 대책이 마련됩니다. 이 같은 상황에서는 새 치료자가 이제 환자를 정규적으로 치료한다고 할 때, 새 치료자로서는 전 치료자의 병이나 사망이 얼마나 심대한 충격을 환자에게 미쳤는가 하는 것을 충분히 인식할 필요가 있고, 그 사건에 대한 환자의 반응을 철저하게 탐색하고 밝히기 위해서 필요한 모든 조처를 다해야 합니다. 이것은 환자가 전 치료자한테서 지지 치료를 받았건 통찰 치료를 받았건 간에 마찬가지입니다. 물론 이 경우에 새 치료자가 이 같은 탐색을 수행해 나가는 방법이나 범위는 그 사례의 기본적 치료 전략과 일치해야겠지만, 여하간 그 같은 전 치료자의 사건에 대한 환자의 반응은 충분히 밝혀져야 합니다.

3. 치료 기관에로의 전이

어떤 경우에, 특히 환자가 개인 병원이 아닌 큰 병원에서 지지 치료를 받고 있는 경우에, 이상과 같은 강요된 종결이 예상될 때는, 애당초 치료자로서는 가능하다면 환자의 전이가 특정 치료자로서의 자기 개인에 대해서 일어나지 않도록 여러 가지로 노력을 하고, 그 대신 병원은 하나의 기관인 만큼 환자가 언제나 이용할 수 있고, 또 병원은 치료기관으로서 환자의 치료에 항상 관심을 갖고 있다는 점을 환자에게 강조하는 것이 좋습니다. 즉 환자의 전이가 언제 전권할지도 모르는 어느 하나의 치료자에 대해서 일어나지 않도록 하고, 항상 존속하는 기관으로서의 병원에 대해서 일어나도록 하는 것입니다. 이렇게 하면 환자는 단절감 없이 치료가 계속된다는 느낌을 갖게 될 수 있고, 따라서 비록 환자가 만나고 있던 치료자가 떠난다고 하더라도 유기되었다는 느낌을 좀더 적게 느낄 것이고, 또 이런 경우에 보통 수반하는 우울 반응도 줄어들게 될 것입니다.

이상과 같은 논의는 여러 가지 전략에 관해서 단지 그 윤곽과 일반적 이론 배경을 제시한 것에 불과합니다. 따라서 종결 문제만 아니라, 치료 과정 전반에 걸쳐서 그런 것처럼, 치료자는 이와 같은 치료 과정의 일반 이론을 이해함으로써, 그중에서 그 환자의 요구와 그 환자의 목표에 적합한 특정한 전술을 택해서 적용해야 할 것입니다.

평가

마지막으로 모든 치료 과정에는 그 단계마다 평가가 포함되어야 합니다. 즉 처음부터 끝까지 치료의 전 과정에 걸쳐서 치료자는 항상 환자를 평가하고 있고, 환자의 진보를 평가하고 있고, 환자의 장점과 단점을 평가하고 있고, 또 어떻게 치료가 전개돼 나가고 있는가를 평가하고 있는 것입니다. 치료가 진행하는 동안에 이 같은 평가를 항상 한다는 것은 치료자가 갈 방향의 지침 노릇을 하는 것입니다. 즉 부단한 평가를 지침으로 해서, 치료자는 어떻게 일을 진행시킬 것인가, 기본 전략을 변경해야 하나, 치료 목표를 수정해야 하나, 또 목표와 전략을 수정하였다고 하면 구체적으로 어떤 전술과 어떤 개입을 해야 하느냐 하는 것을 결정하게 되는 것입니다.

평가는 또한 종결 기간의 일부가 되어야 하고, 또 종결 이후의 기간의 일부가 되어야 합니다. 즉 이제 치료자는 어떤 일이 일어났던가 하는 것을 돌이켜 반성하기 시작하는 것입니다. 얼마나 원래의 목표를 달성할 수 있었는가, 그 치료 목표는 애당초 적절한 것이었는가, 치료 중에 가장 중요한 문제는 무엇으로 판명되었는가, 또 그것을 최초 진단 시나 치료 초기 시에 얼마나 예측할 수 있었는가, 치료 자체에서 결정적으로 중대한 전환점이 된 것은 무엇이었는가, 장차 이와 비슷한 사례를 접한다면 어떤 종류의 개입을 다시 반복할 것이고 어떤 개입을 수정할 것인가 하는 것을 돌이켜 반성하는 것입니다.

제11장

단기 치료

서론

단기 치료의 필요성

1. 전문가의 부족과 일반의 인식
2. 치료비
3. 가치관의 차
4. 단기 치료가 적절한 경우
5. 장기 치료의 함정
   · 정신 병리를 조장
   · 이차적 이득

단기 치료의 정의

단기 치료의 타당성

1. 효율성의 조사 보고
2. 의술에 대한 일반적 개념에 부합
3. 다른 계층의 환자에게 적합
4. 광범한 이용성
5. 불필요한 전이의 방지
6. 지나친 의존이나 퇴행의 방지

단기 치료의 적응증

1. 비교적 건강한 환자
2. 경미한 장애
3. 만성적 장애
4. 한정된 치료 기간
5. 조직체의 인원
   (1) 군대
   (2) 학교
6. 상실 반응
7. 급성적 상황 반응
8. 발달 과업
9. 신체 질환에 따른 방응
10. 면밀한 평가의 필요성
   · 특히 현재의 문제와 현재의 갈등에 대한 역동적 이해

단기 치료의 기술

1. 치료 목표의 명확한 설정
2. 치료 기간이나 횟수의 설정
3. 전이를 피하지 않고 현실에 치중
4. 권위로써 능동적으로 개입
5. 치료 효과를 확신시킬 것
6. 면접 빈도의 융통성
7. 환자 성격에 따른 강화
8. 정신적, 신체적 활동의 허락
9. 약물의 사용
10. 종결 후에도 즉시 면접에 응함

단기 치료의 사례

1. 직공의 사례
   · 연상적 경청
2. 회사 간부의 사례
3. 이혼한 부인의 사례
4. 중년 과부의 사례

결어

1. 갈등의 역동적 이해
2. 신속한 평가
3. 치료 개입의 융통성

서론

여태까지 녹음에서는 주로 전통적인 일대일의 장기 정신 치료를 논했고, 또 그것을 지지 치료와 통찰 치료로 구분하고 대조시켜 가면서 설명했습니다. 그런데 이 두 치료법 중 어느 것을 사용하든 간에 환자의 최고 균형을 달성하려고 한다는 점에 있어서는 두 경우가 다 같다고 할 수 있습니다. 즉 두 치료법에서는 치료 기간이 얼마나 걸리느냐 하는 것이 그다지 중요하지 않았습니다. 즉 두 경우는 공히 치료 기간을 확정하지 않고, 오로지 최대의 치료 효과를 거두려는 데 그 역점을 두었습니다.

그런데 이 녹음에서 제일 처음 치료 이론을 논할 때는 치료 과정 전반에 관해서 설명했고, 또 이상의 두 치료법 이외의 다른 여러 가지 치료법도 망라해서, 모든 치료법이 각각 치료 과정 전반에 어떻게 적용되는가 하는 것을 검토했습니다. 또 그때 치료 과정에 관한 정신 분석적 견해도 소개했는데, 그때도 이 분석적 견해를 통해서 전통적 치료법만 아니라 다른 여러 가지 치료법도 해명하고자 했습니다. 그렇지만 이와 같은 다른 여러 가지 치료법이 실제 어떤 기술을 구체적으로 사용하느냐 하는 것에 대해서는 특별히 설명하지는 않았습니다. 행동 수정이나 역동적 집단 정신 치료, 지지적 집단 치료, 거래 분석(transactional analysis), 마리화나(marijuana) 치료, 가족 치료 등과 같은 치료법은 모두 각각 특수한 기술적 개입을 요하는 것인데, 이 녹음에서는 이것을 전부 논할 자리가 못 됩니다.

그러나 이 녹음에 정당하게 포함시킬 수 있는 또 하나의 치료법이 있는데, 그것은 이 치료법의 전략과 구체적 전술이 우리가 여태까지 논해 온 치료법과 전반적으로 매우 흡사한 토대 위에 서 있다고 말할 수 있기 때문입니다. 우리는 이 치료법을 가리켜 시간이 제한되어 있는 정신 치료, 즉 단기 치료의 범주에 속한다고 말할 수 있습니다.

단기 치료의 필요성

정신 건강에 관한 전문직에 종사하는 사람들은 근래에 이르러 치료 기간을 단축시키는 방법을 개발해야 한다는 압력을 점점 더 많이 받아 왔습니다. 또한 주어진 치료 기간을 좀더 효율적으로 활용하는 치료 방법의 개발 필요성을 근년에 와서는 더욱 깊이 인식하게 된 것입니다. 이 같은 치료 기간의 단축에 대한 압력은 여러 방면에서 그 근원을 찾아볼 수 있습니다.

우선 정신 건강에 관해서 전문 자격을 갖춘 훈련받은 인원이 부족하다는 점을 들 수 있습니다. 정신 장애와 증상적 불능 상태에 대한 사회의 인식이 점차 높아지고, 또 정신 치료라는 것이 있다는 것과 그것이 성과가 난다는 것에 대해서도 좀더 많은 사람들이 인식하게 되어서, 이에 대한 사회의 요구가 점점 증가하는 추세이기 때문에 더욱 이 방면의 전문 인원이 부족하게 된 것입니다. 1. 전문가의 부족과 일반의 인식

다음의 중요한 요인은 보건비나 치료비와 같은 경제 문제입니다. 정신과의 봉사가 치료비를 전제로 하는 제한 속에서 존속하고 있는 한, 또 치료자가 환자 개인에 대해서 상당한 치료 시간을 바치고 있는 한, 이 봉사에 대한 비용은 그 환자가 부담할 수밖에 없습니다. 이렇게 되면 환자의 사회경제적 계층에 따라서 정신 치료의 이용도가 크게 달라지게 됩니다. 여기에 더해서 근래에 와서는 제삼자가 치료비를 지불하는 방식, 예를 들면 의료보험 같은 것이 점차 증가하고 있는데, 이런 데서는 그 계약 조건에서 치료의 분량이나 기간이 미리 한정되어 있을 때가 있고, 또 여러 가지 비용 계산이나 능률 판정을 하기 때문에 치료법을 선택할 때 그 영향을 받을 때가 있습니다. 의료보험 지정 병원이나 대학의 보건진료소 같은 데서도, 치료자는 정규의 봉급을 받고 일하겠지만, 그 기관에서 환자의 치료 기간이나 치료 빈도에 일정한 제한을 가하고 있는 경우가 많습니다. 그 이유는 기관 자체의 재정 유지를 위해서, 또 치료자에게 과중한 업무 부담을 주거나 환자가 장시일 기다리는 것을 방지하기 위해서입니다. 2. 치료비

여기에 더해서 정신치료자는 대부분 근본적으로 상위 중간 계층의 동기와 심성의 소지자로서 장기 계획과 장기 목표를 위해서 일하고, 비록 오랜 시일 노력해야 한다 할지라도 될 수 있는 한 최고의 업적을 이루려고 애씁니다. 그러나 이 같은 가치관을 갖고 있지 않은 사람들도 많은 것이 사실이어서, 그런 사람들에게는 이상과 같은 치료자의 가치관은 적합하지 않고 효과적이지도 않습니다. 3. 가치관의 차

또한 단기간의 한정된 치료 개입으로도 문제 해결이 가능한 환자들도 적지 않 4. 단기 치료가

습니다. 또 어떤 환자들은 근본적으로 돌이킬 수 없는 매우 심한 만성적 정신 병리를 갖고 있기 때문에, 주기적으로 그 병이 급성적으로 악화될 때는 그때마다 단기 치료를 요하긴 하나, 장기 치료는 별 효과가 없는 경우도 있습니다. 왜냐하면 그런 장기 치료를 하려면 많은 시간과 노력과 경비가 소요되는데, 그것을 정당화할 수 있을 만큼 치료 성과가 나타날 가능성이 적기 때문입니다.

적절한 경우

여기에 더해서 우리의 경험에 의하면 장기 치료가 도리어 환자의 장애나 정신 병리를 뜻하지 않게 조장하는 경우도 적지 않다는 것이 알려져 있습니다. 많은 경우에 이 같은 장기 치료를 한다는 것은 그 환자에게 "나는 병자로 살아가도록 되어 있고 병자의 역할을 하도록 사람들이 생각하고 있다"라는 매우 처치 곤란한 인상을 환자에게 심어 주게 되기 때문에 실제 그렇게 해서 만성적 병자의 역할을 계속하게 될 경우가 적지 않습니다.

5. 장기 치료의 함정

· 정신 병리를 조장

또 장기 치료는 어떤 치료법을 쓰건 간에 환자의 이차적 이득을 조장하게 될 때가 있습니다. 즉 어떤 환자에게는 병이 가져오는 이차적 이득을 얻고자 하는 자연적인 경향이 있는데, 장기 치료가 이것을 더욱 심화시키고 조장한다는 것입니다. 그리하여 환자는 자기의 병을 이용하고 장기 치료를 필요로 함으로써 주위 사람을 희생시켜 가면서 그 대가로 이와 같은 이차적 이득을 얻으려고 한다는 것입니다.

· 이차적 이득

이상은 모두 치료 시간을 단축할 필요성을 지적한 것인데, 이 이외에도 여러 가지 요인이 있을 수 있습니다. 그렇다고 해서 이것이 장기 치료의 적합성과 필요성을 상쇄하는 것은 아닙니다. 통찰 치료건 지지 치료건 간에 그것이 필요하고 적절하다고 인정되는 경우에는 마땅히 그것이 적용되어야 합니다. 그렇지만 이상과 같은 사실로 미루어 볼 때 치료 기간이라는 문제에 대해서 역동 이론과 임상 경험을 잘 살려서 환자의 요구를 적절히 해결하면서도 또한 종전보다 단시일을 요하는 효율적인 치료 방법을 개발해야 한다는 필요성도 인정되어야 합니다.

단기 치료의 정의

우선 첫 단계로서 단기 치료가 무엇을 뜻하는지부터 명확하게 해야 합니다. 어떤 사람들은 이것을 얼마 동안 치료했느냐 하는 기간은 고려에 넣지 않고 치료한 전체 횟수로서 규정합니다. 아마 우리가 일반적으로 받아들일 수 있는 기준은 10회

내지 12회 또는 그 이하의 치료 횟수일 것 같으면 단기 치료라고 할 수가 있습니다. 그러나 6회 내지 그 이하로 한정하는 사람도 있습니다. 다른 분들은 치료 횟수는 문제로 하지 않고 그 대신 치료 기간을 기준으로 삼는데, 대체로 수 주에서부터 수 개월로 그 기간을 한정하고, 그동안 치료 횟수가 몇 번 있었는가 하는 것은 문제 삼지 않습니다.

이 점에 관해서 일반적으로 태도가 변화했다는 것을 보여 주는 예를 한 가지 들어 보겠습니다. 그것은 어떤 널리 알려진 병원인데, 이 병원에서는 여러 해 전에는 만일 치료자가 환자를 치료할 때 6개월이 지나기 전에 그 치료를 종결하고자 원하는 경우에는 병원의 해당 위원회에 그 같은 결정의 타당성을 해명해야만 했다는 것입니다. 그런데 최근에 와서는 사태가 바뀌어져서 이번에는 치료자가 6개월이 지난 후에도 치료를 계속하기를 원하는 경우에는 그 같은 결정의 타당성을 환자의 필요성과 가능성과 관련해서 해명해야 했다는 것입니다.

단기 치료의 타당성

바로 전에 논한 치료 단축에 대한 실제적인 압력 요인 이외에도 단기 정신 치료의 기술을 개발할 필요가 있다는 이론적 근거가 몇 가지 더 있습니다.

1. 효율성의 조사 보고

첫째로 여러 조사 연구의 결과를 보면 정신과를 찾는 환자는 개인병원이건 종합병원건 간에 그 치료 횟수의 전체 평균이 6회 이하라는 사실이 알려져 있습니다. 이 평균은 장기 치료의 사례도 포함시켜 산출한 것입니다. 이와 같이 치료 횟수가 비교적 적다는 사실에 더해서, 이 조사 연구를 보면 6회 또는 그보다 적게 치료받은 환자들 가운데서 상당수가 자기들이 도움을 청했던 치료 목표를 최소한 어느 정도 달성하였다고 보고하고 있습니다.

2. 의술에 대한 일반적 개념에 부합

단기 치료에 대한 또 하나의 합당성은 이 치료를 하면 환자의 현재 장애와 현재 증상에 대해서 치료자나 환자가 관심을 기울이게 되고, 그것을 되도록 빨리 제거하려는 데 힘을 쏟게 된다는 것입니다. 그러므로 이것은 의술이나 치료에 대해서 환자들이 갖고 있는 일반적 통념이나 일반적 기대에 좀더 잘 부합되는 치료법이라 하겠습니다.

3. 다른 계층의 환자에게 적합

나아가서 치료에 관한 이 같은 생각이나 초점은 상위 중간 계층과 다른 동기나 가치관을 갖고 있는 환자들에게 좀더 쉽게 받아들여질 수 있는 것입니다.

또한 비록 단기간이지만 치료가 효과적이라고 할 때, 그것은 여러 가지 이유로 다른 형식의 치료를 받지 못하는 많은 사람들도 이용할 수 있다는 것이 됩니다. 예를 들면 여러 가지 생활상의 압력이나 지리상의 거리, 또는 직장 형편상이나 가족 형편상 다른 치료법은 불가능하거나 적어도 매우 곤란한 그런 환자들도 이 단기 치료는 이용할 수 있다는 것입니다.

4. 광범한 이용성

여기에 더해서 시간이 한정된 단기 치료는 환자에게 강렬한 전이 반응이 일어나지 않도록 하는 경향이 있습니다. 전이 반응이 잘못 발달하면 그것을 해결하는 데 가끔 여러 가지 곤란을 겪게 되는데, 단기 치료에서는 치료자나 환자나 간에 그와 같은 어려움을 사전에 피할 수 있다는 것입니다.

5. 불필요한 전이의 방지

이와 마찬가지로 시간 제한이 있다는 것을 구체적으로 미리 이해하고 시작하면, 치료자에게 지나치게 의존하게끔 환자를 자극한다든가, 또는 다른 형태의 비순응적 퇴행 행동을 하도록 그를 자극하는 것을 미리 피할 수 있습니다.

6. 지나친 의존이나 퇴행의 방지

단기 치료의 적응증

그러나 명심해야 할 것은 단기 치료가 결코 모든 종류의 정신 질환이나 정신 장애에 대한 만능약이 되지는 못한다는 것입니다. 즉 단기 치료를 사용하려면 그 적응증(適應症)을 고려해야 하고, 그 적응증이 부합될 때만 단기 치료라는 처방을 내릴 수 있습니다. 그러면 이제부터 단기 치료의 적응증을 고려하여 보겠는데, 다음과 같은 점을 그 지침으로 삼는 것이 좋습니다.

단기 치료의 적응증으로서는 우선 환자가 본질적으로 볼 때 통정(統整)이 잘 되어 있고 정신 작용이 능률적인 사람인데, 그런데도 비교적 최근에 와서 신경증 증상을 갖게 된 경우를 들 수 있습니다. 이런 사람들은 그 문제가 심하지 않고 비교적 표면적인 것에 불과한 경우가 많기 때문에, 치료자의 도움을 받으면 그 문제를 단시간 내에 신속하게 효과적으로 처리할 수 있는 경우가 적지 않습니다. 왜냐하면 그 문제가 발생한 것이 비교적 최근의 일이고, 환자가 발병의 여건들을 보통 명료하게 회상할 수 있는 경우가 많고, 또 갈등을 해결하고 순응을 해 나가기 위한 환자의 기타 자아 기능도 그대로 보존되어 있는 경우가 많기 때문입니다.

1. 비교적 건강한 환자

또 하나의 적응증으로서는 환자가 자신의 장애를 비교적 경미한 것이라고 지각하고 있고, 다만 그 장애에 대한 자기의 생각을 좀더 명확하게 정리했으면 하고 원

2. 경미한 장애

하고 있고, 그런 장애를 좀더 잘 해결하려면 혼자서 어떤 일을 하는 것이 좋을까 하는, 그 해결 방안을 좀더 명확하게 알기를 원하고 있는 경우가 되겠습니다.

3. 만성적 장애

이와 정반대의 경우로는 환자가 근본적으로 돌이킬 수 없는 만성적인 매우 심한 정신 병리의 소지자로서, 그 기능이 가끔 가다 더 감퇴하거나, 또는 그 증상이 주기적으로 갑자기 악화해서 도움을 청하게 되는 경우입니다. 흔히 이런 환자는 몇 번만 치료받으면, 그 급성적인 악화를 극복하고 전의 만성장애 수준으로 되돌아갈 수 있습니다. 그러면 그때에 일단 치료를 종결 지을 수 있습니다. 그리고 그다음에 다시 악화되면 다시 몇 번 치료하는 식으로 할 수가 있습니다.

4. 한정된 치료 기간

또 하나 단기 치료가 적합한 경우는 치료자나 환자가 어떤 사정 때문에 치료 기간의 제약을 받게 되는 경우입니다. 예를 들면 만일 환자가 몇 달 안 가서 다른 곳으로 이사를 해야 한다고 할 때는, 그 이사할 시기에 치료를 끝낼 수 있게 계획을 미리 짜서 단기 치료를 하는 편이, 전통적인 장기 치료를 시작했다가 그것을 완료하기 전에 치료를 중단해야만 하는 결과를 빚게 되는 경우보다 훨씬 적절합니다.

5. 조직체의 인원

단기 치료는 또한 각종 기관이나 조직체의 인원에 대해서 적합합니다. 예를 들면 군대 같은 곳입니다. 이것은 전시나 평화 시나 다 그렇습니다.

(1) 군대

전시의 군 정신의학의 경험으로 미루어 볼 때 치료받는 군인을 되도록 빨리 원대 복귀시켜 정상 복무에 임하게 할수록 병이 만성화, 장기화될 가능성이 적어진다는 사실이 알려져 있습니다. 평화 시라 할지라도 군에서는 돌연한 전속 명령으로 치료를 중단해야 할 경우가 생기기 때문에 장기 치료를 한다는 것은 일종의 모험을 안고 들어가는 것인 만큼, 이런 경우에도 단기 치료를 하는 편이 좀더 적합합니다.

(2) 학교

중고등학교나 대학교와 같은 교육 기관에서도 학생 보건의 일환으로 어느 정도의 정신 치료를 학생에게 제공하고 있는 경우가 많습니다. 이런 곳에서는 많은 학생들이 이 같은 치료 봉사를 이용하게 되는데, 그들의 문제는 본질적으로 볼 때 성숙이나 발달에 따른 위기인 경우가 많습니다. 예를 들면 애정관계의 파탄, 직업 선택, 가치관의 문제나 갈등과 같은 문제인 경우가 많습니다. 이런 경우에는 그들이 호소하는 장애가 반드시 어떤 심한 내적 정신 병리의 징조라고 간주할 수 없는 경우가 많습니다. 따라서 그 증거로 미루어 볼 때 그들의 곤란이 주로 성숙적 · 발달적이라는 것이 시사되는 경우에는 단기 정신 치료를 통해서 그 발달적 위기를 극복하도록 지도하는 것이 좋고, 그리고 학생에게 "너는 정신 질환 환자다"라고 시사하거나 강조하거나 하는 일은 피해야 합니다.

단기 치료를 실시할 수 있는 또 하나의 공통적인 적응증으로서는 환자의 인생에 중대한 영향을 끼친 어떤 주요 인물이 최근에 사망했거나 환자와 이별했거나 해서, 환자가 그 같은 외적 현실적 상실에 대해서 상실 반응을 나타내는 경우입니다. 이것은 특히 그런 상황에 부합되는 몽상(蒙喪)이나 애도의 반응이 환자에게 자연발생적으로 일어나지 않았을 때나, 또는 일어났다 하더라도 그것을 끝맺지 못했을 때 더욱 필요합니다. 이 같은 갑작스러운 상실 상태에서는 환자는 결코 장기 정신 치료를 받을 준비 태세를 갖추고 있다고는 말할 수 없고, 또 이럴 때는 그 환자가 장기 치료에 적합한 후보자라고 할 수도 없습니다. 따라서 이럴 때는 단기 치료를 하여서 그 같은 상실에 최선으로 대처할 수 있도록 돕는 편이 좋습니다. 만일 오랜 시일이 경과한 후에도 그 같은 상실에 대한 정서적 문제가 해결되지 않을 경우에는 그때 가서 좀더 철저한 정신 치료를 고려해 보는 것이 마땅합니다.

6. 상실 반응

단기 정신 치료를 실시할 수 있는 또 하나의 공통적인 적응증으로서는 환자의 생활이나 지위에 최근 어떤 변화가 일어났는데, 그것 때문에 환자가 여러 가지 정서적 증상을 갖게 되어 도움을 청하러 오는 경우입니다. 이것은 때로 급성적 상황 반응(acute situational reaction)이라고 진단됩니다. 그것은 환자의 이 같은 반응이 주로 외부 압력에 기인한다는 의미인데, 또 어떤 때는 여기에 환자 생활의 그 같은 외부 변화로 인해서 야기되는 정신 내부적인 신경증 반응이 내포되는 경우도 있습니다. 즉 이때까지 잠복하고는 있었지만 비교적 잘 통제되어 있었던 어떤 갈등이 외부 생활의 그 같은 변화와 연관 지어지면서, 정신 내부적인 신경증이 야기되는 경우입니다. 이 같은 예로서는 어떤 환자가 딴 곳으로 이사를 간다고 했을 때, 전에 살던 동네에 대한 정서적 유대를 끊고 새로 이사 온 동네에 대한 적응을 하는 데 있어서 문제를 갖게 되는 경우입니다. 또는 약혼을 한다거나 실제 결혼을 한다거나 할 때 어떤 중대한 갈등이나 불확실성이나 회의를 느낀다거나, 또는 그 같은 일이 자기의 인생에 어떤 결과를 가져올 것인가라고 생각에 잠기게 되는 경우가 있습니다. 이것은 일종의 성숙의 위기라고 간주됩니다만, 이 같은 위기는 단기 치료를 통해서 그 문제를 집중적으로 다루면 효과적으로 해결될 수 있는 경우가 많습니다.

7. 급성적 상황 반응

또 임신이나 출산이나 부모로서의 기타 발달 과업에 수반하는 심리적 변화의 경우도 이상과 마찬가지입니다. 또 자녀와의 문제가 있는 상황도 그러한데, 이

8. 발달 과업

럴 때는 그 자녀의 연령에 따라, 또 그 자녀의 장애의 성질이 어떤 것인가에 따라서 문제가 달라질 수 있습니다. 이것과 정반대의 경우로는 갱년기나 은퇴, 또는 죽음의 예상에 수반하는 심리적 문제가 있습니다. 이와 같은 성숙의 압력이나 위기에 대해서 단기 치료가 적합한지의 여부를 결정하려면 그 같은 성숙 단계나 그와 관련된 문제가 역동적으로 볼 때 그 환자에게 무슨 의미를 지니고 있는가 하는 것을 평가해야 합니다. 그 환자가 대체로 보아서 과거에 비교적 심리적으로 건강하고 효율적인 사람이었고 신경증 장애를 겪지 않았던 경우에는 단기 치료를 하는 편이 좀더 적절합니다. 반면에, 만일 그런 성숙의 위기가 닥쳐 오기 전에 어떤 중대한 내재적 신경 병리나 신경증 장애가 이미 있었다는 증거가 보일 때나, 또는 그 발달 위기에 대한 환자의 반응이 극단적으로 강렬하다고 보일 경우에는 좀더 장기적인 치료법이 필요할지도 모른다는 가능성을 고려해 보아야 합니다.

9. 신체 질환에 따른 반응

또 하나 흔히 있는 단기 정신 치료의 적응증으로서는 신체 질환이나 신체 장애를 갖게 된 사람이 그 질환에 대해서 심한 심리적 반응이나 심리적 영향을 받게 되는 경우입니다. 이 같은 환자들은 단기 치료를 효과적으로 활용할 수 있는 경우가 많고, 그럼으로써 자신의 신체 질환이나 신체 장애에 대해서 좀더 안정되고 심리적으로 성숙한 순응을 이룩할 수 있게 되는 경우가 많습니다.

10. 면밀한 평가의 필요성

여기서 다시 한 번 강조합니다만 단기 치료의 처방 여부를 결정할 때는 단지 환자의 증상 형태의 기술에만 의거할 것이 아니라, 다른 모든 치료법을 처방하는 경우와 마찬가지로 환자에 대한 면밀하고도 적합한 정신의학적 평가를 다해서 결정해야 한다는 점입니다. 따라서 전통적인 장기 정신 치료의 경우와 같이 치료자는 환자의 행동과 환자의 현재 질환과 과거 역사를 충분히 조사해야 하고, 그럼으로써 환자를 충분히 역동적으로 이해할 수 있어야 하며, 또 특히 환자의 현재 문제와 현재 갈등에 대해서 명확한 역동적 이해를 이룩할 수 있어야 합니다.

·특히 현재의 문제와 현재의 갈등에 대한 역동적 이해

치료를 단기간에 끝맺게 한다는 것은 치료 작업의 주된 초점을 환자의 현재의 생활 상황과 대인 관계에 둔다는 것을 전제로 하는 것인 만큼, 특히 단기 치료에서는 치료자가 이 같은 현재 문제의 제 요인이 무엇이며, 또 그 요인들이 어떻게 서로 연결되어 있는가라는 것에 대해서 명석하고도 정확한 이해를 이룩해야 할 필요가 있는 것입니다.

단기 치료의 기술

이제부터는 단기 정신 치료를 실시할 때 고려해야 할 구체적인 기술 문제를 논해 보겠습니다.

1. 치료 목표의 명확한 설정

첫째로 치료 목표를 명확히 수립해야 한다는 문제를 들 수 있습니다. 치료 목표를 좀더 구체적으로 명확히 수립할 수 있고, 또 어떤 문제를 취급해야 하는가에 대해서 환자와 치료자가 좀더 구체적으로 명확하게 합의할수록 단기 치료 성과를 거둘 수 있을 것입니다. 환자가 현재 구체적으로 어떤 갈등 상황에 놓여 있는가, 또 그 갈등 상황에서 해결해야 할 문제의 우선순위는 확실히 무엇인가 하는 것에 대해서 환자와 치료자가 모두 되도록 정확하게 빨리 그 윤곽을 드러낼 수 있도록 노력해야 합니다. 두 사람이 다 이 치료법이 지니고 있는 본래의 제한점을 알고 있어야 하고, 특히 어떤 주된 성격 변화를 기하기는 어렵다는 것을 인식해야 합니다. 또 둘이 다 이 같은 제한점을 그대로 기꺼이 받아들여야 하고 실망한다거나 또는 일급(一級) 아닌 이급(二級)의 치료를 하고 있다는 느낌을 갖지 말아야 합니다.

2. 치료 기간이나 횟수의 설정

두 번째로 중요한 기술 문제로는 시간 제한을 사전에 설정해야 한다는 것과 두 참여자가 그 시간 제한을 치료의 시작부터 확실히 알고 시작해야 한다는 점입니다. 이것은 치료 기간을 확실히 정하거나, 치료 횟수를 확실히 정하는 문제가 되겠습니다. 그러나 여하간 처음부터 두 사람이 다 이것을 명확히 이해하고 시작해야 합니다. 그렇지 않고 치료를 시작한다든가, 또는 두 사람이 시간 제한을 받아들이려고 하지 않는다든가 할 때는, 나중에 가서 여러 가지 종류의 전이 문제나 역전이 문제가 일어날 수 있습니다.

3. 전이를 피하지 않고 현실에 치중

또한 이와 같이 치료 기간을 사전에 한정함으로써 치료자는 환자가 치료적 상호작용의 현실 면에 그 노력을 집중하도록 격려하는 것이 되며, 그림으로써 치료 상황에 대해서 환자가 여러 가지 왜곡된 비현실적인 전이 감정이나 전이 태도나 전이 기대 등을 투사하고 경험하는 것을 피할 수 있게 됩니다. 환자는 치료 기간에 제한이 있다는 것을 사전에 알고 있기 때문에 치료 관계에 대해서 정서적으로 깊은 투자를 할 공산이 적습니다. 또 특히 치료자가 강렬한 전이 반응이 형성되는 것을 고무하지도 않고 또 퇴행적 행동이나 퇴행적 태도를 조장하려고도 하지 않기 때문에, 이와 같은 치료는 환자와 치료자가 당초에 같이 설정했던 목표에 계속 초점을 맞추면서 진행될 수가 있는 것입니다.

치료자와 환자가 일해 나갈 이 같은 테두리를 마련하는 데 있어서 치료자는 매우 적극성을 띨 수 있겠고, 때로 그 활동이 전통적인 지지 치료를 능가할 정도까지 적극적으로 작용하는 경우도 많습니다. 또한 흔히 치료자는 치료자라는 지위를 적극 활용하고, 또 그 같은 지위가 환자에게는 권위적 전문가로 비친다는 점도 적극 활용하여, 하나의 권위 있는 전문가로서 자기의 능력에 자신이 있다는 것을 나타내 보이고, 지금 하고 있는 치료법의 효과에 관해서도 자신이 있다는 것을 나타내 보이고, 나아가서 환자가 가지고 온 문제를 환자가 처리할 수 있고 해결할 수 있다고 하는, 환자에 대한 자신과 환자 능력에 대한 자신도 나타내 보입니다. 4. 권위로써 능동적으로 개입

이와 관련해서 치료자는 이 치료법의 효과에 대한 자기의 신념과 자신이 환자 심중에 깊이 먹혀들어 가도록 적극적으로 작용해야 합니다. 즉 치료자가 이 치료법이 효과적이고 적절하다고 간주하고 있고, 또 이 치료법을 통해서 서로가 합의했던 문제를 집중적으로 탐구해서 그것을 적절히 처리할 수 있게 될 것이라고 기대하고 있다는 점을 환자에게 깊이 이해시켜야 합니다. 치료자는 낙관(樂觀)하는 태도를 환자에게 전달하는 동시에, 한편에서는 이 치료법이 내재적인 성격 문제나 장기적인 정신 병리에는 제한점이 있다는 것을 꺼리는 마음 없이 현실적으로 수용하고 있어야 합니다. 5. 치료 효과를 확신시킬 것

실제로 치료 시간의 계획을 짤 때는 치료자는 최대한의 융통성을 발휘해야 합니다. 예를 들면 특히 환자가 급성적인 곤란이나 고통을 겪고 있는 경우에는 짧은 기간 내에 2-3회 치료하도록 계획을 짜는 경우가 많습니다. 심지어 때로는 일주일에 2-3회 치료하도록 계획을 짜는데 그러면 환자가 지금 당장 겪고 있는 고통을 신속히 경감시킬 수 있게 될 것이고, 그럼으로써 환자가 치료자에 대해서 또 치료법에 대해서 신뢰감을 갖게 되는 것입니다. 일단 환자가 양호한 반응을 보이기 시작하면, 치료의 빈도를 급속히 줄이는 것이 좋을 때가 많습니다. 이럴 때는 이렇게 줄이는 것을 치료자가 적극적으로 찬동하고 있다는 점을 환자에게 시사해 주고, 또 환자의 독립적, 자립적 행동이 증가하도록 강화를 해 주어야 합니다. 다시 말하면 어떤 환자가 급성적인 고통을 겪고 있을 때는 첫 번째 주에 세 번 만나고, 그래서 환자의 기분이 좋아지기 시작하면 네 번째 면접은 1주 또는 2주 후에 정하고, 다섯 번째 치료는 그로부터 한 달 후에 하고, 여섯 번째는 그 후 두서너 달 후에 하는 식으로 진행합니다. 또 이럴 때는 각 치료 면접 때마다 환자의 기능 작용이 전번 치료 때보다 더 자유로워진 것을 치료자가 여러 가지 행동 6. 면접 빈도의 융통성

을 통해서 지지해 주어야 합니다.

7. 환자 성격에 따른 강화

단기 치료에서는 즉각적인 강화를 반드시 사용해야 합니다. 그러나 전의 녹음에서 이 강화라는 기법을 논했을 때 설명한 것처럼, 치료자는 어떤 환자에게는 어떤 종류의 반응이 강화가 되는 것인가라는 것에 관해서 적절한 판단을 할 줄 알아야 합니다. 예를 들면 환자가 수동의존적인 사람인 경우에는 환자가 독립성을 높이고 치료자 없이도 제 기능을 할 수 있게 되는 것에 대해서 치료자가 적극 찬동하고 좋아하고 있다는 표시를 보이는 것이 그 환자에 대해서는 강화를 주는 것이 됩니다. 반면에 의존 요구에 대해서 반동 형성을 이룩한 환자에 대해서 강화를 한다고 할 때는 우선 치료자의 역할은 뒤로 제쳐놓아야 하고, 그 대신 환자 스스로가 그것을 달성하였다는 감, 즉 독자적인 성취감을 환자가 느끼도록 하는 데 중점을 둡니다. 그리고 환자가 장차 치료자를 언제나 만나 볼 수 있다는 점도, 그것은 환자가 혼자서 얼마나 잘해 나가고 있는가를 단지 알아보기 위한 것이라는 점을 강조해 둡니다.

8. 정신적·신체적 활동의 처방

또 하나 단기 치료에서 사용할 수 있는 적극적인 개입 방식은 치료자가 여러 가지 방법과 방안을 모색해서 그것을 환자에게 처방해 주는 일입니다. 즉 환자에게 어떤 정신적 활동이나 행동적 실천이나 행동 공식 같은 것을 처방해 주어서, 그것을 환자가 치료 시간 사이사이에 연습하고 실천하도록 하게 하는 것입니다. 이런 것으로는 환자의 어느 면에 대한 충고나, 환자가 실천에 옮길 수 있는 어떤 구체적으로 잘 짜인 운동 연습이나 실천 행동 등이 있습니다. 또 때로는 심지어 환자의 어떤 정신 내용에 관한 특정한 해석을 환자에게 제시해 주어서, 환자가 그것을 치료 시간 밖에서 여러 가지 방식으로 자기 자신에게 반복할 수 있게 할 수도 있습니다.

9. 약물의 사용

단기 치료에서는 여러 가지 정신 약물을 사용하는 것도 또 하나의 중요한 보조 수단이 됩니다. 이것은 어느 정도나마 환자의 증상을 즉시 경감하려는 데 그 목적이 있습니다. 일면, 치료자는 경감될 수 있는 증상의 정도에 관해서는 그 정신 약물이 다 할 수 있는 것 이상은 환자에게 약속하지 않도록 조심해야 합니다. 또 약을 줄 때는 환자가 요청할 때까지 기다렸다가 주는 것보다 치료자가 먼저 주는 편이 약의 효과가 더 날 가능성이 큽니다. 그리고 이 같은 약물의 사용은 대체로 일시적인 것이고, 또 증상의 일부만을 경감할 수 있다는 점을 환자에게 강조해 두는 것이 좋습니다. 이것은 환자가 약물에 만성적으로 의존하지 않도록 하기 위해서입니다.

이 치료법의 기술에 있어서 또 하나 중요한 것은 치료가 종결된 후에 만일 환자가 다시 치료자를 볼 필요를 느꼈을 때 치료자는 언제든지 즉시 그 환자를 만나 볼 태세를 갖추고 있어야 한다는 점입니다. 만일 치료 종결 후에 환자가 치료자를 다시 만나려고 할 때 장시일 기다려야 한다고 할 것 같으면, 이것은 애당초 환자로 하여금 치료자와의 접촉을 포기하기를 꺼리게끔 하는 결과를 자아내고, 단기 치료로써 만족하는 것을 꺼리도록 하게 할 것입니다. 이와는 반대로 만일 환자가 다시 필요가 생길 때 언제나 즉시 치료자를 만나 볼 수 있다고 느낀다면, 환자는 단기 치료가 요구하는바 치료 중단이라는 사태를 받아들이려고 할 것이고, 스스로 좀더 노력하려고 들 것인데, 이것은 도움이 필요할 때는 치료자가 즉시 만나 줄 것이라는 것을 알고 있기 때문에 그렇게 되는 것입니다. 그런데 실제로 환자가 다시 만나 달라고 요청했을 경우에는, 치료자는 그 환자에게 우선권을 주도록, 있는 힘을 다해야 합니다. 그럼으로써 실지의 산 경험과 실제적 상황을 통해서 환자가 치료자를 만남으로써 찾고 있는바 안도감을 실제로 줄 수 있어야 합니다. **10. 종결 후에도 즉시 면접에 응함**

단기 치료의 사례

다음으로 이상과 같은 단기 치료의 임상 사례를 몇 가지 들어 보겠습니다.

37세의 공장 직공이 공장에 일하러 가는 데 대해서 급성적인 불안 증상을 갖게 되었기 때문에 치료자에게 의뢰되어 왔습니다. 환자는 그것 때문에 지난 6주일간 직장에 나가지 못했다는 것입니다. 이 증상은 환자가 자기의 직속 감독과 언쟁을 벌인 후에 갑자기 일어났는데, 그 당시 환자는 그 감독이 자기에게 불공평하다고 생각했던 것입니다. 치료자는 환자의 증상과 무능 상태의 성질에 관해서 얼마간 이야기를 나눈 연후에 환자의 과거 생활사를 알아보았는데 거기서 중요한 문제를 하나 발견했습니다. 그것은 이 남자는 옛날에는 상당히 거친 기질의 사람이었고, 곧잘 술집에서 싸움을 벌이거나 다른 어떤 데서 주먹을 휘두르면서 지내왔고, 이것이 이 사람이 인생을 살아온 방식이었다는 것입니다. 그러다가 약 7, 8년 전에 지금의 부인을 만나게 되었는데 부인은 그런 행동을 싫어했기 때문에 환자는 심대한 성격 변화를 겪게 되어서 부인과 결혼한 다음부터는 부인에게나 다른 사람에게나 자기의 그런 성질을 억눌렀고 그래서 지금은 전과 같은 격 **1. 직공의 사례**

렬한 공격 행동을 하지 않게 된 것입니다.

이 외에도 이 첫째 진단 면접에서는 환자의 생활사에 관해서 다른 사건과 다른 자세한 사항을 밝힐 수 있었고, 또 그러기 위해서 얼마간의 시간을 들였지만, 이 사례를 설명하는 목적과 특별히 관련성이 있는 것은 아니었습니다. 이 첫째 면접이 끝날 무렵에 가서, 치료자는 환자가 직장에 일하러 갈 수 있도록 도와주는 것에 대해서 치료자로서 자신을 느낀다고 말했습니다. 이 환자가 도움을 요청한 주된 목적은 다시 일할 수 있게 되는 것이었습니다. 그리고 치료자는 자기가 그렇게 자신을 가지는 근거는 환자가 전에는 한 번도 그와 같은 증상을 가져 본 적이 없었고, 또 언제나 능률적인 일꾼이었다는 사실에 입각하고 있다는 점을 강조했습니다.

다음 면접은 이틀 후에 하도록 약속을 했습니다. 이 두 번째 면접 때 치료자는 환자에게 증상의 시작에 관해서 다시 회상해서 자세히 이야기해 보도록 일렀습니다. 특히 그 감독과 언쟁했을 때 있었던 여러 가지 일들에 대해서 집중해서 말하도록 했습니다.

· 연상적 경청 associative listening

환자가 자기와 감독 간의 입씨름에 관해서 말하면서 자기가 불공평하게 취급된 데 대해서 어찌할 바를 모르는 무력감을 느꼈다고 말을 하고 있는 동안에 치료자의 머리에 떠오른 기억은 이 환자가 과거에 폭력을 쓰는 성격적 경향이 있었다는 것이었습니다. 그래서 환자에게 말하기를 "당신은 그 언쟁 중에 그 감독을 한번 혼내 주었으면 하는 기분을 느꼈을 것이 틀림없을 것이다"라고 시사했습니다. 그러니까 이때 환자가 갑자기 기억해 내기를, 이 언쟁을 끝내고 감독이 돌아서서 막 걸어가려고 하는데 환자의 눈에 땅바닥에 납으로 된 파이프가 하나 굴러 다니는 것이 보였다는 것입니다. 그리고 이 파이프를 본 순간 그것을 집어 감독의 두개골을 그 파이프로 으스러뜨리는 공상을 순간적으로 했다는 것입니다.

치료자는 환자의 이 묘사를 조용히 듣고 있었고, 거기에 대해서 당장 그때는 아무말도 하지 않았고, 나중에 가서 말하기를 "그런 살인 공상은 당신을 굉장히 놀라게 하고 경악하게 했을 것이 틀림이 없을 것이다"라고 시사했습니다. 여기에 대해서 환자는 그렇다고 동의했고, 또 이것이 자기의 급성 불안 증상의 시작이었다고 말했습니다.

이것으로 인해 두 번째 면접은 끝났고, 치료자는 다음 면접을 일주일 후에 하기로 약속했습니다. 환자는 이때 와서 말하기를 이제 기분이 많이 나아졌고, 불안 없이 직장에 일하러 갈 수 있게 되었다고 했고, 이제 더 이상 도움을 받을 필요를 느끼지 않는다고 했습니다.

2. 회사 간부의 사례

또 하나의 사례는 53세 된 어떤 백화점의 한 간부 사원인데 이 환자는 소개 없이 직접 치료자를 찾아왔습니다. 증상은 중간 정도로 심한 신경증적 우울감과 약간의 불안감, 또 자신이 없어졌고, 자기 일에 대해서 흥미를 갖기가 힘들게 되었고, 일 이외의 다른 여러 가지 활동에도 흥미를 잃어 가고 있다는 것입니다. 환자는 자기가 이렇게 된 것을 놀라운 일이라고 생각하고 있었습니다. 왜냐하면 그는 여태까지 언제나 매우 능률적인 유능한 사람이었고, 사회적으로도 적극적인 활동을 해서 여러 기관이나 위원회 같은 곳에서도 많은 직위를 담당해 왔었고, 여러 회합에서도 불안감 없이 자주 연설을 할 수 있었기 때문입니다. 그런데 지난 6개월 동안에 그런 증상이 서서히 나타나기 시작했고, 또 그것이 점점 더 심해져 간다는 것을 인식하게 되었고, 그리고 자기로서는 그 같은 증상을 전연 해명할 수 없었고 또 그것을 촉발하게 한 어떤 사건도 발견할 수 없다는 것입니다.

치료자는 환자의 현재 질환을 자세히 탐색한 연후에 환자의 과거 생활로 탐색의 방향을 돌렸는데, 거기서 여러 가지 다른 일도 있었지만 환자가 일곱 살 될 때까지는 부모의 단 하나의 자식으로 지냈었다는 사실을 알아냈습니다. 그런데 일곱 살 되던 해에 누이동생이 출생했고, 비록 당시에 부모가 자기를 계속 사랑한다고 말하고 안심시키려고 들었지만 그는 누이동생을 아주 질투했고 동생이 가족의 일원으로 있다는 것에 대해서 큰 위협을 느꼈습니다.

환자가 기억이 나서 이야기한 또 하나의 사건이 있었는데, 그것은 중학교 때 야구시합에서 자기가 투수로서 투구를 했는데 한 친구가 굉장한 '히트'를 날렸다는 것입니다. 어린 소년이었던 환자는 화가 나고 기분이 상해서 야구공을 집어 던져서 그 친구 등에 맞혔습니다. 그 친구가 그것 때문에 상한 데는 하나도 없었지만 그때 야구 코치와 자기 팀의 다른 친구들이 그를 보고 패자로서 깨끗하지 못한, 스포츠 정신이 없는 사내라고 야단을 했습니다.

이런 이야기를 한 후에 한참 다른 이야기를 하다가 나중에 가서, 환자는 거기에 관해서 어떤 심리적 연결을 짓지 않고서 이야기하기를, 약 6개월 전에 지금 일하고 있는 백화점에서 승진을 기대했는데 그것이 다른 사람에게 돌아갔다고 말했습니다. 환자 생각에 그 사람은 상당히 무자비하게 야심적인 사람인데 그래도 자기는 그 사람을 존경한다는 것입니다.

환자는 이 이야기를 그저 지나가는 식으로 말했는데 이때 치료자는 즉시 이 사건과 6개월 전에 시작된 증상을 마음속에서 연결시켰고, 또 중학교 때 야구 사건과도 관련을 지어서, 환자에게 처음에 질문하기를 "당신이 아니라 그 사람이 승진한 데 대해서 그 당시에 어떻게 느꼈느냐"라고 물어보았습니다. 여기에 대한 환자의 대답은 "그것이 자기를 괴롭히지 않았다는 것을 공언할 수 있다"라는 것이었는데, 이때는 벌써 첫 면접 시간이 다 끝나가는 무렵이어서 치료자로서는 그 말을 듣고 그때는 그것으로 그냥 만족했습니다. 즉 환자는 답하기를 "그 사람의 승진에 대해서 기분이 상하지 않았다", "사실 솔직히 말해서 나보다는 그 사람이 승진하는 것이 더 적합하다고 느낀다", 또 "백화점의 사장이 그런 결정을 하게 된 이유를 자기는 잘 납득할 수 있다"라고 말했습니다.

두 번째 면접은 일주일 후에 하기로 약속하였습니다. 그때 가서 치료자는 재빨리 이야기의 초점을 그 기대했던 승진이 부결됨으로써 촉발된 환자의 감정에 집중시켰습니다. 여기에 대한 환자의 반응은 지난주 동안에 그것에 대해서 좀 생각해 보았다는 것이었습니다. 그래서 치료자는 거기에 대한 환자의 반응을 파헤치고 탐색할 수 있는 기회를 갖게 되었고, 그렇게 해서 결국 마지막에 가서 치료자의 임상적 예감을 환자에게 말할 수 있게끔 되었습니다. 동료의 승진에 대한 환자의 최초의 충동은 중학교 때 야구시합에서 그런 것처럼 그에게 반응하는 것이었겠지만, 그런 반응을 한다는 것은 자기에게 심한 창피감을 안겨다 주는 것이 되기 때문에 결국 적개심과 분노를 억누르고 그것을 완전히 표현하지는 않았을 것이라는 것이었습니다. 치료자가 이렇게 말을 하니까 환자는 그 동료에 대한 자기의 감정을 더 자세히 표현할 수 있게 되었고, 더 나아가서 말하기를 심지어 자기 부인에게조차 자기가 그 일 때문에 얼마나 실망했고 또 얼마나 사장에게 분노와 원한을 느꼈는가 하는 것을 창피해서 표현하지 못했다고 했습니다. 이런 말이 나오니까 치료자는 "일반적으로 말해서 그런 상황에서는 적개심과 분노를 느끼는 것이 정상적인 반응이다"라고 이야기할 수 있었습니다. 또 그가 자신의 자아상에 관해서 갈등을 가졌었다는 점, 또 그런 감정을 가진 데 대해서 자기 부인이 어떻게 생각할까 두려워했을 것이라는 점도 지적을 했습니다. 그렇지만 한편 치료자는 확신하기를 부인이 그의 반응을 정상적인 것으로 이해할 것이라는 것과, 또 심지어 부인은 환자가 혼자서 그런 일을 잘 꾸려 나가는 것보다 도리어 환자가 자신의 진정한 감정을 부인과 같이 나눠 갖는다는 것에 대해서 더 기뻐하고 좋아할 것이라고 말해 주었습니다. 환자는 이것을 상당히 명확하게 이해할 수가 있었고, 그것에 대해서 상당한 깊이로 이야기할 수가 있었습니다. 다음 면접은 일주일 후에 하기로 약속했습니다.

이번에 와서 환자는 자신감을 도로 찾기 시작했고, 우울감과 불안감도 줄어들기 시작했고, 자기 부인과 한층 더 깊은 밀착감을 느끼게 되었다고 말했습니다. 즉 자기의 감정을 부인과 나누었는데 부인이 거기에 대해서 긍정적으로 응해 주었고, 이제 그녀에게 받아들여지고 그녀의 동의를 얻기 위해서 자기가 완벽한 모범적인 인간이 될 필요가 없다는 것을 점차 인식하게 되었다고 했습니다. 치료자는 근본적으로 볼 때 환자가 본래 상당히 재능이 있고 본래 힘을 지닌 사람이라는 점을 강조해서 말했습니다. 이제는 그 실망에 대한 감정 반응을 이해하고, 혼자서 계속 그것을 해결하기 위해서 노력할 수 있게 됐을 것이라고 하였고, 그리고 환자의 의존에 대한 반동 형성을 강화해 주면서 이번에는 6주 후에 만나기를 제안했습니다. 그때 와서 환자는 이제 전의 순응 상태와 건강 상태를 회복하게 되었다고 하였고, 더 이상 치료자와 만날 필요를 느끼지 않는다고 하였습니다.

3. 이혼한 부인의 사례

이런 치료법의 또 하나의 예로 이번에는 세 자녀를 가진 38세 된 부인의 사례를 들어 보겠습니다. 이 부인의 남편은 최근에 와서 다른 여자와 결혼하기 위해서 이 부인과 이혼했습니다. 이로써 우울과 불안, 고독감을 느끼고, 울음이 자꾸 터져 나오고, 자신감이 급격하게 없어졌고 기능하는 능력도 몹시 저하됐습니다. 이런 증상이 시작된 것은 남편이 그런 의사를 환자에게 밝혔을 때부터였는데, 이 증상은 남편이 그녀에게서 떠나 버리고 실제로 이혼을 하게 된 후에는 더 급성화되었고 심해졌습니다. 환자는 자기의 생활사를 말하는 중에 자기가 언제나 강하고 독립적인 여자였고, 남편이 여러 번 병석에 누워 있을 때에도 남편에게 큰 지주가 되었고, 또 전에는 자기의 생활이나 활동, 자기의 자식이나 친구에 관해서 어떤 결정을 내릴 때 완전한 자신감을 가지고 결정했다고 말했습니다. 그러나 최근에 와서는 그렇게 그전에는 안심하고 했던 여러 가지 행동이나 감정에 대해서 많은 회의를 느끼기 시작했다는 것입니다.

치료자의 환자의 그와 같은 반응은 남편에게 버림받고 유기되었다고 하는 감정에 대한 반응이라고 보았습니다. 또 이제 자기가 다른 어떤 남성에 또다시 매력을 느낄 수 있게 될 것인가라는 것에 대해서 자기 자신을, 또 자기의 현재 여건을 회의하고 동요하고 있는 것으로 보았고, 한편 지난 결혼 시절과 다른 어떤 새로운 인생 방식을 가져야겠다는 필요를 느끼고 있으면서도 이런 자기 인생의 돌변에 대해서 감정의 동요 없이 빨리 쉽게 적응하지 못하는 데 대해서 창피감을 느끼고 있는 것으로 보았습니다.

치료자는 환자의 의존에 대한 반동 형성을 강조하고 강화하기로 작정하고, 환자에게 설명하기를 치료자로서는 이것을 어떤 중대한 정서 장애의 표시라고는 보지 않고, 인생의 주요 사건에 대한 반응으로서 이해할 수 있고 예상할 수 있는 반응으로 생각한다고 말했습니다. 또 환자가 필요로 한다면 언제든지 환자를 만나 줄 수 있다는 점을 강조해서 말했는데, 한편 치료자로서는 이런 경우에 어떤 정규적이고 집중적인 정신 치료가 필요하다고는 간주하지 않는다는 점도 강조했습니다. 환자는 이런 진단과 권고를 듣고 안심하는 것같이 보였습니다. 그리고 그녀에게 그대로 이 경험을 지니면서 계속 생활해 나가도록 시도해 보고, 그러면서 이 일에 대한 자신의 여러 가지 정서 반응을 부정하려 하지 말고 그대로 그것을 자각하면서 살아 나가도록 노력해 보자고 하였습니다.

이로부터 18개월에 걸쳐 전부 12회 면접을 했는데, 이 면접은 정규적이 아니고 비정규적으로 했습니다. 즉 환자가 그 일에 대해서 여러 가지 정서 반응을 경험하면서 전진해 나가는 동안, 그녀가 필요하다고 느낄 때 면접을 했습니다. 그래서 어떤 때는 일주일 간격을 두고 계속해서 2, 3회 올 때도 있었고, 그러다가 3, 4개월 동안 오지 않다가, 정서 반응의 또 다른 국면이 나타나면 다시 면접을 하는 식으로 진행됐습니다. 이 동안 여러 가지 문제를 의논했는데, 그것은 자식과의 관계라든가 자식들이 이 이혼에 대해서 보인 여러 가지 반응을 어떻게 다루어 나갈 것인가, 또 자신의 문제나 자신의 성생활이나 요구는 어떻게 할 것인가, 여러 남성들과 데이트 경험을 가졌던 일, 또 전의 결혼 시절보다 더 큰 성적 만족과 쾌락을 경험하고 있다는 것을 스스로 알고 거기에 대해서 죄책감과 창피감을 느낀 문제, 이혼당한 여자의 성도덕에 관한 회의와 의문, 그리고 마지막에 가서 한 남성에 강한 애착과 유대를 갖게 된 것 등이었습니다.

이 치료 접촉의 전 기간 동안 치료의 강조점은 당장의 현재 문제에 언제나 두었고, 환자의 과거 생활의 정보를 사용할 때는 그 정보가 환자의 현재 반응을 변화시키는 데 당장 도움이 되는 경우에만 한정했습니다. 퇴행과 전이 반응의 형성은 조장하지 않았고, 그녀가 효과적이고 고도의 기능 능력의 소지자라는 것을 치료자가 믿고 있고 자신한다는 점을 재삼 강조했고, 스스로 방향을 잡고 굳세게 노력해서 자기 행동을 변화시켜 나가는 것을 적극 고무하였습니다. 그래서 그녀의 자신감은 점차로 회복되었고, 그녀의 다른 증상도 다 가라앉게 되었습니다.

4. 중년 과부의 사례

다음에 드는 사례는 어느 중년 과부에 관한 것입니다. 이 과부는 자기의 성인기의 대부분을 외아들을 기르는 데 바쳐 왔습니다. 그런데 이 외아들이 최근에 와서 결혼하기 위해서 집을 나가기로 작정하였다고 어머니인 환자에게 말한 것입니다. 환자는 급성적인 상실감과 우울감과 절망감으로 반응하였고, 이제 인생에서 바라볼 수 있는 것이란 고독과 재빨리 다가오는 노년기 이외에는 아무것도 없다고 느끼게 됐습니다. 환자가 자기의 생활 상황과 자식과의 관계에 관해서 이야기한 것으로 미루어 볼 때, 그 관계가 매우 신경증적 관계이고 그녀에게는 신경증적인 유대였던 것이 분명했습니다. 즉 환자는 과부 생활을 여러 해 하는 동안 자기의 자식을 근본적으로 남편 대신으로 경험했고, 그런 신경증적 이유 때문에 다른 좋은 남자를 만날 수 있는 기회를 스스로 단절했고, 자기의 자식이 자기가 살아 있는 동안 자기에게 충실할 것이고 결혼하지 않을 것이라고 공상을 해왔던 것입니다. 환자는 자식이 자기를 버리고 다른 여자를 좋아하게 된 것에 대해서 자기가 자식에게 얼마나 적개심과 분노를 느끼고 있는지 그 강도를 모르고 있었고, 또 장차 며느리가 될 그 여자에 대해서 자기가 얼마나 강한 질투와 적수(敵手) 감정을 느끼고 있는지 그 정도도 모르고 있었습니다. 치료자는 이 환자의 밑바닥에 깔려 있는 신경증적 성격 구조와 그 문제가 얼마나 강렬하고 또 악성인가 하는 것을 인식했고, 그리고 그녀에게는 정규적인 재건(再建)적 정신 치료를 해도 효과가 날 만한 자아 능력이 결여되어 있다고 느꼈습니다. 그렇기 때문에 치료자는 환자에게 그녀가 겪고 있는 증상 반응은 자식의 다가오는 결혼과 유관(有關)한 것이라고 강조해서 말했고, 몇 번 치료 시간을 가져서 그 문제를 어느 정도 깊이 있게 자세히 의논하는 것이 도움이 될 것이라고 말했습니다. 그러나 그러는 동안 치료자는 약을 약간 사용해서 그녀의 증상을 당분간 급한 대로 어느 정도 가라앉게 해 보는 것이 좋겠다고 말했습니다. 그래서 치료자는 환자에게 약한 항우울제를 처방해 주었고, 또 주 1회의 치료 시간을 계속 갖기로 했습니다.

치료 시간에서 치료자는 환자의 관심을 자식의 결혼에 대한 그녀의 반응 면에 집중시켰고, 그러는 동안 지적하기를 그 아들이 지금 결혼하고 싶어 하고 또 사랑할 수 있는 여자를 발견할 수 있었다는 사실은 환자가 어머니의 역할을 잘한 것인 만큼 환자에 대한 하나의 큰 찬사를 뜻한다는 점을 강조했습니다. 이와 동시에 환자가 아동의 복지를 위해서 자기를 헌신하는 것에 큰 관심이 있다는 것을 알고, 그 가능성을 적극 강조했고, 이 방면의 재능을 활용할 수 있는 그 같은 복지 사업에서 배출구를 발견할 것을 생각해 보도록 권했습니다.

이로부터 몇 주일이 지나가는 동안에 환자는 아들의 결혼식에 참석할 수 있었고, 또 아들이 집을 떠나는 것을 견녀 낼 수 있었고, 동네의 아동복지기관에서 자원 형식으로 일자리를 구할 수 있었습니다. 환자는 자발적으로 자기가 항우울제의 복량(服量)을 줄였다고 말했고, 여기에 대해서 치료자는 기쁨을 표시했는데, 일면 또 강조하기를 만일 장차 힘들 때가 있으면 언제든지 약을 처방해 줄 수 있다는 점도 강조해 두었습니다. 환자가 이제 정규 약속을 할 필요를 느끼지 않는다고 말했을 때 치료자는 추후 평가를 위해서 약 6개월 후에 다시 보자고 제안했습니다. 환자는 그 6개월 후에 다시 왔었는데 그때까지 계속 충분히 개선된 상태를 유지해 왔기 때문에 더 이상의 약속은 필요 없었습니다.

결어

이상의 몇 가지 단기 치료의 사례를 보면 효과적인 치료라고 해서 반드시 장기간을 요하는 것은 아니라는 것을 알 수 있고, 사례를 적절하게 선택만 한다면 단기간에도 많은 일을 해낼 수 있는 경우가 많다는 것을 알 수 있습니다.

그렇지만 한편 이 사례들을 보면, 환자가 경험하고 표현하는 갈등의 정신 역동 형태에 대해서 치료자가 깊은 관심을 가질 필요가 있다는 것, 또 신속한 평가와 이해를 하여 그 이해의 토대 위에서 각 환자의 요구에 맞게끔 치료자가 개입할 필요가 있다는 점도 예시하고 있습니다.

1. 갈등의 역동적 이해

2. 신속한 평가

이 치료법에서는 치료자의 융통성이 크게 발휘되어야 하고, 치료 과정 중에 고정적 · 상투적으로 환자를 파악한다든가, 고정적 상투적으로 치료 개입을 한다든가 하는 어떠한 경향도 지양해야 합니다. 또 이 치료법에서는 밑바탕의 정신 병리의 해결은 애당초 제한한다는 것을 치료자가 기꺼이 받아들이고 시작해야 하지만, 한편 그 밑바탕의 정신 병리가 무엇이든 간에, 환자로 하여금 도움을 청하게 만든 현재의 장애나 심리적 붕괴가 그가 지닌 기본적 갈등의 파생물로서의 그 밑바탕의 정신 병리와 어떻게든 유관하다는 점을 치료자는 인식하고 있어야 합니다.

3. 치료 개입의 융통성

그렇다면 치료자에게 던져진 도전이란 바로 그 갈등을 알아내는 것이고, 나아가서 어떤 경우에는 표면적 통찰을 통해서 또 어떤 경우에는 다른 형태의 지지적 개입을 통해서 환자로 하여금 그 갈등을 부분적으로 해결하게 하거나, 아니면 적어도 그 갈등에 좀더 효과적으로 순응하게 하는 어떤 방안을 찾아내는 데 있습니다. 이 단기적 시간 제한적 정신 치료가 성공하는 경우에는 치료자는 치료자로서의 자기의 역할에 대해서 크나큰 만족을 느낄 수가 있고, 또 자기의 치료 기술의 성과에 대해서도 장기 치료 때보다 빨리 그 결과를 알 수가 있습니다. 이것은 즉 단기 정신 치료에 비해서 서서히 진행되는 장기 정신 치료에서의 환자의 변화가 극적으로 나타나지 않고 미묘하게 나타나는 경우가 많기 때문입니다.

제12장

특수한 치료 문제

서론

피학 성격의 치료
1. 증상군
2. 정신 역동
(1) 충동
(2) 초자아
(3) 자아
3. 지지 치료
4. 통찰 치료

우울 성격의 치료
1. 증상군
2. 정신 역동
3. 지지 치료
4. 통찰 치료

행동화 환자의 치료
1. 증상군
2. 정신 역동
3. 치료

알코올 환자의 치료
1. 문제
2. 치료

성도착의 치료

결어

서론

이 마지막 녹음에서는 특수한 증상군(症狀群)과 행동 형태로 말미암아 치료받으러 오는 환자에 관해서 논하고, 그들에게 공통적으로 우리가 보고 경험하는 특수한 치료 문제를 다루어 보겠습니다. 지금부터 논하고자 하는 증상군과 행동 형태는 상당히 흔히 볼 수 있는 것입니다. 그래서 비록 그 정신 병리의 구체적인 표시는 사람마다 차가 있기는 하지만 이 환자들이 나타내는 일반적인 병리적 형태나 행동은 매우 비슷한 것이어서 그것을 예측할 수 있는 경우가 적지 않습니다. 이 여러 환자 집단은 우리의 특수한 이해와 인식을 요하는 경우가 많고, 또 치료자로서 볼 때 이런 환자들은 각별히 힘들고 치료자에게 정서적 부담이 되는 경우가 적지 않습니다. 그러나 여태까지 이 녹음 전반에 걸쳐서 강조해 온 것처럼 이 특수한 환자 집단을 역동적인 견지에서 이해하고, 이들의 갈등의 본질을 인식하고, 또 이들이 자신의 갈등에 순응하는 특징적 형태를 이해할 수 있다면, 치료자의 과업은 상당히 용이해질 수가 있고, 또 적절한 치료 전략을 개발할 수도 있습니다.

피학 성격의 치료

이런 환자 집단으로는 첫째로 피학적 성격 장애의 집단 범주에 속하는 사람들을 들 수 있습니다. 이 사람들은 그 생활사를 보면 만성적으로 학대받고 혹사당하고 실패와 불운의 인생 방식을 보이고 있고, 여러 사람들과의 관계에서 반복해서 이용당하고 멸시되고 부당하게 취급되고, 때로 만성적으로 신체적 학대를 받아 왔던 사람으로서, 그들의 인생에는 정상적으로 보아서 어떤 즐거운 충족이나 성공의 증거라곤 찾아볼 수 없습니다. 그들은 만성적인 실망과 좌절과 학대를 겪고 **1. 증상군**

있으면서도 그런 관계를 여러 가지로 계속하는 경우가 많고, 또 자기들에게 가장 나쁘게 대하는 바로 그 사람에게 가장 충실하려 하고 정서적으로 강한 애착을 보이는 경우가 많습니다. 이런 사람들은 비록 흔히 주관적으로는 자기의 불행과 자기의 운명에 대해서 불평하지만, 그것을 적절히 교정할 능력은 별로 없고, 또 설사 드디어 일견 어떤 건설적이고 적절한 변화를 기할 수 있었던 경우에도, 또 다시 전과 같은 실망적이고 좌절적인 불행한 생활 상황으로 말려들어 가 버리는 경우가 적지 않습니다.

2. 정신 역동

역동적으로 볼 때 이것은 고도로 복잡한 성격 조직과 성격 장애이고, 비록 다음에 설명할 여러 특징적 곤란 중에서 그 어느 하나의 강도는 사람마다 차가 나겠지만, 이런 환자의 대부분은 다음과 같은 여러 장애 중에 그 갈등이 있다고 이해될 수 있습니다.

(1) 충동

충동(drive) 면에서 볼 때 이런 사람들은 강렬한 공격적 · 가학적 욕망과 공상과 충동을 갖고 있기는 하나, 그 같은 공격 충동과 관련된 여러 가지 갈등으로 말미암아 그 공격 충동은 무의식으로 남게 되고, 그 대신 다른 사람의 공격에 대한 소극적이고 온순하고 순종적인 행동 형태가 자리를 차지하게 된 것입니다. 다시 말하면 이런 사람들의 일견 피학적인 행동의 이면에는 강렬한 공격적 · 가학적 충동이 보통 발견될 수 있는데, 그것은 다만 아주 간접적이고 피동적인 형태로 표현되고, 또 그것은 그들이 겉으로 순종하고 있는 공격적 · 가학적 인간과 그들이 무의식적으로 동일시를 함으로써만 표현되는 수가 많습니다.

(2) 초자아

초자아의 면에서 보면 이런 사람들은 아주 강한 죄책감을 가지고 있습니다. 그런데 이 죄책감은 여러 가지 갈등에서 비롯할 수가 있지만, 흔히 바로 전에 언급한 공격 충동에 관한 갈등과 관련돼서 일어나는 경우가 많습니다. 그들의 행동을 보면 그들에게는 벌받으려는 무의식적 요구가 있는 것 같은데, 이것은 그 같은 무의식적 죄책감을 처리하고 충족시키기 위해서입니다. 그런데 보통 의식적으로는 자기들에게 그 같은 무의식적 죄책감이 있다는 것을 모르고 있고, 또 죄책감이 자기들을 그렇게 행동하게 하는 강력한 동기가 되고 있다는 것도 모르고 있습니다.

(3) 자아

자아 면에서 보면 이런 사람은 흔히 자기와 관계하는 상대편 대상을 조종하려고 들고 지배하려고 드는데, 그것은 상대편이 자기를 부당하게 다루고 학대하였고, 그것 때문에 상대편이 죄책감을 갖도록 유도해 내는 식으로 몰아서 상대편을 조종하려고 하는 것입니다. 그래서 이런 사람은 자기를 부당하게 취급되게 허용하여 상대한테서 그런 죄책감을 유도해 내는 데 있어서는 고도의 기술과 예민한 감각을 가지고 있는 경우가 많습니다. 그것도 더 나아가서 자기가 바로 원하는 정도까지만 상대를 도발할 수 있을 만큼 예민한 감각과 기교를 갖고 있는 경우가 적지 않고, 그럼으로써 이 관계에 있어서 상대편의 행동을 무의식적으로 지배하는 것입니다. 의식적으로는 상대하고의 관계를 이야기할 때 자기가 그 상대한테서 학대받고 있음에도 불구하고 그에게 충실하고 그를 사랑한다고 말하지만, 무의식적으로는 자기가 그 상대한테서 학대받고 있기 때문에 그에게 애착하고 있는 것입니다.

3. 지지 치료

피학적 성격 장애에 대해서 이상과 같은 역동적 이해를 바탕으로 지지 치료를 하는 경우에 치료자는 치료 관계와 치료 상황에 있어서 일종의 통제된 적당한 양의 피학적 충족을 환자에게 제공해야 합니다. 이것이 무슨 뜻인가 하면 환자와 여러 가지로 상호작용하고 개입을 할 때 치료자가 환자에게 다소 차갑게 대하고, 약간 엄하거나 비판적이고, 참을성이 없고 요구조로 대하고, 또 때로는 심지어 환자에게 성가셔서 괴롭다든가 신경질이 난다든가 하는 식으로 대하면 치료가 좀더 효과적일 것이라는 것입니다. 환자에 대한 이 같은 접근 방법에 있어서 가장 어려운 문제는 치료자의 역전이와 자연적인 인간적 경향에 있습니다. 즉 그렇게 괴로워하는 사람에 대해서 친절하게 대하고 따뜻하게 응해 주고 지지해 주고 고무해 주고 안심시켜 주려는 것은 인간으로서 자연적인 경향일 텐데 그것이 바로 문제라는 것입니다.

그러나 우리의 임상 경험이 되풀이해서 시범한 바에 의하면 그와 같이 따뜻하고 안심시키는 태도를 보이면 환자의 증상을 도리어 악화시킨다는 모순적인 결과를 초래하는 반면에, 엄한 스승같이 대하고 치료하면 치료 상황 밖에서 환자의 증상과 행동이 개선되는 경우가 많다는 것이 판명되어 있습니다. 이렇게 되는 이유는 이런 환자들이 나타내는 무의식적 갈등의 역동 양상으로 미루어 볼 때 이해할 만한 것입니다. 즉 여기서 이른바 엄한 스승 같은 취급(Dutch uncle kind of treatment)이라는 것이 치료 관계에서 환자에게 일종의 통제된 벌을 주는 것이 되기 때문에 환자의 무의식적 죄책감과 징벌에의 요구가 치료자와의 관계에서 충족이 되는 것입니다. 또한 그와 같은 태도와 행동을 치료 관계에서 유지함으로써 치료자는 환자가 분노와 원한의 감정을 갖는 데 대해서 일종의 합리적 정당성을 부여하는 것이 되고, 그럼으로써 환자의 무의식적 공격 충동을 파생물의 형태를 통해서 외적으로 표현할 수 있도록 만듭니다. 그렇게 되면 환자는 여태까지 자신의 공격 충동이 자꾸 강제로 배출되려는 데 대해서 갈등을 느끼고 있었는데, 그 갈등의 정도가 줄게 됩니다. 이렇게 해서 환자가 심리적으로 필요한 벌을 치료자로부터 받을 수 있고, 또 치료자에 대해서 자신의 무의식적 공격 충동의 파생물을 표현할 수도 있게 되면 우리가 희망하기로는 그 환자는 이상과 같은 심리적으로 필요한 충족을 치료 장면 밖에서 다른 사람과의 관계에서 그 사람으로부터 얻으려고 할 필요성을 덜 느끼게 될 것이라는 것입니다. 그리고 사실 이렇게 하면 치료 시간 밖에서 환자의 태도와 행동이 개선되기 시작하는 경우가 적지 않습니다.

이와는 반대로 치료자가 환자에게 친절하고 따뜻하고 이해적이고 동정적으로 대하면, 만일 환자가 그런 치료자에 대해서 어떠한 유형의 적개심이나 공격 충동을 느끼는 경우에는 치료자의 그런 친절한 태도가 오히려 환자의 갈등을 격화(激化)시키는 것이 될 것입니다. 그래서 그런 경우 환자는 또다시 치료 상황 밖에서 타인과의 관계에서 그 같은 자기의 공격 충동을 정당화할 어떤 구실이나 기회를 찾으려고 들 것입니다.

반면에, 이와는 반대로 치료자가 환자에게 엄하게 대하면 환자는 치료 밖의 실생활에서 다른 사람과의 관계에서 보였던 것과 같은 모순적인 반응을 이제 치료자에게 보이게 됩니다. 즉 점점 더 치료자에게 애착하게 되고, 또 그럼으로써 정신 치료나 치료자에 대해서 더 깊이 자기를 투입하게 되고, 또 자기의 신경증적 요구가 치료자에 의해서 충족되게 됨으로써 자신의 행동을 좀더 효과적으로 적절하게 수정시킬 수 있게 되는 경우가 많습니다.

4. 통찰 치료

피학증 환자에 대한 이상과 같은 지지적 치료법과는 대조적으로 통찰 치료에서는 환자가 점차로 자기에게 무의식적 죄책감이 있다는 것을 의식하게 되어야 하고, 또 자기에게는 벌을 원하는 요구가 있다는 것도 의식하게 되어야 합니다. 또한 자기 자신의 내부에 있는 공격 충동을 의식하게 되어야 하고, 자기의 과거의 인생 경험의 특징은 좌절적이고 징벌적이고 모욕적인 반응을 스스로 적극적으로 도발했고 감수해 온 것이라는 점을 의식하게 되어야 하고, 또 그것을 실제로 어떤 방식으로 해 왔는가 하는 것을 의식할 수 있게 되어야 합니다.

이것을 달성하기 위해서 우리는 전이 관계를 방편으로 삼습니다. 즉 전이 관계에 있어서 치료자는 철두철미하게 참여 중립성을 지켜 나가고, 벌이나 비판이나 멸시를 원하는 환자의 욕구를 좌절시키고, 또 다른 어떤 피학적 충족을 얻으려는 욕구도 좌절시킵니다. 치료자가 그 같은 중립성을 견지할 수 있고 치료가 성공적으로 진행되고 있는 경우에는, 환자는 치료자한테서 벌이나 멸시를 도발해 내려고 점점 더 직접적으로 또 공개적으로 시도할 것이고, 그렇게 되면 그 정도가 점점 더 심해져서 마침내 환자 자신도 자기 자신 속에 그 같은 모순적인 요구가 작용하고 있다는 것을 의식할 수 있게 됩니다. 그러면 이것은 그것을 이해하고, 나아가서 그것을 자아낸 갈등을 해결하는 제1단계가 되는 것입니다.

그러나 환자를 이렇게 치료하는 데에는 몇 가지 복잡한 문제가 나타날 가능성이 있으므로 치료자는 거기에 대해서 예의 조심하고 주의를 기울여야 합니다. 그것은 첫째로 환자의 무의식적 죄책감과 벌에 대한 요구가 치료 상황 자체에 만연되는 경우가 적지 않다는 점입니다. 다시 말하면 자기가 치료된다는 생각, 즉 자기가 변화하고 자기의 증상이 호전되고 자기의 인생을 좀더 건강하고 효과적인 방식으로 향유할 수 있게 된다는 생각을 갖게 되면, 그것이 죄책감을 더 한층 격화시키고, 그렇게 되면 이것이 소위 부정적 치료 반응의 한 요인이 되는 경우가 적지 않습니다. 또 통찰 치료를 할 때 이런 환자들이 보이는 또 하나의 특징적인 행동이 있는데, 그것은 환자가 전이를 딱 분단(分斷)하여, 생활 주변에서 자기들이 무의식적으로 추구하고 있는 피학적 충족을 치료자가 아닌 다른 어떤 대상으로부터 얻으려고 든다는 것입니다. 만일 이것이 나타나기 시작하는 경우에는 그것이 눈에 띄자마자 치료자는 즉시 그것을 환자에게 적극적으로 해석해 주어야 합니다. 그리고 그런 해석을 했는데도 효과가 나타나지 않는 경우에는 환자가 그런 관계를 지속하는 데 대해서 적극 반대하는 권고를 하거나 금지시켜야 할 때도 있습니다. 이런 환자를 치료하는 데 있어서 또 하나의 문제는 환자가 치료자로부터 역전이의 죄책감을 불러일으키려고 든다는 문제입니다. 이럴 때 치료자는 그것을 환자가 다른 사람들을 조종했던 것과 같은 방식으로 치료자를 조종하려고 든다는 것으로 인식할 수 있어야 하고, 또 그렇다고 하는 것을 환자에게 해석해 주어야 합니다.

우울 성격의 치료

1. 증상군

또 하나 특유(特有)한 문제를 가진 환자 집단으로서, 치료자에게 오는 사람들은 심한 만성적 우울 증상의 집단 범주에 속하는 환자들입니다. 우울이라는 것은 모든 종류의 환자가 간헐적으로 다 나타내는 보편적인 증상이기도 한데, 그것과 특유한 증상군으로서의 우울증을 비교해서 우울 전반에 관해서 논한다는 것은 매우 복잡한 문제이므로 여기는 그런 문제를 해명할 자리가 못 됩니다. 이 집단에 속하는 환자는 피상적으로 보면 피학적 성격 장애를 가진 환자와 그 증상이 그렇게 다른 것처럼 보이지 않을지도 모르겠습니다. 그러나 이 두 집단은 명확하게 구별되어야 합니다. 왜냐하면 피학증 환자에게 효과적인 치료법이 우울증 환자에게는 효과가 나지 않기 때문이고, 따라서 사용되지 않아야 합니다. 비록 우울증 환자도 무의식적 죄책감과 관련된 여러 가지 특징을 나타내고 또 공격 충동의 표현도 심히 금지되어 있을 때가 많기는 하지만, 보통 우울증을 구별할 수 있는 지침으로는 우울증 환자는 그 대상 관계의 성질이 피학증 환자와 다르고, 피학증 환자같이 대상을 도발하고 지배하려고 들지 않고, 또 충족적이고 만족스러운 대인 관계 상황하에서는 최소한 간헐적으로라도 우울 증상이 가신다든가 경감한다고 하는 긍정적인 면을 보인다는 점입니다.

2. 정신 역동

역동적으로 볼 때 우울이라는 것은 환자가 보통 어떤 대상에 대해서 강렬한 의존 감정을 갖고 있는 것과 관계가 있습니다. 즉 우울증 환자는 자기에게 중요한 대상, 그렇지만 자기가 양가(兩價) 감정을 느끼고 있는, 그런 대상에 대해서 강한 의존 감정을 갖고 있고, 여기에 부수해서 그 같은 의존 대상에 대해서 무의식적으로는 공격 충동을 느끼고 있는데, 그것에 관해서 강렬한 갈등을 갖고 있는 것입니다. 이 같은 대상을 정말 상실하거나 또는 상실한 위험이 있는 상태하에서는 거기에 반응해서 우울 반응이 일어납니다. 이와 더불어 그런 상실을 초래하게 한 대상에 대해서 환자의 공격 충동이 가중되고, 그러면 무의식적 죄책감이 증가되고, 그렇게 되면 이 공격을 자기 자신에게 되돌리게 되는데 그것은 그 공격 충동을 통제하기 위해서, 또 그 대상에 대한 자기의 애착과 유대를 보존하기 위해서 그러는 것입니다. 또 이와 같이 대상을 상실하거나 상실할지도 모르는 상황에 처하게 되면 환자는 자기의 의존 요구나 의존 욕망이 충족되지 않는 데 대해서 어찌할 바를 모르는 무력감을 느끼게 되고, 그러면 이번에는 그 무력감으로 인해 환자는 그 상실할지도 모르는 대상에 대해서 더욱더 의존하게 됩니다. 그리하여 일종의 악순환이 형성되고 환자의 증상은 자꾸 가중됩니다.

3. 지지 치료

이런 환자에 대해서 지지 치료를 할 때는 그 전략으로서 치료자는 전이 관계에 있어서 환자로 하여금 치료자에게 기댈 수 있게 하고, 그가 외부 관계에서 충족하고 있지 못하는 의존 욕구를 치료자한테서 충족할 수 있게끔 해야 합니다. 말하자면 그런 충족을 환자에게 준다는 의미에서 말한다면 치료자는 자신이 환자에 의해서 이용되는 것에 대해서 미리 태세를 갖추어야 하고, 또 그것을 기꺼이 환자에게 허용해야 한다는 것입니다. 그렇게 하려면 치료자는 매우 적극적으로 자기 자신을 환자에게 주어야 하고, 그것은 어떤 말이나 생각을 주는 것은 물론이고 시간을 할애할 때도 다 그래야 합니다. 적어도 지지 치료의 시초에는 "누가 나를 보살펴 주었으면" 하는, 환자의 보살핌을 바라는 심정을 채워 줄 수 있을 만큼 충분히 자주 치료 시간을 가져야 합니다. 약을 주는 것도 약학적인 작용으로만 그치는 것이 아니라, 심리적으로 보아서 환자가 치료자와 치료자의 관심을 그 약을 통해서 구체적으로 상기할 수 있고, 또 그것을 매번 복용할 때마다 치료자를 상징적으로 내체화(內體化/incorporation) 하는 것으로서 도움이 될 때가 많습니다.

이런 환자들은 상실과 이별의 가능성에 대해서 극히 예민한 감수성을 갖고 있다는 점을 치료자는 유념하고 거기에 대해서 주의를 게을리하지 말아야 합니다. 따라서 만일 치료자가 치료 시간을 취소한다든가, 변경한다든가 하는 경우에는 환자에게 그것을 대신할 치료 시간을 갖자고 제의해야 합니다. 만일 치료자가 장기간 어디로 가게 되는 경우, 예컨대 휴가를 가게 되는 경우에는 치료자로서는 환자가 그동안 보살핌을 잘 받는다고 느낄 수 있게끔 확실한 방안을 마련해 주어야 합니다. 예를 들면 다른 동료 치료자가 환자를 보게끔 주선을 하거나, 만일 가능하고 적절하다면 환자가 장거리 전화로 치료자와 접촉을 유지할 수 있도록 합니다. 그렇지 않고 치료자가 정상 근무를 하고 있을 때라 할지라도, 만일 환자가 약속된 치료 시간 이외에도 치료자에게 말할 필요를 느낀다고 할 때는, 치료자로서는 최소한 전화를 통해서만이라도 그와 접촉하는 것이 가능하다는 점을 환자에게 미리 일러 두어야 합니다. 그리고 그 같은 사태에 항상 대비하고 있어야 하고, 실제로 그렇게 해야 합니다. 여기서 하나의 모순된 현상으로서는 그렇게 치료자와 언제나 접촉할 수 있다는 것을 환자가 알게 되면 그렇지 않은 경우보다 환자는 무력감이나 유기되었다는 감정을 덜 경험하게 되고, 따라서 결국 실제로는 그 같은 부가적인 요청을 치료자에게 덜 하게 된다는 것입니다. 이런 우울증 환자를 대할 때는 치료자는 환자의 부정적 전이 감정을 불러일으키지 않도록 조심해야 하고, 또 만일에 그런 감정이 일어난 경우에는 될 수 있는 대로 빨리 그것을 가라앉히도록 개입해야 합니다.

또 이런 환자는 양가 감정의 대상에 대해서 무의식적으로 적개심과 공격 충동을 느끼고 있다고 하였습니다만, 보통 최소한 치료 초기에는 치료자가 그 같은 적개심을 조장하거나 촉진시키는 일은 하지 않는 것이 좋습니다. 적어도 환자가 치료자를 하나의 대치 대상으로 느낄 수 있을 만큼 치료자와의 긍정적 관계가 확고하게 수립될 때까지는 그렇게 하지 않는 것이 좋습니다.

이런 환자들은 상실이나 이별에 대해서 예민한 감수성을 갖고 있다는 점을 치료자는 깊이 인식하여, 특히 치료를 종결하는 문제와 관련해서 그것을 예상하고 있어야 합니다. 사실, 많은 경우에 있어서 이런 환자에 대해서는 결코 치료를 정식으로 종결하여서는 안 되고, 그 대신 단지 치료자와의 접촉을 일시 중단한다는 형식을 취하면서, 그가 장차 필요를 느끼는 경우에는 언제든지 치료자를 다시 만날 수 있다는 것과 또 치료자가 계속 그에게 관심을 가지고 있다는 것을 일러 두는 식으로 해서 적극적으로 안심시켜 주어야 합니다.

이상의 논의에서 알 수 있는 바와 같이 이런 환자들은 대상 관계를 매우 민감하게 느끼고, 또 자기들의 의존 요구가 충족되지 않을 때는 어찌할 줄 모르는 무력감을 느끼는 경향이 있기 때문에, 만일 이런 환자들을 앞서 논한 바 있는 피학 성격 장애를 치료하는 방식으로 치료를 한다면, 그 치료 관계는 결렬될 것이고 환자의 우울 증상은 급격하게 격화할 것입니다.

4. 통찰 치료

우울증 환자에 대해서 통찰 치료를 하는 경우에는, 이런 환자들의 특성에 대해서 치료자는 세심한 주의를 기울이고 있어야 합니다. 따라서 치료자는 물론 전이 관계에 있어서 참여적 중립성을 지켜나가기는 하지만, 환자에게 전이 좌절을 과(課)할 때에는 그 정도를 적정(滴定/titrate)시킬 필요가 있다는 점을 인식해야 합니다. 즉 환자의 증상이 악화되지 않을 범위 내에서, 또 환자가 그것을 참을 수 있는 한도 내에서 전이 좌절을 경험하게끔 그 정도를 조절해야 합니다.

또 보통 치료 초기에는 환자의 공격적 공상이나 공격적 욕구를 파헤쳐서 들추어 내거나 표현하게 하는 것을 피하는 것이 좋습니다. 적어도 확고한 긍정적 치료 관계가 치료자와 맺어지기 전까지는 그것을 피하는 것이 좋고, 또 그런 관계가 맺어진 후라 해도 환자의 공격 문제에 근접할 때는 매우 조심스럽게 또 지혜와 기지를 살려 가면서 접근해야 하고, 단번에 전체를 파헤치려고 하지 말고, 매번 조금씩 다루면서 차차 그것을 증가해 가는 식으로 접근하도록 조심해야 합니다.

이런 치료법을 사용하는 경우에는, 치료의 종결 단계가 오랜 시일을 요할 것이라는 것을 예상할 수 있고, 또 치료를 종결하자는 생각을 환자에게 제의하면 환자가 거기에 대해서 다른 정신 병리를 가진 환자의 경우보다 더 강한 반응을 보일 것이고, 또 좀더 다루기 힘든 반응을 보일 것이라는 것을 예상할 수 있습니다.

이 같은 환자를 다룰 때 일어날 또 하나의 문제는 자살의 위험성입니다. 즉 치료자는 이런 환자에게 통찰 치료를 하는 경우에는 자살 행동이나 자살 공상이 격화될 수도 있다는 것을 계산에 넣고 그런 위험성을 미리 알면서 치료를 해 나갈 필요가 있습니다. 이런 결과를 빚을지도 모른다는 가능성은 때로 어려운 역전이 문제를 야기시킬 때가 있는 것입니다. 따라서 치료자는 항상 이런 자살의 가능성을 의식하고 있어야 하고, 그것에 대해서 적절하게 대처할 줄 알아야 합니다. 그러나 여하간 이런 환자에 대해서 통찰 치료를 시도하고 있는 경우에는, 그것은 미리 계산된 하나의 위험 부담인 것이고 치료자는 그것을 견딜 줄 알아야 하고, 예의 주시하고 있어야 하고, 또 그것이 전이나 역전이나 치료의 진전과 어떤 관계를 갖고 있는가 하는 것을 깊이 이해할 수 있어야 하고, 그럼으로써 기지를 살려 가면서 적극적으로 그것을 직접 환자에게 해석해 줌으로써 그 문제를 처리할 줄 알아야 합니다.

행동화 환자의 치료

또 하나의 환자 십난으로시 우리의 특수한 이해를 요할 때가 많고, 때로는 극히 곤란하고 파국적인 치료 문제를 야기하는 환자들이 있는데, 그들의 일반적 행동을 행동화(acting-out)라는 술어로써 대체적으로 분류할 수 있습니다.

1. 증상군

우울이라는 술어와 마찬가지로 이 행동화라는 술어도 그동안 여러 가지로 다양한 의미를 갖게 되었고, 점점 더 광범하고 무차별적으로 사용되게끔 되었습니다만, 여기는 그런 점을 다 해명할 자리가 못 됩니다. 여기서 제가 사용하는 행동화라는 술어의 의미는 환자가 자신의 신경증 장애와 갈등을 그것으로써 주관적으로 몸소 체험하지 못하고, 그 대신 그 장애와 갈등이 대인 관계의 행동상의 여러 장애로써 표현되는 경우를 말하는 것입니다. 그리고 그것은 흔히 판에 박은 듯이 일률적이고 또 보통 부적당하고 비순응적인 행동으로 표시됩니다. 그들의 행동과 동기에는 충동성이 개재하는 경우가 적지 않고, 또 그들의 행동은 자기 자신에게 어떤 불편이나 고통을 안겨 준다기보다 그들 주변의 다른 사람에게 어떤 지장이나 괴로움을 안겨다 주는 경우가 많습니다. 보통 이것은 인격 조직이나 성격 조직의 한 유형에 속하는 경우가 많은데, 그 근원은 환자의 과거 생활에서 찾아볼 수 있습니다. 그것을 보면 과거에 여러 가지 상황에 당면했을 때 그 상황에 순응하기 위한 하나의 대표적 방법으로서 그 같은 행동을 익혀 왔다는 것을 알 수 있습니다. 그렇지만 어떤 식으로 다른 사람에게 피해를 주느냐 하는 구체적인 행동 표시의 형태나, 얼마큼 피해를 주느냐 하는 정도에 있어서는 환자의 성숙 발달 단계에 따라서 상당한 개인차가 있습니다.

이런 환자들은 자기가 치료받을 필요성이 있다는 것을 스스로는 느끼지 않는 경우가 많고, 체포를 당해서 마지못해 온다든가, 그들의 행동을 장애적이고 적절하지 못하다고 보는 다른 사람의 압력에 못 이겨서 오는 경우가 많습니다. 그러나 때로는 이런 환자라 할지라도 자기의 문제를 스스로 인식하는 경우도 있기는 합니다. 즉 자기가 모르고 있는 어떤 이유 때문에 스스로 통제하거나 변화시킬 수 없는 행동이 자기에게 자꾸 반복되고 있다는 것을 스스로 인식하거나, 또는 최소한 무언가 자기 자신 속에 옳지 못한 점이 있다는 것을 약간이나마 인식하고 있는 경우도 있습니다.

이 같은 행동화(acting-out)가 실제로 어떤 형태를 취하는가 하는 것은 사람마다 거의 무한한 차가 나는 것입니다만, 이런 사람들에게는 다 하나의 공통적인 특징이 있습니다. 비록 어떤 경우에는 내적 주관적인 고통이나 신경증의 증상도 함께 의식할 때가 있기는 하지만, 이들의 문제의 특징은 자신의 정서적 · 심리적 곤란을 외적으로 나타나는 행동으로 반복 표현한다는 점이고, 또 그것도 긴 안목으로 볼 때 심리적으로 비순응적인 행동으로 표현하고, 또 자신이 의식적으로는 수정할 수 없는 그런 행동으로 자꾸 반복 표현한다는 점에 있습니다.

2. 정신 역동

역동적으로 볼 때 이 환자 집단에는 그들의 심리적 발달이나 정신성욕적 발달의 모든 단계에 걸쳐서 다소간에 어떤 갈등이 있었다는 증거가 엿보이는데, 이것은 다른 모든 대표적인 신경증 환자들에게서 관찰할 수 있는 갈등과 그 형태가 비슷합니다. 이 집단이 본질적으로 차이가 나는 점은 이들의 성격 조직이 다른 환자들과 다르다는 점이고, 또 심리적 발달 과정 중에 이들이 사용하게끔 된 통합적 · 순응적 기제가 다르다는 점과, 또 대상 관계를 맺는 데 대해서 심대한 장애감을 갖고 있다는 점입니다.

하나의 집단으로 볼 때, 이들은 불안이나 좌절에 대해서 비교적 낮은 인내성을 갖고 있고, 자신의 충동을 통제하거나 조절하는 힘이 부족합니다. 그 결과로 쾌락 원칙이 현실 원칙보다 상대적으로 우세하고, 자기의 행동을 방향 지을 때나 주변의 환경과 상호작용할 때에 즉각적인 만족만을 구하려고 하거나 즉각적으로 좌절을 제거하려고만 들고, 장기 목표는 희생시키고 장기적으로 좀더 큰 이득을 예상해서 당장 있는 좌절을 인내하는 것은 포기하는 경향이 있습니다.

이들 중 많은 사람들은 자신의 행동을 비교 판단할 가치 체계나 가치관을 발달 과정 중에 내재화하는 데 실패한 사람들입니다. 그들의 초자아의 구조에 이 같은 결함이 있다는 것은 그들의 자기통제 능력과 자기판단 능력이 손상되어 있다는 것을 의미합니다. 따라서 이들은 선악에 관한 판단을 할 때 계속 외적 판단에 의지하게 되고, 또 그 외적 판단의 기준을 잡을 때도 자기가 한 일로 인해서 자기들이 잡히느냐 안 잡히느냐 또는 외부로부터 벌을 받느냐 안 받느냐 하는 것을 기준으로 삼는 경우가 많습니다.

보통 사람은 현실적 죄책감을 진정으로 경험할 수 있고, 그것이 자신의 행동을 조직하고 조절하는 요인이 되는데, 이들에게는 그런 죄책감이 결여되어 있습니다. 그 결과로 이들은 일반적인 신경증 환자처럼 자기들의 갈등을 경험하지 못하고, 그 대신 자기들의 갈등을 자기 자신과, 판단적이고 징벌적이고 통제적인 외부 세력 사이의 갈등이라고 경험하게 되는 것입니다.

이런 사람들은 어렸을 때 흔히 대상 관계에서 여러 가지로 매우 고통스러운 갈등과 실망을 맛본 사람들로서, 그 결과로 일반적으로 사람들을 불신하는 경향이 있고, 자기와 관계를 맺는 어떤 대상에 대해서도 자기가 나중에 계속 반복해서 실망하게 될 것이라는 것을 예상하고 있습니다. 다른 대상이 자기를 실망시킬 것이라고 예상하고 있기 때문에 이들은 어떤 장기적인 관계에 대한 정서적 투자나 투입을 보류하게 되고, 어떤 관계에 있어서도 상대를 믿지 않고, 항상 상대로부터 최악을 예상하는 경향이 있습니다. 그렇기 때문에 이들은 의식적으로나 무의식적으로나 상대를 계속 시험해 보는 술책을 사용하는 경우가 많고, 그렇게 줄곧 상대를 시험하는 동안에 자기들이 결국에 가서 배척될 것이라는 것을 예상하고 있습니다. 또 그들의 행동에는 바로 이 같은 배척을 도발하려는 욕망이 무의식적으로 작용하고 있는 경우가 많은데 이것은 "아무도 믿을 수 없다"라고 하는 이들의 기본적 감정을 재삼 확신하려고 하는 수단인 것입니다.

여기서 하나의 모순된 현상은 만일 이런 경우에 상대가 그 시험에 합격할 때에는 이 환자들은 그 상대에 정서적으로 투자를 할 유혹을 약간 느낀다는 점입니다. 이것은 본질적으로 충족되지 못했던 자신의 어릴 때의 갈구를 만족시키고자 하는 깊은 무의식적 욕망 때문입니다. 그러나 상대를 믿고 정서적으로 투자하려는 유혹이 커지면 커질수록, 또 이런 투자를 하게끔 자기들이 거기에 가깝게 끌리면 끌릴수록, 만일 그 상대가 나중에 가서 믿을 수 없다는 것이 판명되는 경우에는 그의 고통과 실망은 한층 더 클 것입니다. 그렇기 때문에 환자가 상대를 믿고 정서적으로 투자할 유혹을 느끼면 느낄수록, 이 상황은 그에게 좀더 위험한 상황이 되는 것이고, 따라서 환자는 이 같은 관계에 대해서 점점 더 불안을 느끼게 됩니다. 그리고 그의 갈등도 증가하는데 그것은 한편으로는 친밀한 관계를 원하는 욕망이 작용하고 있고, 다른 한편으로는 조만간 상대가 자기를 실망시킬 것이라는 것을 확신하고 있기 때문에, 이 양자 사이의 갈등이 증가하는 것입니다. 그러므로 그 대상이 환자가 설정한 시험을 통과하는 경우, 환자는 안심하게 되기는커녕, 사실 더욱 불안감, 위협감, 불신감을 느끼게 되고, 따라서 한층 더 광범하고 철저한 시험 장면을 설정하려고 듭니다. 환자가 마침내 이 관계에 자신감을 갖게 되기까지 이 같은 악순환은 오랫동안 지속되고, 또 점점 더 강하게 나타날 것입니다.

그러나 이런 환자를 치료하려고 마음먹은 치료자라면 비록 이 행동화가 아무리 자기 패배적 · 자기 파괴적 행동이고, 사회적으로나 대인 관계적으로 사람들을 곤란하게 만든다고 하더라도 이런 환자들의 행동화는 다른 일반적인 신경증 환자들의 신경증 증상이나 성격 특성과 동등하다는 점을 깊이 이해할 줄 알아야 합니다. 만일 치료자가 이 중요한 역동적 개념을 깊이 이해하지 못한다면 이들 환자에게 참을성을 잃거나 비판적이 되거나, 또는 그런 행동을 멈추거나 통제하라고 환자에게 음으로 양으로 요구하게 될 것이고, 그렇게 되면 그런 치료자는 환자에게 치료자로서 쓸모없어지는 심각한 사태를 빚게 될지도 모릅니다. 그런 행동을 멈추거나 통제할 것을 치료받는 조건으로 내걸고, 이런 환자들에게 그것을 기대한다는 것은 마치 공포증 환자나 강박증 환자에게 치료를 시작하기 전에 그 증상을 멈추라고 기대하는 것과 유사합니다. 3. 치료

궁극에 가서 통찰 치료를 하건 지지 치료를 하건 간에 이런 환자들에 대한 치료에서 가장 근본적으로 기초적인 부분은 환자와 치료자 사이에 신뢰하는 관계를 수립하는 데 있습니다. 그런 신뢰 관계를 갖게 된다는 것은 이런 환자들에게는 생전 처음으로 어떤 인간을 신뢰할 수 있게 되었다는 것을 의미하는 경우가 많습니다.

전술한 바와 같은 대상 관계가 주어졌을진대는 치료가 전개됨에 따라, 또 환자가 치료자와 치료 과정을 어느 정도 신뢰하려는 유혹을 차차 느낌에 따라, 전술한 바와 같은 대상 관계가 여기서도 나타날 것입니다. 이렇게 된다는 것은 이런

환자들에게는 전통적인 정신 치료, 즉 전형적으로 구성된 상태에서 치료해 나가는 정신 치료는 별 효과가 없다는 것을 의미할 때가 많습니다. 이런 환자들은 치료자와 더불어 적극적이고도 진정한 인생을 살아간다는 체험을 가질 필요가 있는 것입니다. 그리고 그 궁극적 목표는 그와 더불어 같이 일하고자 하는 치료자의 관심과 용의를, 또 도덕적 판단이나 기타의 판단을 일절 하지 않으려는 치료자의 태세와 용의를, 또 치료 작업에 대한 치료자의 서약과 맹세를 환자에게 직접 시범해 보이려는 데 있습니다.

이 뜻이 환자의 심중에 먹혀들어 가기 시작하면, 신뢰와 불신에 관한 그의 갈등은 더욱 심하게 될 것이고, 따라서 그는 여러 가지 행동으로써 치료자를 한층 더 검사해 보려고 들고, 한층 더 함정을 설정하려고 들 것인데, 치료 상황 안에서뿐 아니라 밖에서도 그럴 것입니다. 과외로 시간과 노력을 기울여 달라, 또는 다른 어떤 구체적인 관심의 표시를 보여 달라고 하는 등, 여러 가지 요구를 하게 될지도 모릅니다. 또 그들은 치료자를 놀라게 하거나 협박하기 위해서 자기가 어떤 일을 했다, 또는 어떤 기분을 느꼈다는 이야기를 할 때도 있는데, 이것은 치료자가 거기에 대해서 어떤 반응을 보일 것인가, 또 과거에 다른 사람들이 그런 일에 대해서 반응한 것처럼 치료자도 그럴 것인가 하는 것을 알아보기 위해서 그러는 것입니다. 이런 환자들에게는 치료자로서 아무리 그 환자를 위해서 이미 많은 것을 주었다고 느낀다고 하더라도, 그가 너욱더 요구할 것에 대해서 태세를 갖추고 있어야 합니다. 그리고 치료자의 생각이 아무리 타당하고 현실적이라고 해도 우리가 만일 환자의 그와 같은 검사해 보려는 요구에 응해 주지 않는 경우에는, 폭풍이 닥칠 것이라는 데 대해서 대비하고 있어야 하고, 그와 우리와의 관계로부터 물러설 것이라는 것, 또 "자기를 생각해 주지 않는다", "자기에게 충분한 것을 주지 않는다"라고 하는 여러 가지 비난이 올 것이라는 것에 대해서 대비하고 있어야 합니다.

이런 환자들은 치료자의 적개심이나 배척을 자극하거나 도발하려고 드는 경우가 많고, 또 사실 그것이 성공할 때도 적지 않습니다. 만일 치료자에게 이런 반응이 정말 일어난 경우에는, 치료자로서는 그것을 자기 자신에 대해서 감추려고 하지 말아야 하고, 또 환자에 대해서도 그것에 관해서 회피적으로 응하거나 거짓으로 응하거나 하지 말아야 합니다. 치료자가 이런 자기 감정을 다룰 때에는 환자와 관계하면서 그 감정을 다루게 됩니다만, 이럴 때는 그런 역전이 반응을 야기하게 한 특정한 환자 행동과, 그 환자에게 계속 관심을 갖고 치료를 계속해 나가려는 치료자의 용의와 결심은 전연 별개의 것이라는 것을 명확히 구분할 수 있도록 노력해야 합니다. 이것은 치료자로서 반드시 명심해야 할 점입니다.

이런 환자에 대해서 치료자는 말하자면 가느다란 선 위를 일종의 줄타기 걸음을 하는 식으로 걸어가야 합니다. 이 선의 오른쪽은 치료자가 환자에 의해서 조종당하고, 흥분을 진정하게 되고, 그의 이야기를 액면 그대로 받아들이는 것이고, 그럼으로써 환자의 눈에 약하고 어리석은 사람으로 보이게 되는 것을 뜻하고, 한편 이 선의 왼쪽은 치료자가 의심이 많고, 비난조로 대하고 요구가 많고, 통제하려고 들고, 환자와 곧잘 의지력의 싸움이나 힘싸움을 벌이는 것을 뜻하는데, 말하자면 치료자는 그 어느 쪽에도 기울지 않고 그 가운데를 걸어가야 한다는 것입니다. 보통 이것을 가장 효과적으로 달성하기 위해서는 치료자가 환자를 역동적으로 의식할 수 있게끔 되어야 하고, 그런 역동적 의식을 가지고 환자의 행동의 무의식적이 의미를 이해하려고 하고, 그러고 나서 환자에게 그 행동의 여러 가지 의미를 적극적으로 또 되풀이해서 해석해 주어야 합니다. 또 이런 해석을 해줄 때는 치료자가 진상을 알고 있다는 점이 환자의 심중에 깊이 먹혀들어 가도록 해석해 주어야 합니다. 즉 "검사하고 조종하고 지배하려고 하는 사실을 치료자가 인식하고 있다"라는 것이 환자에게 깊이 전달되도록 해석해 주어야 합니다. 그러나 여기서 기본적으로 중요한 것은 특히 이런 환자들은 어떤 종류의 정서적 배척에 대해서도 매우 민감하기 때문에 치료자가 그와 같은 해석을 할 때는 치료자 자신이 마음 속으로 치료적 의도를 확고히 느껴야 하고, 그런 느낌 속에서 해석을 해 주어야 한다는 점입니다. 그럼으로써만 치료자가 어떤 비판이나 판결을 암시하고 있다는 것을 피할 수 있기 때문입니다.

이런 사례는 치료 진도가 느린 것이 보통입니다. 치료 동맹이 확고히 수립되려면 오랜 기간에 걸쳐서 치료적 경험을 되풀이해서 가져야만 합니다. 또 환자에게 자신의 행동에 대해서 호기심을 갖게끔 자극하기 위해서 치료자는 참신하고도 창조적인 방안을 여러 가지로 강구할 필요가 있는데, 이것도 그렇게 하면 치료 동맹을 형성할 수 있을 것이라는 희망에서 그러는 것입니다. 이 치료 동맹이 형성되는 데 따라, 환자는 점차로 치료자에 동일시하게 될 것입니다. 치료자에 대한 환자의 동일시는 처음에는 자신의 행동에 대해서 호기심을 갖는다는 점에서 치료자와 동일시를 하게 되고, 그러다가 자기를 치료하기 위해서 치료자가 자기의 행동화를 참고 견딜 태세를 갖추고 있다는 것을 환자가 의식하게 되면, 이번에는 그 같은 치료자의 태도를 점차로 동일시하게 될 것입니다. 여기서 우리가 바라는 것은 이렇게 되면 환자가 차차 그 같은 치료자에 동일시하게 되고, 또 치료자의 가치관에 동일시하게 되고, 치료자의 행동이해 방식을 내재화하기 시작하고, 그러면 여태까지 행동화나 외적 행동에 의해서 자신의 긴장과 좌절을 해제(解除)하였던 것을 점차로 정신 내부적인 고통이나 불쾌감으로 전환시키게 될 것이라는 것입니다. 상당한 시일이 걸리겠지만 만일 치료자가 환자의 이 같은 발달을 도모할 수 있게 되는 경우에는, 이번에는 전통적인 정신 치료에 의해서 이 정신 내부적 갈등에 대해서 접근할 수 있게 됩니다. 즉 이때부터는 여태까지 이 녹음에서 논한 것과 같은 전통적 치료법을 사용할 수 있다는 것입니다. 그러나 그런 경우라 할지라도 환자의 긴장이 너무 커지는 경우에는, 언제든지 종전의 행동화가 다시 나타나거나, 치료자를 다시 시험하게 될지도 모른다는 것을 치료자는 잘 인식하고 있어야 합니다.

이와 같은 사례는 치료자로서는 매우 힘들고, 좌절적이고 도전적일 수가 있고, 때로는 낙심하게 되는 경우도 있습니다. 또 이런 환자들은 치료자의 심력을 크게 소모시키고 치료자의 정서를 고갈시키는 경우도 적지 않습니다. 그렇지만 이와 같은 치료자의 노력이 결실을 맺어서 환자가 진전을 보이는 경우, 이것은 치료자로서 맞이하게 될 여러 가지 성공적 사례 중, 가장 만족스러운 것이 될 수 있습니다.

알코올 환자의 치료

1. 문제

또 하나의 환자 집단으로서 정신치료자에게 매우 어렵고 심각한 문제를 안겨다 주는 환자는 여러 가지 정도의 알코올 중독 문제를 가지고 찾아오는 환자들입니다. 대체로 보아서 정신의학은 이런 사람들을 돌봐 주고 치료하는 데 있어서 특별히 성공했다고는 할 수 없습니다. 그러나 이 문제는 우리 사회에서 하나의 주된 건강 문제를 대표하고 있고, 또 대부분의 정신치료자들은 가끔 가다 이런 환자를 치료해 달라는 요청을 받게 될 것입니다. 바로 전에 행동화가 그 주된 문제인 환자에 관해서 논했습니다만, 이때 언급했던 환자의 정신 역동이나 행동 형태의 많은 것이 이 알코올 환자의 사례에도 적용될 수 있습니다. 또한 행동화의 사례에서 논한 바 있는 치료 문제나 치료 기술 중 많은 것이 이 알코올 환자 집단에게도 적용될 수 있습니다.

그러나 한편 이 양자 간에는 중요한 차이점도 많은데, 그중 하나는 알코올 환자들은 대체로 자신의 소극적 · 의존적 욕구를 외적으로 나타내는 경향이 있고, 또 이 의존 욕구가 알코올 자체에 대한 의존성으로 전치되어 있다는 점입니다.

또 하나의 중요한 차이점은 알코올 환자는 자기의 음주를 숨기려고 들고, 자기 주변의 사람들에게나 치료자에 대해서도 그것에 관해서 거짓말을 하려고 들거나, 또는 음주가 야기하고 있는 문제의 범위나 심각성을 되도록 작게 보고 넘기려는 경우가 많다는 점입니다.

또 하나 차이가 나는 것은 만성 알코올 중독의 결과로 여러 가지 유형의 신체적 병발증(⊠發症)을 가지고 있는 경우가 많다는 점이고, 또 그들은 판단력이 약해지는 경향이 있기 때문에 술에 취해 있을 때 곧잘 어떤 사고를 내거나 신체적 상해를 입을 위험성을 지니고 있다는 점입니다. 정신치료자는 이런 가능성에 대해서 주의를 게을리 하지 말아야 하고, 또 그 문제를 스스로 처리할 것인가, 아니면 다른 의사를 주선해서 그로 하여금 환자의 여러 문제 중 이 문제 부분을 다루게 할 것인가 하는 것을 결정해야 합니다. 정신치료자 자신이 이것을 다루려고 하는 경우에는 환자에 관해서 좀더 철저한 일련의 관찰을 해야 하고, 또 환자와의 상호작용이 치료자와 정신 치료에 집중되도록 이끌어 가야 합니다. 한편, 이렇게 하면 정신 치료적으로 보아서 상황이 복잡하게 될 가능성이 있는데, 특히 전이 현상이 나타나기 시작하는 경우, 또 치료자가 단순한 지지 치료 이상의 어떤 철저한 치료를 시도하고 있는 경우에는 더욱 사태가 복잡하게 될 것입니다. 그러나 한편 다른 의사로 하여금 환자의 신체적 문제나 신체적 증상을 돌보게끔 하는 경우에는 두 치료자 간의 의사 소통이라는 점에 있어서 문제가 복잡해질 염려가 있고, 또 환자의 전이가 정신치료자와 의사 두 사람에게 양분된다고 하는 곤란한 결과를 초래하는 경우가 많습니다.

2. 치료

정신 치료의 견지에서 본다면 지지 치료건 통찰 치료건 간에, 치료의 초기 목표의 하나는 환자가 알코올에 의존하던 것을 점차로 지양해서 치료 관계에 또 치료자에 그 의존성을 옮겨서 투입할 수 있게끔 치료 관계를 점차로 형성해 나가는 데 있습니다. 앞서 설명한 바 있는 행동화라는 성격 장애에 대한 치료 기술 중 많은 것을 여기서도 적용할 수 있습니다. 즉 약속을 미리 정하지 않은 경우라도 언제든지 환자를 위해서 만나 줄 수 있어야 하고, 환자를 만나는 빈도도 환자의 그때그때의 요구를 충족시켜 줄 수 있게끔 적절히 마련되어야 하고, 치료 관계를 촉진시키기 위해서 여러 가지 활동을 할 때도 앞서 설명한 것처럼 해야 하고,

술을 마시는 과정에서 상징적으로 충족되어 왔던 의존 요구를 돌봐 주기 위해서 대신 약을 처방해 주기도 합니다.

행동화의 성격 장애의 경우와 마찬가지로 치료자는 알코올에 관한 치료자 자신의 감정을 어떻게든 해결할 수 있게끔 되어야 하고, 환자에 대해서나 환자의 증상에 대해서나 어떤 종류의 도덕적 훈계나 판단이나 비판적 태도를 취하는 것은 철저하게 삼가야 합니다. 치료자는 환자가 알코올에 대해서 얼마나 강한 요구를 느끼고 있는가 하는 그 요구의 강도를 깊이 존중할 줄 알아야 하고, 알코올 역시 신경증 증상과 대등한 동가물(同價物)이라는 점을 역동적으로 이해할 줄 알아야 하고, 환자가 자기의 여러 가지 대내적 정신 내부적 갈등이나 대외적 대외관계의 문제에 대응하기 위한 수단으로 그것을 사용하고 있다는 점을 이해할 줄 알아야 합니다. 즉 환자의 알코올 사용과 알코올 의존은 동시적으로 공존하고 있거나 시간에 따라 차례로 출현하는 여러 가지 갈등의 최종적 · 공통적 표현인 것이고, 그럼으로써 하나의 농축(condensation)을 대표하고 있다는 점을 치료자는 인식해야 합니다.

그리고 이런 환자를 치료할 때는 알코올 때문에 어떤 사건이 벌어졌는가, 즉 환자의 알코올 에피소드를 하나하나 철저히 탐색하고 밝히는 것이 극히 중요합니다. 즉 치료자는 환자의 알코올 에피소드가 어떤 상황과 여건하에서 일어났는가, 또 그런 사건을 촉발시킨 요인과 갈등은 무엇인가 하는 것을 밝혀 내야 하고, 그리고 그 갈등이 밝혀졌으면 환자로 하여금 점차 그 갈등에 대처하게 하기 위해서 알코올보다는 덜 자기 파괴적인, 좀더 효과적인 방안과 기제를 발견할 수 있도록 도와주어야 합니다.

성도착의 치료

또 하나의 환자 집단으로서 치료자에게 특수한 문제를 제시하는 환자는 여러 가지 성도착 환자들입니다. 이 녹음에서는 이런 성도착의 배후에 어떤 특수한 갈등과 정신 역동이 작용하고 있는가 하는 것을 논할 수는 없습니다. 그러나 앞에서 논한 것과 같이, 이 성도착이라는 것도 환자의 어릴 때 정신 성욕 발달이 어느 단계에서 정체되어서, 그 단계의 정신 내부적 갈등을 해결하려는 시도에서 이 성도착을 하나의 타협적 시도로서 표현하고 있는 것인 만큼, 이 점을 치료자는 확실히 인식할 필요가 있습니다.

그러나 성도착이 다른 신경증과 다른 점은 환자가 치료받고자 하는 이 성도착이라는 증상은 비록 그것이 불안과 죄책, 수치와 공포를 야기시킨다 해도 이 증상 자체가 환자에게 강력한 흥분과 쾌락과 만족을 준다는 점입니다. 이런 경우에도 역시 치료자의 역전이 반응이 극히 중요하게 됩니다. 그래서 이런 사례를 효과적으로 치료하기 위해서는 치료자가 특수한 성적 표현에 대한 불안에서 해방되어 있어야 하고, 또 환자를 고통받고 있는 한 인간으로서 진정하게 존중할 줄 알아야 하고, 어떤 도덕적 판단이나 비판을 하는 것은 삼가야 합니다.

성도착 때문에 치료받으러 오는 환자들은 치료가 성공하면 성적 도착만이 단순히 말살될 것이라는 공상을 갖고 있는 경우가 많습니다. 그래서 환자들은 그 같은 치료가 자기를 성적 인간으로부터 무성적 인간으로 변화시키는 결과를 가져올 것이라고 지각하고 있는 경우가 많습니다. 환자가 이 같은 공상을 갖고 있는 경우에는 그것이 치료 성과를 기하려는 그의 동기에 심각한 장애가 될 수 있습니다. 따라서 치료자는 치료의 목표가 환자를 성적으로 중성으로 만들려는 것이 아니고, 전보다 오히려 더 자기의 성을 즐길 수 있게끔 성을 수정하려는 데 있다는 점을 환자에게 잘 이해시켜야 합니다.

여태까지의 경험으로 미루어 볼 때 성도착 환자의 치료는 전체적으로 특히 성공적이었다고는 볼 수 없는데, 그 이유는 주로 증상 자체가 환자에게 강한 쾌감과 만족을 준다는 요인 때문입니다. 그럼에도 불구하고 전의 녹음에서 논한 바 있는, 치료에 대한 환자의 적응증과 금기(indications and contraindications)를 참작해서 사례를 잘 선발하는 경우에는, 상당한 비율의 환자를 치료할 수가 있고, 그들에게 좀더 만족스러운 성적 표현을 이룩하게 할 수 있습니다. 일면, 환자는 성도착 때문에 이차적으로 복잡한 사건이나 문제를 일으키는 경우가 많으므로, 이런 환자에게 지지 치료를 하는 경우에는 치료자는 보통 부수적으로 일어나는 그 같은 문제를 처리할 태세를 갖추고 있어야 하고, 환자로 하여금 사회적으로나 문화적으로 덜 위험하고 덜 위협적이고 좀더 안심할 수 있는 성적 표현을 발견하게 하고, 환자가 그것을 받아들이고 살아갈 수 있도록 도와주어야 합니다.

결어

이 녹음으로는 청취자에게 정신 치료의 경험 자체를 전달할 수 있다고 바랄 수는 없습니다. 치료의 실제에 내포되어 있는 정신 치료의 과정과 기술을 습득할 수 있는 길은 오로지 경험 자체뿐입니다. 한 사람의 정신치료자로서 자신의 역량을 발전시키는 과정은 오랜 세월을 요하는 것이고, 또 아마 끊임없이 무한히 계속되는 것이기도 할 것입니다. 그러나 이것은 오로지 실천을 통해서만 이루어지는 것이고, 임상 실제에서 치료 경험을 되풀이하여 쌓음으로써만 치료 과정에 대한 이해와 기술을 발달시킬 수 있는 것입니다.

그러나 조지 산타야나(George Santayana)가 말한 바와 같이 "역사의 교훈을 이해하지 않는 자는 그것을 되풀이할 운명에 놓인다"라고 할 수 있겠습니다. 이제 정신 치료의 과정에 관해서도 상당한 이해와 지식이 축적되었습니다. 그래서 이 일련의 녹음에서는 그런 과정에 대한 저의 견해의 일단을 소개하려고 시도하였습니다만, 물론 저의 견해가 완전하다거나 체계적이라고 할 수는 없습니다. 비록 정신 치료에는 예술과 직관이 차지하는 부분이 많고, 또 치료를 위해서는 그렇게 될 필요가 있는 것입니다만, 우리 인간에게 지적 호기심이 있고, 우리에게 이 과정을 좀더 이해하고자 하는 욕망이 있고, 또 우리가 하고 있는 것이 무엇인가 하는 것을 좀더 조리 있게 정립하려는 욕구가 우리에게 있다는 것은, 저의 견해로 본다면 정신 치료의 실천을 우리 치료자에게 좀더 더 자극적이고 도전적이고 흥미로운 것으로 만든다고 하겠습니다.

정신 치료의 이론과 실제

초판 발행 1978년 3월 20일
2판 발행 2010년 1월 25일
2판 5쇄 2023년 4월 25일

지은이 폴 디월드
옮긴이 김기석
펴낸곳 고려대학교출판문화원
www.kupress.com
kupress@korea.ac.kr
(02841) 서울특별시 성북구 안암로 145
Tel 02-3290-4230, 4232
Fax 02-923-6311
찍은곳 (주)동화인쇄

ISBN 978-89-7641-709-1 93180

값 17,000원
※ 잘못 만들어진 책은 바꿔 드립니다.